Gunter Gerlach

Die Allergie-Trilogie

Kortison

Katzenhaar und Blütenstaub

Neurodermitis

Rotbuch Verlag

Gunter Gerlach, geboren 1941 in Leipzig, erhielt 1995 für seinen Rotbuch-Krimi *Kortison* den Deutschen Krimipreis. 1999 war er erster Krimistadtschreiber der Stadt Flensburg. Er lebt in Hamburg.

»Seit dem Erscheinen seines allerersten Allergie-Krimis ist Gunter Gerlachs Detektiv zur schrägen Kultfigur avanciert.« *Hamburger Rundschau*

Gunter Gerlachs Krimis um den hyperallergischen Helden Bartzsch entstammen einem Inferno von Asthma, Hautkrankheiten und anderen Malaisen unseres giftstoffreichen Zeitalters. Dieser ungewöhnliche Detektiv setzt sich – sympathisch – energisch gegen Verbrecher zur Wehr, egal ob sie in seiner Nachbarschaft oder in Luft und Hausstaub ihr Unwesen treiben.

KORTISON

1. Melodie der Bronchien

Bei meiner Geburt lag mein Immunglobulin-E-Spiegel weit über der Norm. Jedenfalls nehme ich das an. Die Ärzte haben es vor fünfundvierzig Jahren versäumt, mein Blut daraufhin zu untersuchen. Falls sie das damals schon konnten. Hätten sie es getan, wäre die Katastrophe meines Lebens vorhersehbar gewesen.

Mein Kopf schmerzte, und ich starrte auf die stumpfe Metallfolie, mit der ich mein Schlafzimmer tapeziert habe, um es staubfrei halten zu können. Ich habe den Trick aus einer amerikanischen Zeitschrift. Ein Bericht über die Wohnungen von Allergikern. Ich horchte auf meine Bronchien. Mein Atem pfiff ein leises Lied. Ich holte tief Luft, und ein primitives Orchester versammelte sich in meiner Luftröhre. Die Musiker stimmten ihre Instrumente, strichen, bliesen, zupften, bemühten sich redlich um Harmonie und Zusammenspiel, aber unter der rauhen Regie des Luftzuges meiner Lungen konnte nichts gelingen. Ich versuchte die archaische Melodie, die mich seit Jahren immer wieder begleitet, durch Husten und ausgedehntes Räuspern zu unterbrechen. Es brachte nichts. Schließlich stand ich auf, stellte den Luftreiniger auf volle Touren – nachts macht er mir zu viel Lärm – und wankte röchelnd ins Badezimmer. Ich betrachtete mein Gesicht im Spiegel. Es gab die ersten Anzeichen für einen neuen Anfall. Die Nase hatte sich gerötet, war großporig geworden. Dann untersuchte ich meinen Körper. Nur die rechte Armbeuge war grau und rauh. Der Hautausschlag hatte sich vergrößert – war auf dem Weg zum Hals. Aber vielleicht konnte ich die Spritze doch noch hinauszögern. Ich schob die Lider meines rechten Auges auseinander, betrachtete die roten Äderchen auf dem Augapfel, hob das Lid und begutachtete die gerötete Schleimhaut. Es stand schlecht um mich.

Ich öffnete den Badezimmerschrank und sortierte das

Außenlager der Pharmaindustrie. Mein Kortisonvorrat war ziemlich am Ende. Noch drei Spritzen. Es war höchste Zeit, einen Arzt zu finden, der mich noch nicht kannte. Sonst blieb nur noch mein Freund Molotow. Er wußte, bei wem man sich das Zeug ohne Rezept besorgen konnte. Ich zahle gut, und manchem ist es genug Anreiz, dafür in eine Arztpraxis oder in eine Apotheke einzubrechen, wenn es nicht allzu schwierig ist oder keine anderen Aufträge vorliegen. Aber wofür ich mich auch entschied, ich mußte das Haus verlassen, und das war nur möglich, wenn ich meinen Abwehrkräften die Kraft raubte.

Ich drückte das Kortison in die linke Armvene, und sofort ging es mir besser. Das Zeug macht einfach mehr mit mir, als nur mein Immunsystem außer Gefecht zu setzen, es erzeugt, zumindest am Anfang, auch eine leichte Euphorie.

Ich übertönte die Melodie meiner Bronchien mit einer gepfiffenen Melodie aus »Carmen«, ging in die Küche und stellte die Kaffeemaschine an. Ja, ich weiß, Kaffee gehört möglicherweise zu den Allergenen, die meinen Organismus in Aufruhr versetzen, aber es war mir egal.

Ich duschte und behandelte den Hautausschlag mit einer kortisonhaltigen Creme. Dann genoß ich den Kaffee mit viel Zucker, den mir jeder Arzt verbietet, und fühlte mich unsterblich. Warum sollte ich kleine Gauner unterstützen, um mir Kortison zu besorgen. Ich war so gut drauf, daß es mir gelingen würde, einen Arzt zu überzeugen. Es mußte nur einer sein, der mich noch nicht kannte. Ich griff zum Telefon. Zuerst meldete sich Gerds Anrufbeantworter, aber dann schaltete er sich direkt ein. Er ließ mich nicht zu Wort kommen.

»Weißt du, wie spät es ist? Sieben Uhr morgens! Verdammt noch mal, es ist mitten in der Nacht. Bist du das, Bartzsch?«

»Du hättest nicht rangehen müssen.«

»Was willst du?«

Ich kenne Gerd aus meiner Allergikergruppe. Wir versuchten uns damals gegenseitig bei einer Diät zu unterstützen. Es funktionierte nicht.

»Du weißt, ich habe schon eine Menge Ärzte durch. Kannst du mir noch einen Tip geben. Ich brauche einen, der freizügig mit Kortison umgeht.«

»Ach du Scheiße. Muß das sein? Ruf mich heute nachmittag wieder an.«

»Komm schon, du kennst dich doch aus.«

»Gut, ich habe einen. Nur werde ich ihn anschließend anzeigen, bei der Ärztekammer.«

»Sag seinen Namen, und du kannst dich wieder hinlegen.«

»Das Arschloch heißt Bauer. Wilfried Bauer, Gute Nacht.«

2. Paul Newman und Rita Tushingham

Neurodermitis habe ich mein ganzes Leben lang gehabt, aber vor sechs Jahren war noch etwas anderes ausgebrochen. Über Nacht. Rote Quaddeln hatten sich über den ganzen Körper ausgebreitet. Und meine Lunge röchelte mit der Sirene des Krankenwagens um die Wette. Ich bekam meine erste Kortisonspritze. Sie hielt nicht lange vor. Zwei Jahre wehrte sich mein Körper erfolgreich gegen alle Therapieversuche, dann war ich Frührentner. Ein Allergietest erbrachte, daß ich auf rund ein Dutzend Stoffe hyperallergisch regierte. Meine Haut verwandelte sich in eine rissige, entzündete Schweineschwarte. Ich war niemandem mehr zuzumuten.

Heute habe ich die Sache einigermaßen im Griff, und meine Geliebte heißt Kortison. Klar, sie ist eine gefährliche Freundin. Eines Tages wird sie mich ebenso umbringen wie meinen Freund Gerd. Aber was hat im Leben keine Nebenwirkungen?

Ich suchte die Nummer von Dr. Bauer aus dem Telefonbuch heraus und erwartete, in ein paar Tagen einen Termin zu bekommen. Ich bekam ihn am selben Nachmittag, ohne daß die Sprechstundenhilfe mich nach meinen Beschwerden gefragt hatte. Ärzte, die großzügig mit Medikamenten um sich werfen, haben entweder zuviel oder zuwenig Patienten. Ich kannte mal einen, der spielte in seinem Sprechzimmer ununterbrochen Akkordeon, während die Arzthelferin in die vorbereiteten Rezeptblöcke die Namen der Medikamente schrieb, die ihr die Patienten angaben. Ich habe ihn nie zu Gesicht bekommen. Eines Tages war die Praxis plötzlich geschlossen, der Arzt unauffindbar. Auf einem Foto in der Morgenpost sah ich ihn zum ersten Mal. Man hatte ihn in Südamerika entdeckt. Ich nehme an, er ist immer noch in Brasilien, sitzt auf der Veranda seiner Villa, spielt Akkordeon und hat ein kühles Getränk neben sich. Und es geht ihm gut. Dr. Bauers Praxis lag in Altona, und ich brauchte fast eine Stunde von Wandsbek aus. Erst der Bus, dann die U-Bahn, schließlich die S-Bahn und ein kurzer Fußmarsch. Hamburgs Verkehrssysteme sind in der Regel gut und teuer, bei Querverbindungen nur noch teuer. Mit einem Wagen hätte ich es in der halben Zeit geschafft. Nach meiner Pensionierung hatte ich mir ein Auto gekauft. Ich konnte mich mit meinem Pizzagesicht in keinem öffentlichen Verkehrsmittel zeigen. Kaum saß ich in dem neuen Wagen, bekam ich einen Anfall. Ich ließ ihn in der Trockenkammer einer Lackiererei ausdünsten. Es brachte nichts. Irgend etwas steckte in den Polstern und Kunststoffteilen und versetzte meine Abwehrzellen in höchste Alarmstufe. Ich mußte den Wagen verkaufen. Wenn ich heute ein Auto brauche, rufe ich Molotow an. Er verschafft mir dann einen dreißig, vierzig Jahre alten Oldtimer. Garantiert ohne Konservierungsstoffe.

Die Arzthelferin gefiel mir. Ich mag den männlichen Typ, ohne ausgeprägte weibliche Formen. Sie hatte die glasklaren blauen Augen von Paul Newman und das Lächeln von Rita Tushingham, als sie noch jung war. Der Film war eine fehlerlose Kopie, ohne Flimmern, Streifen und Regen, dazu noch im 3-D-Verfahren. Und ich spielte mit. Wie konnte ich meine Nebenrolle ablegen und in die Person des Helden schlüpfen, der am Schluß die Krankenschwester bekam? Vielleicht sollte ich die Regie übernehmen? Ich versuchte es mit dem Hundeblick.

»Ich brauche eigentlich nur ein Medikament.«

Ich gab ihr den Krankenschein. Sie entzifferte den Namen.

»Bartzsch?«

»Ja, wie der Kindermörder, nur mit z. Aber keine Sorge, ich bin harmlos.« Ich hoffte, ihr Lächeln würde noch einmal hervorkommen, aber sie gab sich gleichgültig und sah in ihren Terminkalender. »Sie sind der nächste Patient.«

»Ich habe es nicht eilig. Würden Sie für mich noch einmal lächeln?«

Sie hob erstaunt den Kopf, dann lächelte sie.

»Sie können ins Wartezimmer gehen.« Ihre Hand zeigte auf eine Tür, das Lächeln blieb.

»Sehr hübsch. Danke.«

Ich war allein im Wartezimmer mit den üblichen Plastikstühlen, halbvertrockneten Pflanzen und alten Zeitschriften. Es dauerte zwanzig Minuten, dann hörte ich sie mehrmals ängstlich Dr. Bauers Namen rufen. Der Ton alarmierte mich. Ich ging hinaus. Sie hatte die äußere Doppeltür zum Sprechzimmer geöffnet und stemmte sich mit dem Körpergewicht gegen die zweite Tür.

»Helfen Sie mir!«

»Was ist los?«

»Ich weiß nicht. Er antwortet nicht. Ich fürchte ...«

»Gibt es keinen anderen Zugang?«

»Oh doch, ja.« Sie rannte davon.

Ich warf mich gegen die Tür, und es gelang mir, das Gewicht dahinter so weit wegzuschieben, daß ich meinen Kopf in den Raum stecken konnte.

Zu meinen Füßen lag der leblose Dr. Bauer. Das Bild, das er mir bot, kannte ich nur allzugut.

3. Anaphylaktischer Schock

Das Frühstück im Freien gehört für die meisten Menschen zu einer erstrebenswerten Lebensform. Für manche kann es tödlich sein. Und ich habe das dazugehörige Bild nie vergessen können: die leuchtend roten Marmeladenbrote auf den weißgedeckten Tischen vor dem Landschulheim. Es war meine erste Klassenfahrt. Und natürlich hatte die Lehrerin gleich am ersten Morgen die Tische draußen vor dem Haus decken lassen. Wir stürzten uns auf die Brote und den Malzkaffee, blinzelten in die Sonnenstrahlen, und unsere Herzen hüpften in Erwartung der Abenteuer, die Neunjährige in der Holsteinischen Schweiz reichlich erleben können. Aber auch die Wespen entdeckten begierig unsere Marmeladenbrote. Der schmächtige Junge mit den schwarzen Augenrändern und der blassen, fast durchsichtigen Haut schrie. Eine Wespe hatte ihn gestochen. Wir lachten, und dann wurden wir stumm. Es dauerte keine fünf Minuten, und er war tot.

Dr. Bauers Körper war auf die gleiche Weise angeschwollen. Doch bei ihm mußte es noch schneller gegangen sein. Es gelang mir, mich durch die Tür zu zwängen. Ich tastete nach seiner Halsschlagader. Er war tot. Ich ging zu seinem Schreibtisch. Vielleicht hatte er sich ein Medikament gespritzt, das die Anaphylaxie ausgelöst hatte? Eine geöffnete Packung Tavor lag auf dem Tisch. Ich hob sie an. Sie war leer und hinterließ einen nassen Fleck auf der grünen Schreibtischauflage.

Das Beruhigungsmittel konnte kaum die Ursache sein.

Die Arzthelferin kam durch einen zweiten Behandlungsraum herein, ging vor dem Toten auf die Knie, befühlte, wie ich es getan hatte, seine Halsschlagader, öffnete mit zitternden Händen sein hochgeschlossenes weißes Hemd und rief seinen Namen. Schließlich hob sie den Kopf und sah mich an. Den Ausdruck solcher Augen kenne ich. Er zeigt so eine Art flachen hypnotischen Zustand an, der durch unvorhersehbare und unerklärliche Ereignisse ausgelöst wird. Die Leute sind wie gelähmt, oder sie fangen an, Unsinn zu reden. Beides paßt nicht zu ihr. Auf mich hatte sie den Eindruck gemacht, als wüßte sie selbst in verwirrenden Situationen das Richtige zu tun.

Ich beugte mich zu ihr und schüttelte sie an den Schultern. Sie sah durch mich hindurch.

»Er ist tot.« Sie schien sich aus ihrer Trance zu lösen. »Was soll ich jetzt tun?«

Zum zweiten Mal in meinem Leben war jemand in meiner unmittelbaren Nähe gestorben. Ich kann also nicht sagen, daß ich über große Erfahrungen verfüge, wohl aber über mehr als die meisten Menschen.

»Rufen Sie einen Arzt.«

»Aber ... aber er ist der Arzt.«

Wenn ich sie dazu brachte, den Raum, vielleicht sogar die Praxis zu verlassen, konnte ich die Situation für mich ausnutzen und auf die Suche nach Kortison gehen.

»Gibt es keinen Arzt in der Nähe? Rufen Sie einen Unfallwagen, die Feuerwehr oder die Steuerfahndung.«

Ich zog den schweren Körper Dr. Bauers an seinem Arztkittel ein Stück von der Tür weg.

»Kommen Sie.« Ich faßte der Arzthelferin unter den Arm, richtete sie auf und schob sie durch die Tür.

»Rufen Sie irgend jemanden an.«

Sie ging zu ihrem Empfangstisch, begann eine Nummer zu wählen, legte aber wieder auf, zog das Telefonbuch aus einer Schublade, schlug es aber nicht auf, sondern ordnete Blocks, Bleistifte und Zettel auf ihrem Schreibtisch. Sie stand immer noch unter einem Schock. Meine Chance, das Behandlungszimmer zu durchsuchen.

Der Schreibtisch war eine einzige Enttäuschung. Nichts. Nur Papiere, ein Inhalationsgerät, wie ich es auch selber benutze, und ganz unten ein abgegriffenes, pornographisches Buch, in dem sich schon einige Seiten gelöst hatten. Es waren sterile Fotos von einem nackten Mann und einer nackten Frau auf einem Messingbett. Im hinteren Teil des Buches kam ein weiterer Mann dazu. Und schließlich auch noch eine farbige Frau. Die Geschichte blieb die gleiche, nur das Personal hatte gewechselt. Ich warf das Buch zurück und schloß den Schreibtisch. Kortison! Ich warf einen kurzen Blick an den Empfang. Die Arzthelferin hatte endlich eine Nummer gewählt und wartete auf den Anschluß. Ich hatte nicht mehr viel Zeit.

Die beiden Rollschränke an der rechten Wand des Sprechzimmers quollen über vor Ärztemustern – aber kein Kortison, nicht einmal in Tablettenform. Blieb noch die große Schrankwand. Ich öffnete die erste Tür und nahm keine Rücksicht mehr darauf, ob man meine Durchsuchung bemerken würde. Es war ein großes, leckeres Lager weiterer Arzneimittel. Wäre mehr Zeit gewesen, hätte ich meine allgemeinen Vorräte wunderbar ergänzen können. Aber auch hier kein Kortison. Ich öffnete die nächste Schranktür, und sie gab zu meiner Überraschung den Blick auf eine weitere Zimmertür frei. Irritiert versuchte ich mir den Grundriß der Praxis vorzustellen. Hier durfte eigentlich keine Tür sein.

4. *Keine Tränen für Dr. Bauer*

Die Besatzung des Unfallwagens hatte mit Erleichterung den unwiderruflichen Tod festgestellt. Dafür waren sie nicht mehr zuständig. Daß ich das Behandlungszimmer durchsuchte, interessierte sie nicht besonders. Erst die beiden Polizisten aus dem Streifenwagen verwiesen mich auf meinen Platz im Wartezimmer und setzten die Arzthelferin zu mir. Klar, sie warteten auf fachkundigere Verstärkung, und wir waren eine Art Zeugen.

Sie sah mich mit glasigen Augen an.

»Wie wär's mit irgend so was wie Tränen?« sagte ich.

Sie schüttelte den Kopf und gewann ihr Lächeln wieder.

»Also gut, keine Tränen für Dr. Bauer.«

»Früher vielleicht mal, jetzt nicht mehr.«

»War da mal was?«

Sie schlug die Augen nieder. »Am Anfang habe ich ihn gemocht, aber je länger ich hier war ...« Sie schien sich daran zu erinnern, daß das Angesicht des Todes zwar verbindet, aber aus Fremden noch lange keine Freunde macht.

»So geht es den Frauen mit mir auch immer. Am Anfang mögen sie mich. Wie geht es Ihnen?«

»Was? Wie meinen Sie das.

»Mögen Sie mich?«

»Sie erwarten doch wohl keine Antwort.«

»Eigentlich doch.«

Immerhin lächelte sie. Ich wußte nicht, wie ich mich ihr weiter nähern konnte. Hätte sie doch bloß geweint oder geschluchzt, mein Arm hätte längst um ihre Schultern gelegen. Dafür, daß hier gerade jemand gestorben war, war sie jetzt erstaunlich gefaßt.

»Dann eben keine Tränen für Dr. Bauer.«

»Sie kennen ihn ja gar nicht. Sie waren ja nicht mal sein Patient.«

»War das mein Glück?«

Sie zuckte mit den Schultern. »Vielleicht.«

»Er war kein guter Arzt, was?«

»Ich weiß es nicht.«

»Das sagt alles. Und eine Einladung zu einem Kaffee würden Sie von mir auch nicht annehmen? Ich stelle mir vor, wir sitzen irgendwo gemütlich beisammen, erzählen von unseren Komplexen, Psychosen, Neurosen und von unserer Kindheit, der mangelnden Nestwärme, der fehlenden Liebe und all diesem Zeug, das uns zu Verbrechern gemacht hat.«

Sie lächelte und schüttelte den Kopf. Es war schon ein halbes Ja.

Er war Kommissar, Inspektor oder was man bei der Polizei auch immer ist. Einer von der angenehmeren Sorte. Er residierte im Labor, saß auf einem Plastikstuhl mit dünnen Metallbeinen am Labortisch, während ich auf der kunstledernen Liege Platz nehmen mußte. Er stellte sich nicht mit seinem Titel vor, sondern nannte nur seinen Namen.

»Wenske.«

»Bartzsch, wie der Kindermörder, nur mit z.« Ich kann von diesem Kalauer nicht lassen. Er ließ sich meinen Ausweis zeigen und notierte meine Anschrift.

»Wollen Sie mir Blut abzapfen?«

»Erzählen Sie mir einfach alles, was hier geschehen ist, seit Sie in die Praxis gekommen sind.«

»Es war ein anaphylaktischer Schock, nicht wahr? Ich frage mich nur, wodurch er ausgelöst wurde.«

»Sind Sie Arzt?«

»Nein, Allergiker. Das ist so was ähnliches.«

»Lassen Sie die Witze.«

Ich berichtete ihm, was geschehen war, und ließ natürlich meine Durchsuchung des Behandlungsraumes aus. Er fragte kaum nach und kommentierte nichts.

»Vielleicht müssen wir noch ein Protokoll aufnehmen. Sie hören dann von mir.«

Ich war entlassen.

Die Arzthelferin saß an ihrem Schreibtisch und kaute auf einem Bleistift.

»Es wäre ein leichtes, Sie zu vergiften. Ich brauchte nur die Bleistifte zu präparieren.«

Sie nahm den Stift erschrocken aus dem Mund.

»Eine meiner Fragen ist nach wie vor unbeantwortet. Wollen Sie mich nicht mal anrufen? Sie haben ja all meine Daten in Ihrer Kartei.«

Sie lächelte wieder. Wenn sie meine Einladung ablehnte, hatte ich keine Chance mehr. Die Praxis würde geschlossen bleiben, und ich kannte nicht einmal ihren Namen.

»Es geht nur um eine nette Tasse Kaffee, ich schwöre es.«

Alle Bleistifte auf ihrem Schreibtisch wiesen Bißspuren auf. Sogar an zwei Kugelschreibern hatte sie die Kraft ihrer Kaumuskeln versucht. Ich mochte sie trotzdem, oder vielleicht gerade deshalb.

5. Ein Freund Stalins

Wenn man im Westen Hamburgs, in Wandsbek, wohnt, die Lieblingskneipe auf der anderen Seite der Alster in der Nähe der Universität liegt und man aus dem Alter heraus ist, in dem es Spaß macht, den stündlichen Nachtbus zu nehmen, dann hat man im Monat eine Menge Taxikosten.

Aber ich ziehe nicht um. Abgesehen davon, daß die Mieten im Univiertel im Augenblick unbezahlbar sind – wenn es überhaupt noch Wohnungen gibt, die nicht von reichen Eltern für ihre studierenden Söhne und Töchter aufgekauft werden –, gebe ich die Hoffnung nicht auf, daß auch meine Seite der Alster eines Tages aus ihrem bürgerlichen Schlaf erwacht und eine interessante Szene entwickelt.

Molotow saß auf seinem Stammplatz an der Bar. Er trinkt meist Campari Soda, damit das Licht sich darin spiegelt und seine gelbliche Gesichtshaut rötlich macht. Er trägt einen Schnauzbart wie angeblich alle Georgier, die dem großen Stalin nachtrauern. (Wenn Sie wie ich das zehnbändige Duden-Lexikon von 1984 im Hause haben, dann finden Sie in Band sechs ein Bild des ehemaligen sowjetischen Außenministers Molotow. Denken Sie sich die Brille weg und malen Sie ihm einen schwarzen Stoppelhaarschnitt mit tiefen Geheimratsecken und einer Spitze bis in die Stirn auf den Kopf – dann haben Sie in etwa ein Bild von meinem Molotow.) Molotow ist ein Mensch, der einem alles besorgen kann – und alles billiger. Wenn man ihn sich zum Feind macht, kann es passieren, daß er einem zum Spottpreis Ersatzreifen verkauft. Wenn man die dann zum Parkplatz des Wagens rollt, stellt man fest, daß es die eigenen Reifen waren. Eine wahre Geschichte, die ein bezeichnendes Licht auf seine Bezugsquellen wirft.

Ich glaube, er hält sich für einen modernen Robin

Hood. Er nimmt es den Reichen und gibt es den Armen zu einem Preis, den sie bezahlen können. Allerdings nur auf Bestellung.

»Bartzsch, du brauchst nur mit dem Finger zu schnippen, und du bist mein Geschäftspartner. Das weißt du.« Er packte mich liebevoll am Arm, und ich rüttelte ihn zur Begrüßung an der Schulter. Er mochte mich wirklich. Ich nickte Erika hinter der Bar zu, die noch nie das Licht der Sonne erblickt hat, so wächsern ist ihre Haut. Sie kommt bei Einbruch der Dunkelheit, schließt die Kneipe auf und verläßt sie vor Tagesanbruch. Ich kenne keinen einzigen Gast, der es geschafft hätte, sie zu begleiten. Wahrscheinlich wohnt sie in einem finsteren Schloß und trägt ein dunkles Geheimnis mit sich herum. Wenn man ihr sehr nahe kommt, sieht man die pulsierenden Adern unter ihrer transparenten Haut. Ich denke, es ist ein absichtlicher Mechanismus. Wir alle sollen denken, sie sei ein Mensch. In Wahrheit aber ist die Kneipe ein Stützpunkt der Außerirdischen, die hier von ihrem abstinenten Regime Urlaub machen und sich mal wieder richtig vollaufen lassen. Es gäbe eine Reihe Beweise dafür: alle diese Betrunkenen, die sich zu fortgeschrittener Stunde wie außer Kontrolle geratene Roboter bewegen und widerspruchslos Erikas Befehlen gehorchen.

Erika hält für mich einen Öko-Weißwein vorrätig. Das normale Zeug enthält meist zuviel Schwefel, und der mobilisiert die Abwehrkräfte meiner Eingeweide im Übermaß.

Man darf bei Molotow nicht zu schnell zum Geschäftlichen kommen. Ich nahm einen Umweg über Hamburgs Stadtentwicklung, die zu geringe Literaturförderung und die Frauen Hamburgs im Vergleich zu anderen Städten.

»Ich war heute bei einem neuen Arzt. Du weißt, wegen meiner Allergien.«

»Du bist ein vom Schicksal Geschlagener. Hast du bekommen, was du wolltest?«

»Leider nicht. Der Arzt starb, bevor er es mir geben konnte.«

Der Professor lächelte. Er hielt es für ein Gleichnis.

»Es ist kein Witz. Er starb tatsächlich, während ich im Wartezimmer saß.«

»Kenne ich ihn?«

»Bauer. Wilfried Bauer.«

Molotow sagte nichts. Immer, wenn er über etwas Bescheid weiß, sagt er nichts.

»Kanntest du ihn?«

»Nein, nein.« Es war ein weiteres Eingeständnis.

»Jetzt brauche ich wieder ein bißchen Kortison.«

»Tabletten?«

»Nein, die kleinen Ampullen mit dem Pulver und Lösungsmittel.«

»Es ist schwierig im Augenblick. Wie ist dieser – dieser Arzt gestorben?«

»Ein Unfall. Das Merkwürdige war, er besaß einen Haufen Medikamente, aber nichts von Bedeutung ... keine harten Sachen.«

»Du hast die Praxis durchsucht?«

»Konnte ich mir nicht entgehen lassen.«

»Und wahrscheinlich überall Fingerabdrücke hinterlassen.«

»Was willst du damit sagen?«

Er ging nicht auf meine Frage ein. Aber irgend etwas arbeitete in ihm. Ich sah es seinen Kaumuskeln an.

»Nun sag schon, du weißt doch etwas?«

»Er behandelte Aidskranke, glaube ich.«

»Na und.«

»Würdest du zu einem Arzt gehen, in dessen Wartezimmer Aidspatienten sitzen?«

»Warum nicht.«

»Dann bist du eine Ausnahme, wenn du verstehst, was ich meine. Solche Ärzte können unter ungeheuren wirtschaftlichen Druck geraten.«

»Was weißt du über ihn?«

»Eigentlich nichts.« Er trank und brachte das Thema

auf die Methoden georgischer Heilpraktiker, die Hunde zwingen, Heilkräuter zu fressen, bis sie diese wieder erbrechen. Das Erbrochene schmieren sie dann auf die Gelenke rheumakranker Bauern. Zwischendurch kamen ein paar Leute ins Lokal, flüsterten ihm etwas ins Ohr, und er nickte oder schüttelte den Kopf. Es war seine Methode, Geschäfte abzuwickeln.

Schließlich zahlte er und stand auf.

»Kortison also.«

Ich nickte. Die Bestellung war in Ordnung. Preis wie immer. Er würde mich anrufen.

Ich blieb und trank, bis Erika die ersten Betrunkenen zur Tür hinausbegleitete. Ich suchte den Blick ihrer Augen. Er war noch gleichgültiger als sonst. Ich hatte bei ihr noch nie den Funken einer Chance gesehen. Sie war bestimmt eine Außerirdische.

6. Linsen mit Blutwurst

Ich kann nicht ohne Frühstück aus dem Haus gehen. Ich bin dann schlechtgelaunt und fahre den Leuten im Supermarkt mit dem Einkaufswagen in die Hacken, wenn sie mir nicht schnell genug aus dem Weg gehen. Zum Glück hatte ich noch Brot im Tiefkühlfach. Ich steckte zwei gefrorene Scheiben in den Toaster und stellte die Kaffeemaschine an.

Meine Einkaufsliste ist immer gleich. Ich muß nicht besonders sparen. Die Rente reicht natürlich nicht, aber das Haus meiner Eltern hat nach ihrem Tod einiges gebracht. Bei meinen Einkäufen bin ich ziemlich festgelegt auf eine Reihe Tiefkühlgerichte, Gemüse, Honig zum Frühstück und verschiedene Käsesorten für das Abendbrot. Auf Fleisch verzichte ich aus Prinzip. Man sollte nichts essen, was Augen hat. Das einzige, was ich begeistert selbst koche und wobei ich eine Ausnahme mache, ist Linsensuppe. Die Linsen selbstverständlich nicht aus der Dose, sondern getrocknet. Ich weiche sie ein paar Stunden ein und brate sie dann mit Blutwurst und Zwiebeln in der Pfanne an. Danach bekomme ich jedesmal Durchfall.

Ich machte mich auf den Weg in den Supermarkt. Schon am Eingang stieß ich auf Elke, die mich wie immer überschwenglich umarmte. Ich mag das nicht. Ich mag es auch nicht, wenn mich jemand bei meinen Einkäufen begleitet. Aber Elke läßt sich durch nichts abschrecken. Elke hat vor zwei Jahren gemeinsam mit ihrer Tochter ihren Mann umgebracht. Ich war nicht ganz schuldlos daran. Elke hatte mich damals beauftragt, ihren Mann ausfindig zu machen. Ich habe Spaß daran, solche Sachen zu erledigen, und Zeit dazu. Ich fand ihren Mann in einem Liebesnest. Vier Wochen später war er tot. Mutter und Tochter hatten ihn gemeinsam von hinten mit dem

Küchenhandtuch erwürgt, während er vor dem Fernseher saß. Ich besorgte einen Anwalt, von dem ich wußte, daß er sich selbst in aussichtslosen Fällen engagiert. In der Verhandlung entpuppte sich der Tote als wahrer Teufel, der sogar seine Tochter vergewaltigt hatte. Mutter und Tochter wurden freigesprochen. Und dafür, daß ich das Opfer den Täterinnen zugeführt hatte, bekam ich ein Honorar – aus dem Erbe des Teufels.

Ich konnte Elkes Fürsorge im Supermarkt nicht entgehen und mußte Dinge kaufen, von denen ich wußte, daß ich sie niemals essen würde. Wenn ich ein Auto gehabt hätte, wäre ich für einige Zeit auf einen anderen Supermarkt ausgewichen. Ich bin nicht stabil genug für solche Begegnungen. Zurück vor meinem Badezimmerspiegel zeigte sich das Ergebnis: Rund um meine Nase hatte sich die Haut gerötet, und der Juckreiz war quälend. Mein Kortison würde nicht mehr lange reichen. Ich mußte Gerd noch einmal anrufen.

Mein Anrufbeantworter hatte sich während meiner Abwesenheit eingeschaltet. Ich spielte ihn ab.

»Hier ist ... Sylvia Lüscher. Ich ...« Es kam eine lange Pause, so daß ich schon vorspulen wollte, aber dann folgte schnell und kaum verständlich: »... ich wollte nur sagen, ich rufe später noch mal an.« Ich kannte keine Sylvia Lüscher. Das heißt, damals in der Volksschule, dieses kleine blonde Mädchen, der ich auf dem Schulhof versucht hatte, in die Brüste zu kneifen, und die mir daraufhin ins Gesicht gespuckt hatte – ich glaube, sie hieß so. Wenn sie es war, der Anruf war ihr nicht leichtgefallen. Vielleicht wollte sie nach über dreißig Jahren vorbeikommen und mir ihre Brüste entgegenstrecken. Pech, ich mache so etwas nicht mehr. Es war überhaupt das einzige Mal, daß ich es versucht hatte.

Ich wählte Gerd an. Das elektronische Gewitter im Telefonhörer verzog sich rechtzeitig, bevor er abhob.

»Kurkowiak.«

»Hör mal Gerd, dieser Arzt, den du mir empfohlen hast ...«

»Bartzsch, wenn du mich aus Dankbarkeit zu irgend etwas einladen willst, dann laß dir sagen, es geht mir viel zu schlecht. Ruf in einer Woche wieder an.«

»Warte. Der Mann ist tot.«

»Sterben müssen wir alle. Moment mal. Bauer? Sagst du, Bauer ist tot?«

»Ja.«

»Ach du Scheiße.« Er machte eine lange Pause und füllte sie mit seinem rasselnden Atem. »Geschieht ihm recht, dem Schweinehund.«

»Was hast du gegen ihn?«

»Ich war sein Patient. Reicht das?«

Ich legte die Linsen ins Wasser. Ich würde das Mittagessen ausfallen lassen – nur eine Scheibe Brot und das ganze Sortiment an Vitamin- und Mineraltabletten – und abends die Linsen kochen. Gerd hatte mir keinen weiteren Arzt nennen können. Jetzt blieb mir nur die Hoffnung, daß Molotow in den nächsten zwei Tagen anrufen würde. Ich roch an der Blutwurst. Hoffentlich war es nicht diese Plastikblutwurst, die sich in der Pfanne nicht auflöste. Es war wichtig, daß sich aus den kleingehackten Zwiebeln und dem geronnenen Blut eine braune Soße bildete, in der die leuchtenden Speckwürfel schwammen. Aber das hatte noch Zeit.

Ich cremte mein Gesicht mit einer kortisonhaltigen Salbe ein und legte mich hin. In einer Therapiegruppe hatte ich Entspannungsübungen gelernt. Ich beherrschte sie noch so gut, daß ich einschlief und erst am späten Nachmittag durch das Türklingeln erwachte.

Ich tappte mit verklebten Augen zur Tür, öffnete und erstarrte.

»Ich glaube, ich habe mich noch gar nicht vorgestellt. Ich bin Sylvia Lüscher.«

Sie hielt ihre Handtasche krampfhaft vor dem Bauch fest, dann zuckte ihre Hand nach vorn, damit ich sie schüttelte. Mein Herz, das für einen Moment seine Tätigkeit eingestellt hatte, begann wieder zu schlagen. Es war die Arzthelferin! Dr. Bauers Arzthelferin, und sie stand sogar vor meiner Tür! Wenn mir nicht schnell ein kluger Satz zur Begrüßung einfiel, würden die tausend kleinen schwarzen Käfer, die unter meiner Fußmatte wohnten, auf ein gemeinsames Kommando hin die Matte anheben und sie samt Sylvia davontragen – die Treppe hinunter, hinaus auf die Straße – immer weiter weg, bis sie schließlich am Horizont auf Nimmerwiedersehen verschwanden.

»Bartzsch, wie der …«

»Ich weiß.«

Ich bin einfach zu blöd.

7. Im Schatten der Liebe

Sylvia brauchte nicht lange, um sich zurechtzufinden. Sie verbot mir den Kaffee und kochte Früchtetee – wegen der ständigen Drosselung meiner Nebenniere durch Kortison. Sie räumte meine Einkäufe weg, schüttete angeekelt die Linsen in den Mülleimer und begann, das Gemüse zu schneiden, das mir Elke in den Korb gelegt hatte. Die Zucchini wären bei mir verschimmelt. Ich ließ sie gewähren. Ich liebte sie bereits und zählte ihr alle Stoffe auf, die für mich vermutlich wirksame Antigene waren.

Sylvia würde bis zum Monatsende in der Praxis arbeiten. Sie machte die Abrechnungen und verwies die Patienten an andere Ärzte. Dr. Bauer gehörte inzwischen der Gerichtsmedizin.

»Das Behandlungszimmer ist versiegelt worden … fast als wär's ein Mord.«

»Wohin führt die Tür in der Schrankwand?«

»Was hast du da gemacht?«

»Der Zweck meines Besuches war, ein paar Kortisonampullen zu bekommen.«

»Du hast das Zimmer durchsucht?« Sie war empört. Dann zeigten sich Sorgenfalten. »Bist du süchtig?«

»Nein, nein, ich brauche nur ab und zu ein bißchen mehr, als mir ein normaler Arzt geben würde.«

»Also doch.« Sie untersuchte mich mit den Augen.

»Ja, Frau Doktor. Und wohin führt nun diese Tür?«

»In seine Wohnung. Es ist die Nachbarwohnung. Er hat einen Durchbruch machen lassen. Aber er wohnt dort gar nicht. Er hatte ein Haus in der Lüneburger Heide.«

»Und Frau und Kind.«

»Nein, es gibt – soviel ich weiß – nur einen Bruder in Chicago.«

»Und keine Frauen?«

Sie senkte die Augen und schwieg.

»Keine Sorge, ich will nichts über ihn und dich wissen. Es würde mich rasend eifersüchtig machen.«

Sie kam zu mir und küßte mich leicht auf den Mund. »Es ist schon lange her.« Dann öffnete sie das Fenster, schickte mich aus der Küche und schloß die Tür. Der Dunst gebratener Zucchini könnte sich nachteilig auf meine Bronchien auswirken.

»Sag mal«, rief ich durch die Tür, »wenn Dr. Bauer ermordet worden wäre, hättest du ein Motiv gehabt?« Es ließ mir keine Ruhe.

Sie öffnete die Tür und hatte den Bratenwender zum Schlag erhoben.

»Ein Motiv macht noch keinen Mörder.«

»Ich bin sowieso ein Anhänger der Einflußtheorie.«

Wir aßen die Zucchini. Was tut man nicht alles für die Liebe. Trotzdem trauerte ich meiner Linsensuppe nach. Ich schenkte meinen Biowein aus und verscheuchte ihren sorgenvollen Blick mit der Bemerkung, daß keine Nebenwirkungen zu erwarten seien, da ich im Augenblick fast chemisch rein sei. Wir saßen am Küchentisch, als würden wir uns schon lange kennen. Dabei wußte ich kaum etwas über sie, nur, daß ihre Handtasche voller frischer Bleistifte war – jene ohne Lackierung, von denen sie ab zu einen herausnahm, um nachdenklich darauf zu kauen. Und von mir behauptete sie, ich sei süchtig!

»Und du glaubst wirklich, er wurde ermordet?« Sie zog einen neuen Bleistift hervor.

»Ich weiß nicht. Aber ich fand es seltsam, daß das einzige Medikament – Kortison –, das ihn vielleicht hätte retten können, nicht zu finden war. Und was denkst du?«

Sie biß auf das Bleistiftende und spuckte ein Stückchen Holz aus. »Die Praxis ging nie sonderlich gut. Ich bin sicher, daß er sein Einkommen auf andere Weise aufbesserte. Ich weiß nur nicht wie. Vielleicht behandelte er in seinem Haus in der Heide Privatpatienten.«

»Man sagt, er hatte Aidspatienten in der Praxis.«

»Ein dummes Gerücht.«

»Vielleicht bewußt ausgestreut.«

»Nein, er war einfach kein guter Arzt. Er kümmerte sich nicht um die Ursache der Krankheiten, sondern verschrieb Medikamente gegen die Symptome. Außerdem war er selbst oft krank und sagte die Sprechstunde ab.«

»Was hatte er?«

»Deine Krankheit.«

»Dann verstehe ich erst recht nicht, warum kein Kortison im Haus war. Nicht mal Tabletten. Decortin, Celestan, Corto Tavegil, Fortecortin. Nichts.«

Ich wußte, ich mußte das Thema wechseln, sonst würden sich die steilen Sorgenfalten über ihrer Nasenwurzel dauerhaft eingraben. Sie war immerhin schon dreißig, da beginnt die Haut auszutrocknen, und nichts kann diesen Prozeß aufhalten. Es wurde Zeit, über all die kleinen Sinnlosigkeiten zu reden, die die Liebe ausmachen. Und wie jeder ernsthafte Allergiker weiß, reagiert das Immunsystem darauf mit verhaltener Antikörperproduktion. Gesunde Gedanken.

8. Die Einflußtheorie

Die klassischen Detektive gehen von der Motivtheorie aus. Eifersucht, Rache, Macht, Geld. Gibt es noch mehr? Ich bin Anhänger und Erfinder der Einflußtheorie. Jeder Mensch unterliegt bestimmten Einflüssen, die sein Denken und Handeln bestimmen. Es lassen sich um ihn herum konkurrierende Einflußzonen zeichnen. Er selbst befindet sich meist mitten in einer solchen Zone. Bewegt er sich zum Rand hin oder überschreitet er die Grenze einer Einflußzone, wird er zum potentiellen Mordopfer. So einfach ist das. Natürlich gibt es Leute, die generell zwischen Einflußzonen leben. Sie sind schon so gut wie tot.

Ein einfaches Beispiel. Ein verheirateter Mann befindet sich in der Einflußzone seiner Frau und meist sämtlicher Verwandter. Legt er sich eine Geliebte zu, dann beginnt er die Einflußzone seiner Familie A zu verlassen und sich der Einflußzone B seiner Geliebten zu nähern. Solange er noch nicht die Grenze erreicht hat, kommen die potentiellen Mörder aus der A-Zone. Überschreitet er die Grenze und verharrt im Niemandsland, so wetzen Mörder aus A und B die Messer. Siedelt er sich vollends in B an, kommen die Mörder wieder ausschließlich aus A. Natürlich gibt es außerdem die Möglichkeit, daß sich Einflußzonen überschneiden ... Na gut, ich gestehe, die Theorie ist noch nicht perfekt.

»Das Motiv für den Mord wäre also Eifersucht?« Sylvia räkelte sich in meinem Bett. Sie sah ausgesprochen reizend aus in meinem sorgfältig reizarm ausgestatteten Schlafzimmer. Nicht nur die Wände und Decke sind mit Metallfolie verkleidet, auch der Fußboden besteht aus einer Aluminiumfläche. Die Zusammenstellung meines Bettes war besonders schwierig gewesen. Einerseits sind natürliche Stoffe Brutstätten von Milben, andererseits dünsten Kunststoffe oft jahrelang chemische Stoffe aus.

»Wenn du so willst, wäre das Motiv Eifersucht.«

»Und das Motiv liefern dir die Einflußzonen, stimmt's?« Sie zog den Bleistift aus ihrem Mund, leckte ihn sorgfältig ab und legte ihn auf meinen Nachttisch.

»Ja, ja schon, aber … aber man findet mit meiner Theorie schneller heraus, ob jemand überhaupt ermordet worden ist.« »Komm her, ich muß dir was gestehen.« Sie zog meinen Kopf zu sich heran. »Ich habe soeben meine Einflußzone gewechselt.«

9. Die Mörderin auf dem Gardinenbrett

Zum ersten Mal seit langer Zeit erwachte ich, ohne mich an meine Alpträume zu erinnern. Der Schreck, den ich bekam, war real: Sylvia war weg. In der Küche ein Zettel mit der lapidaren Mitteilung, sie wäre in der Praxis. Daneben noch der angeknabberte Stift.

Dr. Bauer tot, und ihr verdammtes Pflichtgefühl lebte. Ganz klar, ich war eifersüchtig auf den Toten. Dabei ging es mir so gut wie lange nicht. Der Ausschlag um die Nase war verschwunden. Meine Atemzüge durchstreiften widerstandslos die Bronchien, als wären sie frisch geölt.

Ich setzte mich an den Küchentisch, aber Honigbrot und Kaffee besänftigten meine Eifersucht nicht. Zudem begann mein Gehirn auf schreckliche Weise zu arbeiten. Sie hatte mich verlassen und würde nie wiederkommen. Diese gefühllose Nachricht war der Beweis. Natürlich hatte sie Dr. Bauer geliebt. Und er hatte sie ausgenutzt, sie gequält, bis sie ihn umbrachte. Schließlich kannte sie die Hypersensibilität seines Immunsystems. Ich war der zufällige Zeuge. Sie hatte sich mir in die Arme geworfen, um mich als Zeugen unbrauchbar zu machen, um mich mit ihrer scheinbaren Liebe zu mir in Verwirrung zu stürzen und, nicht zuletzt, um herauszufinden, was ich herausgefunden hatte. Ich war ein riesiger Trottel.

Ich mußte irgendeine Tablette nehmen. Egal was, Hauptsache, es half mir, den Tag über aufrecht zu gehen. Ich konnte mein Honigbrot nicht zu Ende essen. Meine Zunge wurde immer schwerer und gefühllos. Verdammt, Zungenlähmung! In wenigen Minuten würde ich nur noch lallen können und nicht mal mehr in der Lage sein, Hilfe herbeizutelefonieren. Zungenlähmung, das war doch die Nebenwirkung von … Wer hatte mir das erzählt? War es nicht Gerd gewesen?

Ich schleppte mich ins Bad, öffnete mit letzter Kraft den Schrank mit meiner Arzneimittelsammlung. Ein großer

Zettel war mit einem Klebestreifen über die Pillenschachteln, Einwegspritzen, Tuben und Salbentöpfe geklebt: »Tu es nicht! Ich liebe dich! Sylvia.«

Ich brach in Tränen aus. Mein Gott, war sie süß. Meine Sylvia. Sylvia, du hast mich gerettet. Verzeih mir meine bösen Gedanken. Ich werde dir einen ganzen Satz deiner Lieblingsbleistifte schenken – und damit nicht erst bis zu deinem Geburtstag warten. Ach was, einen ganzen Sack davon, einen Lastwagen voll, ein Bleistift-Abonnement für den Rest deines Lebens sollst du bekommen. Ich ließ mich auf dem Badezimmerteppich nieder und weinte noch ein bißchen. So gerührt war ich über meine eigene Rührung. Bis ich mir schließlich wieder wie ein Trottel vorkam. Alten Männern steht einfach zu schnell das Wasser in den Augen. Es macht sie lächerlich. Ich entschied mich, Sylvia nicht anzurufen, hatte jedoch den Telefonhörer schon mehrmals in der Hand, so daß ich schließlich die gesamte Wohnung gründlich säuberte, um mich abzulenken. Für einen Augenblick kam ich sogar in Versuchung, meinen Arzneimittelvorrat in den Mülleimer zu werfen. Schließlich erlöste mich das Telefonklingeln.

»Sylvia?«

»Woher weißt du, daß ich es bin?«

»Ich nehme keine anderen Anrufe mehr entgegen.«

Sie spendete ein wenig von ihrem kostbaren Lachen.

»Die Polizei war wieder hier.«

»Wo?«

»Sie haben den Behandlungsraum noch einmal durchsucht und die Mörderin gefunden. Sie lag tot auf dem Gardinenbrett.«

10. Der letzte Patient

Das Taxi kostete mich das Zehnfache einer U-Bahn-Fahrkarte. Wer Hamburg kennt, weiß, daß dies eine Menge Geld ist. Außerdem kostete es mich sehr viel Selbstbeherrschung. Der Fahrer war Rassist und brachte dies fluchend zum Ausdruck. Er haßte nicht nur Menschen anderer Länder und Hautfarbe, sondern auch Fahrer anderer Autos, Radfahrer, Fußgänger, Kinder und Hunde. Fahrer fremder Automarken wurden ausgebremst und geschnitten. Mit dem Stern auf seiner Kühlerhaube visierte er ausländisch wirkende Fußgänger an, fuhr scharf auf den Kantstein zu und freute sich, wenn man entsetzt vor ihm zur Seite sprang. Dabei leben in Hamburg traditionell zehn Prozent Ausländer und mehr Mercedesfahrer als in anderen Städten – nehme ich jedenfalls an –, nimmt man Stuttgart einmal aus. Wenn mein Taxifahrer ein bißchen nachdenken würde, käme er darauf, daß Fußgänger bloß verhinderte Autofahrer sind, daß die zunehmende Zahl der Radfahrer das Verkehrsproblem lösen könnte und Kinder sowieso zu rassistischen Taxifahrern heranwachsen. Nur mit den Hunden sieht es schlecht aus. Sie haben auch in mir keinen Anwalt. Ich mag sie, aber sie dürfen mir nicht zu nahe kommen. Ihre Haare bohren sich in meine Nase, verstopfen meine Luftröhre, und das Ende ist, daß man mir im Krankenwagen die Sauerstoffmaske überstülpt.

Sylvia wußte von all dem nichts und erwartete mich lächelnd hinter ihrem Schreibtisch. Sie konnte nicht einmal ahnen, daß ich, um schneller bei ihr zu sein, ein Taxi genommen hatte. Die einsetzende Rush-hour hatte mich kaum schneller eintreffen lassen als mit den öffentlichen Verkehrsmitteln.

Natürlich war es eine Wespe gewesen, die Kommissar Wenske auf dem Gardinenbrett gefunden hatte. Ein Brett, das seinen Namen zu Unrecht trug, denn es hing nur eine Jalousie daran. Sicher hatte er von dem obduzierenden Arzt den Hinweis bekommen, wonach er zu suchen hatte. Die Wespe war, in eine Plastikschachtel verpackt, in seiner Jackentasche verschwunden. Auf Grund meiner Landschulheim-Erfahrung hatte ich auch an eine Wespe gedacht, mir aber nicht vorstellen können, daß ein Arzt eine Wespe in seinem Behandlungszimmer duldete. Vielleicht war er gestochen worden, als er sie zu verscheuchen suchte. Dann aber hätte das Fenster geöffnet sein müssen, oder er hätte etwas in der Hand haben müssen, etwas, das die Funktion einer Fliegen- beziehungsweise Wespenklatsche einnehmen konnte.

Diesen Gedanken mußte Kommissar Wenske auch gehabt haben. (Seine Visitenkarte auf Sylvias Tisch wies ihn übrigens sogar als Oberkommissar aus.) Er hatte zwar das Behandlungszimmer nicht erneut versiegelt, dafür aber die Patientenkartei mitgenommen.

»Wer war der letzte Patient?«

»Du.«

»Du weißt, was ich meine.«

»Dieser Kommissar hat mich das auch gefragt.«

»Also wer war vor mir dran?«

»Alfred Mayer. Ihm gehört der Lebensmittelladen an der nächsten Ecke. Kopfschmerzen. Chronische. Kriegt nur die stärksten Mittel. Und wie geht es dir heute?«

Ich küßte sie, und sie überredete mich, mit ihr nach Praxisschluß in eine nahe gelegene Pizzeria zu gehen. Ich kann keine Pizza essen. Als ich es das letzte Mal versuchte, saß ich eine dreiviertel Stunde auf der Toilette des italienischen Restaurants. Ich vermute, daß ein bestimmtes Gewürz meine Därme in Aufruhr versetzt.

Ich ging trotzdem mit, denn ich würde danach für den Rest des Abends auf Sylvia verzichten müssen. Sie hatte ihrer Mutter versprochen, sie zu besuchen.

Die Pizzeria führte nicht einmal Biowein. Ich nippte an Mineralwasser und stocherte in Nudeln mit Sahnesoße, den Blick auf die Toilettentür gerichtet. Hoffentlich ging es gut.

»Meinst du, der Lebensmittelhändler hat diese Wespe mitgebracht? Aber warum?« Sylvia hatte auf ihre Bleistifte verzichtet. Wahrscheinlich war die Pizza ein guter Ersatz.

»Ich weiß nicht. Was hätte Dr. Bauer gemacht, wenn er eine Wespe entdeckt?«

»Er wäre aus dem Zimmer gegangen, hätte mich gerufen, damit ich sie verscheuche.«

»Vielleicht war die Wespe gar nicht die Todesursache, es sollte nur so aussehen ...«

»Du glaubst wirklich, er ist ermordet worden?«

Ich dachte daran, daß Molotow Dr. Bauer gekannt hatte.

»Ich glaube, er hatte mit illegalem Medikamentenhandel zu tun. Deshalb hat dieser Kommissar auch die Kartei mitgenommen.«

»Das ist ja ein richtiger Krimi!« Sie nahm mich nicht ernst.

Das Essen ging gut. Ich brachte Sylvia zur Bahnstation; unterwegs kamen wir an dem Laden von Alfred Mayer vorbei. Er nannte sich Supermarkt, war aber so klein, daß er den Namen nicht verdiente. Der Laden war geschlossen. Es brannte nur noch das Reklamelicht einer deutschen Nudeldynastie über dem Konservenregal.

»Wieso kann der existieren?«

Sylvia zeigte mir durch die Scheibe eine kleine Imbißecke. »Er hat belegte Brötchen, heiße Würstchen und täglich eine andere Suppe. Es sind viele Firmen in der Nähe. Die Leute essen hier mittags.«

»Hat er auch Bleistifte?«

Sylvia lachte. »Ich weiß ja, es ist eine dumme Angewohnheit.«

»Ich verstehe trotzdem nicht, daß dieser Laden sich halten kann. Es gibt doch so viele Imbisse mit weitaus größerer Auswahl in der Nähe.«

Sylvia zuckte mit den Schultern – schon allein für diese reizende Geste mußte ich sie unbedingt küssen. Sie war holzfrei.

11. Überall Blut

Kaum war Sylvia in der U-Bahn verschwunden, hatte ich einen nicht enden wollenden Niesanfall. Was immer der Auslöser war, hoffentlich nicht Sylvia. Nach wenigen Minuten mußte ich mich entkräftet und schwindelig gegen eine Mauer lehnen. Der Niesreiz setzte nur kurz aus, um dann erneut mit explosiver Gewalt über mich hereinzubrechen. Ich drückte die Nasenflügel zusammen, und über meine Hand lief blutiger Rotz. Meine Schleimhäute waren aufgebrochen. Es mußte die Altonaer Luft sein. Viele Fabriken nutzten die Dunkelheit, um ihre Abgase abzulassen. In Wandsbek habe ich dies oft bei einer Chemiefabrik beobachten können. Regelmäßig werden dicke weiße Wolken in den Nachthimmel geblasen. Danach liegt ein intensiver Geruch von Lösungsmitteln in der Luft. Aber niemand beschwert sich. Einmal rief ich die Polizei an, ein anderes Mal bei der Umweltbehörde. Sie versprachen nachzuforschen. Aber es änderte sich nichts. Jeder weiß, woher das Zeug kommt. Hamburg muß seine Arbeitsplätze erhalten. Lieber tot als arbeitslos.

Ich war in die Hocke gegangen und drückte die Hände gegen das Gesicht. Endlich ließ der Reiz nach, aber das Blut quoll weiter aus meiner Nase. Ein Berg aus zerknüllten blutigen Papiertaschentüchern wuchs vor mir in die Höhe. Zum Glück habe ich immer einen ausreichenden Vorrat bei mir.

»Sind Sie verletzt?« Es gab tatsächlich noch Menschen, die sich für andere interessierten. Ein Junge mit fast kahlem Schädel, schwarzer Lederjacke und dicken Schnürstiefeln betrachtete mich neugierig.

»Es geht schon wieder. Nur Nasenbluten.«

»Sieht aber schlimm aus.«

Ich erhob mich langsam.

»Geh lieber weiter, sonst denken die Leute noch, du hast mir eins auf die Nase gegeben.«

Er grinste, hob die Hand und ging. Ich sammelte meine Taschentücher zusammen.

Bis zum Taxistand hatte ich die Blutung gestillt und mein Gesicht einigermaßen gesäubert. Mein Kopf dröhnte, und ich schluckte zwei Kopfschmerztabletten. Ich habe einige Übung, sie ohne Wasser runterzukriegen. Natürlich war es völlig verkehrt, diese Tabletten zu nehmen. Sie würden die Viskosität meines Blutes herabsetzen und meine Magenschleimhäute attackieren, aber ich wollte an diesem Tag Molotows Zuneigung zu mir noch ein wenig ausnutzen.

Ich stopfte die Taschentücher in einen bereits übervollen Papierkorb. Es muß in Hamburg eine Menge Menschen geben, die nachts mit ihren Mülltüten spazierengehen, um sie in die öffentlichen Papierkörbe zu stopfen. Der Sinn dieser Handlung ist mir noch nie aufgegangen. Haben die keine Mülleimer zu Hause, oder geht es um geheimnisvolle Abfälle, deren Ursprung nicht nachvollzogen werden soll? Wahrscheinlich verbergen sich abgeschnittene Köpfe und andere Körperteile auf dem Grund der Plastiktüten? Rassistische Taxifahrer nehmen die Leichenteile von rassistischen Mördern in Empfang und verteilen sie über das ganze Stadtgebiet. Eine riesige Organisation mit perfekter Planung – und ich war auf ihre Spur gekommen! Ich nahm mir ein Taxi. Der Fahrer war verdächtig schweigsam. Wußte er, was ich über ihn wußte?

Molotow saß auf seinem Platz. Wir schüttelten gegenseitig unsere Körper zur Begrüßung. Über den Aufschwung des Stadtteils St. Pauli und die damit verbundenen Probleme zwischen den Ureinwohnern und der sich einnistenden Schickeria kamen wir endlich auf Dr. Bauer zu sprechen.

»Er starb an einem Wespenstich.«

»In Georgien haben wir ein gutes Mittel gegen Wespenstiche. Man legt eine aufgeschnittene Zwiebel darauf.«

»Das war auch das Rezept meiner Mutter. Aber Dr.

Bauer wäre damit kaum zu helfen gewesen, und die Polizei scheint ein besonderes Interesse an ihm zu haben.«

»Die georgischen Zwiebeln kann man mit den hiesigen gar nicht vergleichen.«

»Du weißt doch was über diesen Arzt?«

»Ich weiß eigentlich nichts. Ich hab seinen Namen ein paarmal gehört. Das ist alles. In Georgien gibt es einen Zwiebeleintopf, der besonders im Winter gemacht wird. Wenn du jemals nach Georgien kommst ...«

»Und was sagt man über Dr. Bauer?«

Der Professor sah sich vorsichtig um. »Sei so gut und laß den Namen weg.«

»Gut.«

»Ich weiß wie gesagt nichts, aber man holte ihn, wenn es darum ging, Menschen zu behandeln, die nicht geeignet waren, das Licht der Öffentlichkeit zu erblicken. Und wenn du jemals nach Georgien kommst, mußt du unbedingt diesen Zwiebeleintopf probieren. Aber ich glaube nicht, daß ihn irgend jemand so gut kochen kann wie meine Mutter. Gott hab sie selig.«

12. Noch mehr Blut

Molotow hatte kein Kortison für mich. Erst auf mein nachdrückliches Bitten nannte er mir eine Adresse. Ich dürfte sie aber nur dieses eine Mal benutzen, denn die Leute wären nicht ganz sauber, und in Zukunft sollte ich mit meiner Bestellung eher zu ihm kommen, dann wäre alles kein Problem. Ich wollte sofort losgehen, aber Molotow hielt mich zurück. Er müsse mich erst anmelden. Ich solle noch eine halbe Stunde warten. Er ging, und ich sah an seinem Gesicht, daß ich seine Hilfsbereitschaft ziemlich strapaziert hatte.

Ich trank noch einen Biowein und betrachtete eine halbe Stunde lang Erikas makellose Schönheit. Sie war doch eine Außerirdische. Wenn man die ganze Nacht hinter dem Tresen einer verräucherten Kneipe steht, dann sieht man nicht so gut aus, sondern hat Pickel, rotgeäderte und dunkel umrandete Augen.

Die Adresse war ein Antiquariat in Eimsbüttel. Der Laden war dunkel, nur eine Art-deco-Lampe leuchtete gelblich im Hintergrund. Ich drückte auf die Klinke. Die Tür war offen. Ich zwängte mich durch das übereinandergestapelte Gerümpel, bis ich vor dem Schreibtisch mit der Art-deco-Lampe stand. Sie beleuchtete einen dicken, schwarzgelockten Menschen mit schielenden Augen.

»Ich komme wegen Kortison.«

»Wer sind Sie?«

»Molotow nannte mir diese Adresse.«

»Öffnen Sie Ihre Jacke, heben Sie sie hoch und drehen Sie sich langsam einmal um sich selbst.«

Ich tat es. Trotz seines ausgeprägten Silberblicks schien er mich und den ganzen Laden im Blick zu haben.

»Sie wollen also einen Ring kaufen?«

»Wie?«

»Hier habe ich einen, der Ihnen gefallen wird.« Er holte

einen billigen Ring hervor. »Er ist preiswert. Sagen wir zweihundert Mark. Natürlich stelle ich Ihnen eine Quittung aus. Alles andere ist kostenloser Service.«

Ich verstand. Der Mann sicherte sich ab. Er kannte mich nicht. Schließlich konnte ich ein Spitzel sein. Ich legte das Geld auf den Tisch. Er schrieb eine Quittung aus, unterzeichnete sie und ließ mich darauf den Empfang des Ringes quittieren. Er gab mir sogar den Ring.

»Kennen Sie die Gegend hier?«

»Nicht besonders.«

»Gehen Sie rechtsrum heraus, dann zweimal rechts um die Ecke. Sie kommen dann zur Bushaltestelle. Sie können sie gar nicht verfehlen. Vorher kommen Sie an einem Torweg vorbei. Es hängen eine Reihe Briefkästen darin. Auf Wiedersehen.«

Die Leute waren entweder übervorsichtig oder handelten sonst mit härteren Sachen. Eine »Schleuse« für ein bißchen Kortison! Wahrscheinlich lief jetzt ein Helfer über den Hinterhof und packte meine Lieferung in einen der Briefkästen, oder sie war schon da. Jedenfalls war das System nicht schlecht. Wenn ich ein Tonband oder einen Sender getragen hätte, wäre nicht viel Verwertbares aufgenommen worden. Ich hatte bloß einen Ring gekauft, der allerdings kaum mehr als fünf Mark wert war.

Ich ging wie befohlen und wollte gerade den Torweg betreten, als ich zurückschreckte. Unter der Briefkastenreihe lag jemand. »He, hallo!«

Er rührte sich nicht. Ich ging vorsichtig näher. Der Schädel des Jungen war an der Seite mit solcher Wucht eingeschlagen worden, daß eines seiner Augen heraushing.

»Scheiße.«

Obwohl mir übel wurde, stieg ich über die Blutlache hinweg. Der vorderste Briefkasten stand offen, war aber leer. Selbst wenn das Kortison noch daringelegen hätte, ich hätte es unter diesen Umständen kaum nehmen können. Ich mußte schnellstens hier weg, ohne Spuren zu hinterlassen, in einer unverdächtigen Gangart. Langsam.

Ich hätte gar nicht laufen können, meine Beine zitterten. Am liebsten wäre ich stehengeblieben und hätte laut um Hilfe geschrien, aber wahrscheinlich keinen Ton herausgekriegt. Mein Mageninhalt bahnte sich zweimal einen Weg fast bis in den Hals. An der nächsten Straßenecke erbrach ich endlich das Bild eines eingeschlagenen Kopfes.

Das verdammte Kortison hatte mich in ein richtiges Verbrechen verwickelt. Mich, einen Pseudodetektiv.

13. Das dreizehnte Kapitel

Wir werden immer mehr. Dreißig Prozent der Bevölkerung gehört heute zu uns. Nicht mehr lange, und wir werden die Mehrheit sein. Durch uns werden Regierungen gestürzt und gewählt werden. Unübersehbare Massen hustender, keuchender, schweineschwartiger, schuppiger Menschen werden durch die Städte ziehen. Sie werden die Lebensmitteldesigner mit ihren Konservierungsmitteln, Emulgatoren, Aromastoffen, die Bauern mit ihren Pestiziden, die Chemiker mit ihren Giften hinwegfegen. Die Gefängnisse werden überfüllt sein mit den Vorstandsvorsitzenden der Zuckerindustrie, der Kunststoffindustrie und der Arzneimittelfirmen. Ein schwacher Trost, wenn man selbst vorangehen und mit Atemnot in seinem reizarmen Schlafzimmer liegen muß.

Ich versuchte mich zu entspannen und redete mir ein, daß alles nur eine psychische Ursache habe. Ich kenne das Frage-und-Antwort-Spiel, wie es sich in vielen Arztpraxen abspielt: »Entschuldigen Sie, Doktor, könnte mein Asthma nicht eine allergische Reaktion auf die Lebensmittelzusätze sein?«

»Dann müßten wir alle Asthma haben.«

»Entschuldigen Sie, Doktor, könnte mein Hautausschlag nicht eine Folge von Vitamin- und Mineralmangel sein? Sie wissen schon, die Nahrung von den ausgelaugten und überdüngten Äckern, aus den gläsernen Zuchthäusern, in denen das Gemüse nur noch in Nährlösung heranwächst.«

»In der modernen Ernährung sind alle lebenswichtigen Stoffe ausreichend enthalten. Aber sagen Sie mal, hatten Sie in letzter Zeit Probleme?«

Ja, ich habe Probleme. Ich war zweimal innerhalb einer Woche fast bei einem Mord dabei. Das ist kein Zufall. Wissen Sie, ich bin von Mördern umgeben, die nur darauf warten, in meiner Gegenwart jemanden umzubringen. Sie erschießen, erstechen, erschlagen die Leute, um mich zu erschrecken – damit ich mein Kortison nicht bekomme. Und dann zerstückeln sie die Leichen, legen die Teile in Plastiktüten, etwas Müll oben drauf, und dann ab damit ins nächste Taxi. Sie wissen ja, wie die Sache läuft.

Halt, ich war jedesmal an den Tatort bestellt worden. Das klingt nach einer Falle. Lieber Mörder, sieh mich an, ich bin schon halb tot. Eine Prise Lösungsmittel oder eine Wolke Autoabgase genügt, um mir den Garaus zu machen.

Ja, Herr Doktor, ich habe Probleme. Ich habe eine Frau kennengelernt, und sie ist fünfzehn Jahre jünger als ich. Verstehen Sie, ich muß ihr ständig beweisen, daß ich kein alter Mann bin. Verstehen Sie, jetzt, wo es darauf ankommt, fit zu sein, versagt mein Nebennierenmark. Sie wissen doch, es ist durch die künstliche Freisetzung von Streßhormonen – ich bin Kaffeetrinker – völlig ausgelaugt.

Aha, wieder einer dieser Psychokrüppel.

Bloß jetzt nicht husten, wenn ich jetzt huste, kann ich nicht wieder aufhören und schaffe den Weg ins Badezimmer nicht mehr. Dann ersticke ich. Ich brauche keinen Notarzt, für eine Spritze reicht es noch. Und dann, Molotow, muß Nachschub her. Und das nächste Mal gehe ich dafür nicht über Leichen.

14. Die direkte Verbindung zwischen zwei Leichen

Mein Telefon hatte mehrmals geklingelt, aber ich hatte nicht abgenommen. Ich konnte Sylvia die Melodie meiner Bronchien nicht zumuten. Ich kontrollierte meinen Körper. Das graue Sandpapier in den Armbeugen hatte sich vergrößert. Auch am Hals hatte ich eine juckende Stelle. Meine Nase sah wie eine frühreife Erdbeere aus. Es ist ein ganz normales Beet, auf dem die Allergiker wachsen. Sie reifen langsam. Aber eines Morgens erwachen sie und sind plötzlich fertige Erdbeeren. Rot und prall. Und schon fangen sie an herunterzufallen, zu schimmeln. Jeder ekelt sich vor ihnen. Vielleicht sollte ich mir eine zweite, geheime Wohnung zulegen, in die ich mich verkriechen konnte, wenn meine Allergien ausbrachen, damit Sylvia mich so nicht sah.

Nach zwei Stunden hatten sich meine Bronchien so weit beruhigt, daß ich das Haus verlassen konnte. Ich mußte mit Molotow telefonieren, und das tat ich vorsichtshalber von einem öffentlichen Fernsprecher aus.

»Hier ist ein Freund aller Georgier. Ich bin's. – Molotow?«

»Mein Gott, was ist passiert? Die Branche ist in Aufruhr.«

»Keine Ahnung. Ich nehme an, da ging's um härtere Sachen.«

»Scheiße.«

»Kannst du wohl sagen. Ich habe nichts bekommen.«

»Ich werde sehen, was ich tun kann. Es ist nicht einfacher geworden seit gestern abend.«

»Du mußt mir helfen. Bei mir sieht's schlimm aus.«

»Schon gut.«

»Ach, noch was: Ich brauche zum Wochenende für einen kleinen Ausflug einen Wagen, du weißt schon.«

»Ich habe ein Oldsmobil da. Baujahr vierundsechzig. Wunderschön im Chrom und zweifarbig. Türkis und Rosa.«

»Hast du nicht was Schlichteres?«

»Da wäre noch ein zweiundfünfziger Käfer in Grau. Hervorragender Zustand. Alles noch Originalteile, aber er kommt kaum über achtzig.«

»Den nehme ich.«

Molotow legte auf, und ich wartete noch einen Augenblick auf ein verdächtiges Knacken. Abhören geht natürlich völlig geräuschlos, aber manchmal machen die Leute einen Fehler beim Abschalten. Es sind nicht die Besten, die mit solchen Aufgaben betraut werden. Sie spulten den Mitschnitt des Telefongespräches zurück.

»Was bedeutet Oldsmobil, Türkis und Rosa?«

»Ist doch klar, türkisches Opium. Es macht rosa Träume.«

»Und was ist dann der zweiundfünfziger VW?«

»Schwarzgebrannter Kartoffelschnaps, zweiundfünfzigprozentig.«

»Und was bedeutet dann: Er kommt kaum über achtzig?«

»Er macht nicht richtig besoffen.«

»Ach so.«

Wie gesagt, es sind nicht die Besten hinter den Abhörgeräten.

Wahrscheinlich war der Junge gestern abend von einem verzweifelten Junkie erschlagen worden, der die »Schleuse« kannte und gehofft hatte, gratis an seinen Stoff zu kommen. Jetzt saß er in seiner Höhle und spritzte sich Kortison. In einem bestimmten Zustand soll es ja egal sein, was man spritzt. Da verschafft schon das Gefühl der eindringenden Nadel eine kurze Befriedigung.

Ich legte mich wieder ins Bett, wartete auf Sylvia und dachte über die beiden Leichen nach. Ich war die einzige direkte Verbindung zwischen den beiden Fällen. Ein Zufall? Gerd hatte mich zu der einen Leiche geschickt und Molotow mich zu der anderen. Gerd und Molotow kannten einander nicht. Oder doch? Auf jeden Fall mußte ich Gerd besuchen, um mehr über Dr. Bauer zu erfahren.

Sylvia kam aus der Praxis und erschrak über meinen Anblick.

»Ich hatte einen Anfall. Aber es geht schon wieder.«

»Du hast Kortison gespritzt.«

»Ich will mit dir am Wochenende einen kleinen Ausflug machen. In die Heide.«

»Eines schwöre ich dir, in spätestens drei Wochen bin ich arbeitslos, und dann bringe ich dich unter die Cushing-Schwelle. Ich will keinen Freund, der sich langsam in ein Monster verwandelt.«

Dasselbe hatte schon einmal ein Arzt mit mir versucht: die Kortisondosis nach und nach so weit reduzieren, bis keine Nebenwirkungen mehr zu erwarten waren. Ich hatte es nicht dazu kommen lassen.

»Was gibt's Neues in der Praxis?«

»Sein Bruder hat ein Fax geschickt. Weißt du, daß er eine pharmazeutische Fabrik hat, in Chicago. Er kommt übrigens nicht. Er hat einen Anwalt mit dem Praxisverkauf und der Haushaltsauflösung beauftragt. Der Anwalt war schon da. Er hat mir das Fax gezeigt und mir meine Kündigung gebracht.«

»Du hast doch keine Schwierigkeiten, einen neuen Job zu finden.«

»Ich habe schon einen.«

»Ja?«

»Bei dir, mein Lieber. Du kannst es schaffen.«

Daß die Liebe aber auch immer eine Qual sein muß!

»Ja, Frau Doktor.«

15. Besuch bei einem Monster

Gerd kann man nicht ohne Voranmeldung besuchen. Er macht dann nicht auf. Es liegt nicht daran, daß er Angst hat. Er muß sich auf einen Besuch mit diversen Pillen vorbereiten. Gerd ist der lebende Beweis, was für einen glücklichen Menschen die pharmazeutische Industrie produzieren kann.

Ich rief ihn an und gab ihm eine Stunde. Der Beginn unserer Freundschaft geht auf die ersten Jahre meiner Asthmaanfälle zurück. Wir trafen uns in einer Allergiker-Selbsthilfegruppe. Er war ein hoffnungsloser Fall, und ich schätzte seinen Zynismus. Die Gruppe wurde von einem Psychologen geleitet, der uns weismachen wollte, wir seien psychisch Kranke. Gerd und ich, wir waren die einzigen Opponenten. Schließlich warf man uns raus.

Ich klingelte und hörte Gerd zur Tür humpeln. Keuchend öffnete er die Tür. Die Krücken unter seinen Armen waren mir neu. »Gerd, alte Kortisonschwuchtel.«

»Bartzsch, komm rein, damit ich dich besser fressen kann.«

Er ächzte vor mir her. Er hatte einen grindigen Schädel mit viel Haar. Sein Gesicht war breit wie ein Pfannkuchen. Der Kopf saß auf einem Stiernacken, und darunter begann ein erstaunlich breiter Oberkörper, an dem dünne Beinchen hingen. Er war kleiner geworden. Kortisonendphase, schätze ich, und einen Haufen weiterer grüner, roter und blauer Pillen.

Er ließ sich in ein Sofa fallen, steckte die Krücken in einen Zeitungsständer und legte eine karierte Decke über seine Beine. Ich setzte mich ihm gegenüber, und er schenkte mir Mineralwasser aus einer bereitstehenden Flasche ein. Seine Hemdsärmel gaben den Blick auf die vernarbten Arme frei.

»Wie geht's?«

»Beschissen ist geprahlt. Aber ich kann nicht klagen.«

Er stöhnte bei jeder Bewegung.

»Bist du immer noch voll auf dem ganzen Zeug?«

»Bartzsch, bist du zum christlichen Glauben übergetreten und willst missionieren, oder was?«

»Du weißt doch, die größten Verbrecher sind immer die, die andere auf den rechten Weg zurückführen wollen.«

»Ich freue mich trotzdem über deinen Besuch. Kann ich dir was anbieten. Alles da, was dein Herz begehrt und nicht aushält: Betäubungsmittel, Psychopharmaka in allen Schattierungen.«

»Danke. War Dr. Bauer immer so großzügig?«

»Was glaubst du, warum ich so ein treuer Patient war … nach Detlef.«

Detlef hatte mit Gerd zusammengelebt. Ein ungleiches Pärchen. Detlef, der Sportliche, und Gerd, der ewig Kränkelnde. Vielleicht war Detlef einer der Gründe für Gerds Tablettensucht gewesen. Aber als Detlef starb, war die Beziehung schon kaputt. Kurz vorher hatten sie sich getrennt.

»War Detlef bei Bauer in Behandlung?«

»Wußtest du das nicht. Er gab ihm eine Spritze in das entzündete Schultergelenk, alles wurde schlimmer.«

»Aber er starb doch nach der Operation.«

»Ja, Thrombose.«

»Glaubst du, Dr. Bauer war schuld?«

»Schuld war Detlefs exzessives Squashgespiele. Weißt du, wieviel Leute allein beim Squash einen Herzinfarkt bekommen?«

»Nicht genug, sonst würden sich nicht alle die dynamischen Aufsteiger aus der Unterschicht die Squashschläger um die Ohren hauen, um ihre Aggressivität zu pflegen.«

Gerd stieß die Luft aus und legte seinen runden Kopf nach hinten auf die Sofakante. Plötzlich lachte er laut auf.

»Weißt du, daß ich damals Schluß gemacht habe mit Detlef. Ich konnte dieses ewige Händewaschen nicht mehr ertragen. Er wusch sich ständig die Hände. Zweihundertmal am Tag. Jemand schüttelte ihm die Hand, schon rannte er aufs Klo. Er nahm ein Glas, trank einen Schluck, und schon war er wieder unter dem Wasserhahn. Er drückte seine Zigarette aus, und schon rauschte wieder das Wasser. Er tat es auch ohne ersichtlichen Anlaß. Ich schmiß ihn raus, weil ich es nicht mehr aushielt. Aber ich liebte ihn noch.«

Einen Augenblick schwiegen wir, und ich beobachtete eine Fliege, die ihren Kopf mehrmals gegen die Fensterscheibe rammte, bis sie bewußtlos auf den Boden fiel.

»Ich habe noch andere Sachen über Dr. Bauer gehört.«

»Was soll's, das Arschloch ist tot.«

»Er hatte angeblich einen Namen in der kriminellen Szene, andere behaupten, man habe ihm mit Aidspatienten die Praxis kaputtgemacht.«

»Habe ich mir schon gedacht, daß du wieder mal als Detektiv unterwegs bist. Glaubst du, Dr. Bauer ist ermordet worden?«

»Was meinst du?«

»Warum nicht. Ich hätte ihn am liebsten persönlich um die Ecke gebracht.«

»Warum hast du mich dann zu ihm geschickt?«

»Ich dachte, ich tu dir einen Gefallen.«

»Was hältst du von seiner Sprechstundenhilfe?«

»Mann, du willst wirklich einen Mord aufklären! Sie ist eine Frau. Du weißt, daß ich nicht auf Frauen stehe. Und du? Hast du noch nicht das Ufer gewechselt?«

»Ganz und gar nicht.«

»Mir schwant Teuflisches. Du bist verliebt?«

Ich nickte.

»Die Sprechstundenhilfe?«

Ich nickte weiter.

»Du bist verloren.«

16. Höchste Zeit für eine Landpartie

Gerd hatte mir nicht weitergeholfen. Weder mit Information noch mit Kortison. Er tat mir leid, und ich wollte ihn nicht bedrängen. Es war allzu deutlich, daß die Kortikoide zu seinen Grundnahrungsmitteln gehörten, und ich glaubte nicht, daß er noch lange zu leben hatte. Im Gegensatz zu mir machte Kortison ihn depressiv, deshalb hatte er einen ganzen Laden Antidepressiva und Tranquilizer auf seinem Couchtisch gestapelt. Für mich wurde es höchste Zeit für eine Landpartie.

Molotow wollte nicht, daß ich zu ihm komme. Er wäre auch einige Zeit nicht mehr in der Kneipe. Er verabredete sich mit mir in der U-Bahn. An einem Bahnhof stieg er zu, ohne mich anzusehen, und setzte sich in die entgegengesetzte Ecke des Waggons.

Wahrscheinlich war er verfolgt worden. An der nächsten Station nickte er mir zu. Wir stiegen aus, und er führte mich im schnellen Schritt zu einem Hinterhof mit mehreren Garagen.

»Molotow, was ist los?«

»Das fragst du noch! Die Typen spielen mit dem Leben, aber wenn einer von ihnen stirbt, schwören sie Blutrache. Ich könnte mich in den Arsch beißen, daß ich dich dorthin geschickt habe.«

»Aber der Mann war schon tot, als ich hinkam. Warum sollte ich ...«

»Es geht erst einmal um mich, mein Freund. Ich kannte ihr Geschäft. Ich habe dich dorthin geschickt.«

»Was werden die jetzt tun?«

Er lachte verhalten und öffnete das Garagentor. Da stand das Schmuckstück.

»Weißt du, sie bringen dich nicht um, sie verlangen nur, daß du ein paar Dinge für sie erledigst. Verstehst du, ich bin nur ein kleiner Händler, ich tue niemandem wirklich weh.«

»Kann ich dir helfen?«

»Ja. Ich gebe dir den Wagen zum Sonderpreis, wenn du ihn nicht nur zu einem Wochenendausflug benutzt, sondern damit für längere Zeit verschwindest. Fahr damit nach Afrika. Versteck dich im Urwald. Lerne Bananen essen. Finde eine Affenfreundin und gründe eine Familie. Dieser Wagen ist mein Hochzeitsgeschenk. Hauptsache, du kommst nicht wieder zurück.«

Der Wagen war fast im Originalzustand. Er hatte sogar noch die beweglichen Winker am Türholm. Allerdings besaß er zusätzlich aufgeschraubte Blinkleuchten, um den heutigen Verkehrsvorschriften zu genügen.

»Ist der Wagen sauber?«

»Was denkst du denn! Die Papiere liegen auf dem Sitz. Wenn du ihn zurückbringst, stell ihn einfach auf dem Hof ab und schieb die Papiere mit dem Schlüssel unter der Garagentür durch.«

»Hast du sonst noch was für mich?«

»Wo denkst du hin, die ganze Branche hat sich eingegraben und beobachtet mich.«

Ich stieg ein.

»Kann ich dich irgendwohin mitnehmen?«

Er schüttelte den Kopf. »Verschwinde.«

Ich drehte den Schlüssel herum, aber der Wagen gab keinen Ton von sich. Molotow kam zurück.

»Er hat noch einen Startknopf.«

Er zeigte auf einen weißen Knopf am Armaturenbrett.

Ich fuhr raus, wendete und ließ Hinterhof und Molotow hinter mir. Der Motor und der Auspuff waren mit Sicherheit nicht mehr aus dem Jahr 1952, dazu lief der Wagen viel zu leise. Dennoch war es unüberhörbar ein Käfer. Man erkennt ihn schon am Geräusch, bevor man ihn sieht. Ich trat die Kupplung durch und testete ein paarmal das Vollgas. Der Wagen paßte zu mir, denn auch meine Bronchien heulten in den höchsten Tönen. Wenn ich jetzt einen Anfall bekam, blieb mir nur das Blaulicht. Kein Kortisonvorrat mehr. Höchste Zeit für eine Landpartie.

17. *Was für ein schöner Tod*

Der Stau begann an den Elbbrücken und endete erst vor dem Horster Dreieck, an der Abzweigung nach Bremen.

»Warum willst du unbedingt dahin?«

»Ich will es mir nur ansehen.«

Sylvia war nicht begeistert von der Fahrt. Sie hatte alles angeführt, was mich naturgemäß hätte abhalten müssen: den Pollenflug, die Auspuffgase und der Anblick eines langweiligen weißgestrichenen Flachdachbungalows mit Jägerzaun und Koniferen. Was ich wirklich vorhatte, konnte ich ihr nicht verraten.

Ich war lange nicht auf der Autobahn gefahren und genoß die Fahrt, obwohl die Nadel des Tachometers tatsächlich kaum die Achtzig überschritt. Sylvia saß jetzt entspannt und zurückgelehnt. Im Stau, als ich immer wieder hatte anfahren und bremsen müssen, hatte sie sich mit beiden Händen an den kleinen Haltegriff vor sich geklammert. Ich betrachtete sie von der Seite, ihre kleine spitze Nase, den schmalen Mund – vieles in ihrem Gesicht war zu klein, aber ich liebte dieses Gesicht. Es stand nicht im richtigen Verhältnis zu ihrem Körper. Aber ich hatte mich daran gewöhnt, an ihre kaum vorhandenen Brüste, die fast taillenlose Figur. Ich liebte es, sie gehen zu sehen, die Hände tief in den Hosentaschen, mit wiegendem Schritt, als sei sie auf der Suche nach etwas, das sie transportieren könnte. Ich liebte sie, aber sie würde nicht lange bei mir bleiben, bei mir, einem Krüppel, einem alten Mann mit all seinen Wehwehchen und starren Gewohnheiten, der sicher auch bald Hämorrhoiden, eine vergrößerte Prostata, Haarausfall, Herzrhythmusstörungen, wässerige Augen, verkrüppelte Zehen, offene Beine und auf der Nase eine Warze mit einem langen Haar bekommen würde. Was ist eigentlich mit meinen Leberwerten?

Unser Ziel hieß Höckel. Es war auf meinem Autoatlas nicht verzeichnet, aber Sylvia hatte eine präzisere Karte besorgt. Rund fünfzig Kilometer würden es sein. Wir bogen von der Autobahn ab und fuhren eine Landstraße entlang, die uns mit ihren alten Bauernhöfen und Alleen eine heile Welt vorgaukelte. Nur der ab und zu durch die Lüftung hereinströmende Güllegeruch erinnerte uns an die vergiftete Erde.

Viele Bauern hatten Verkaufsstände mit Gemüse, Obst, Eiern und Honig am Straßenrand errichtet. Ich spürte, daß Sylvia die Angebote im Vorbeifahren interessiert betrachtete.

»Laß uns anhalten und was kaufen. Vielleicht ist es hier noch relativ unbehandelt.«

»Es hat nur einen leichten, konservierenden Überzug aus Auspuffgasen.«

»Halt dort an, es ist weiter von der Straße weg.«

Ein handgemaltes Schild »Gemüseverkauf« wies auf einen Bauernhof.

Ich bremste, wir stiegen aus und gingen den kurzen Weg bis zum Hof. Unter einem Vordach stand, was wir suchten. Eine rundliche Frau kam aus dem Haus. Sie wischte sich die Hände an der blutbefleckten Schürze. Wahrscheinlich hatte sie gerade ihren Mann erstochen und war dabei, ihn zu zerkleinern. Sylvia hatte inzwischen Tomaten und Gurken beschnuppert.

»Züchten Sie das selbst?«

»Natürlich.«

»Ist es irgendwie gespritzt?«

»Oh, nein, es ist aus dem Garten, nicht von den Feldern. Das gleiche, was wir selbst essen.«

»Riech doch mal! Es duftet richtig.« Sylvia hielt mir eine Tomate hin. Ich zuckte zurück.

Sylvia nahm die ganze Holzkiste voll. Die Bauersfrau lief in den Hühnerstall, kam mit zwei angeblich gerade gelegten Eiern zurück und packte sie als Bonus oben drauf. Ich trug alles zum Wagen.

»Ich kann keine Tomaten essen.«

Sylvia stöhnte. »Oh, Scheiße, das hab ich vergessen. Es tut mir leid.«

»Macht doch nichts.«

»Oh, Bartzsch, laß uns umkehren. Es ist alles Blödsinn, was wir hier machen.«

Ich startete den Wagen.

»Ich kann nicht umkehren. Ich kann überhaupt nicht mehr zurück. Ich bin schon über eine zweite Leiche gestolpert.«

Ich hatte lange überlegt, ob ich ihr mein neues Abenteuer erzählen sollte. Aber es ist immer besser, man hat jemanden, der alle Informationen besitzt. Ich weiß, das ist gegen die Regel der amerikanischen Detektive. Aber diese einsamen Wölfe haben auch immer nur eiskalte, engelsgleiche Frauen im Wagen. Sylvia kannte die Geschichte des erschlagenen Jungen aus der Zeitung. Für die Journalisten war der Mord ein Rätsel. Die Polizei wußte mit Sicherheit mehr. Einen Zeugen wie mich braucht die nicht. Außerdem hatte ich mich als Käufer rezeptpflichtiger Medikamente selbst strafbar gemacht. Und wer würde mir glauben, daß ich ihn nicht umgebracht hatte?

»Bartzsch, du machst mir angst. Halt an.«

Ich bremste ab.

»Fahr den kleinen Feldweg rein.«

Ich hielt erst an, als die Straße nicht mehr zu sehen war. Sylvia rutschte zu mir heran. »Wenn ich nicht wüßte, daß da draußen in dem Kornfeld ein Haufen böser Pollen warten, würde ich dich dort verführen. Aber es geht auch im Auto.«

Ich öffnete die Tür.

»Komm raus. Was für ein schöner Tod.«

18. Das muß jetzt sein

Nur die Schweizer führen getreulich Buch über die Zunahme des Heuschnupfens. Mehr als jeder Zehnte hat ihn. In den zwanziger Jahren war es nur einer von Hundert. Aber es sind weniger die Blütenpollen, die zu meinen Feinden zählen, es sind mehr die chemischen Stoffe. Besonders Formaldehyd habe ich im Verdacht, daß es meine Schleimhäute so überaus reizend findet. Neue Hemden, Pullover, alle Stoffe, die durch Formaldehyd geschmeidig gemacht werden, lernen bei mir nicht meine Haut, sondern meine Waschmaschine zuerst kennen.

Wir durchfuhren Höckel, ohne es zu bemerken. Der Ort ist unscheinbar, oder hatten wir nur Blicke füreinander? Im nächsten Dorf kehrten wir um, fanden den kleinen Weg, der in die Bungalowsiedlung führte. Dr. Bauers Haus stand allein am Ende eines Sandweges. Ich wendete den Wagen und fuhr ihn so weit wie möglich ins gegenüberliegende Gebüsch hinein. Ich hatte kein Interesse daran, daß man uns beobachtete oder sich unser Nummernschild merkte.

»Siehst du, ich hatte recht, es ist ein stinklangweiliges Haus.«

»Aber kein Flachdachbungalow. Es hat ein Walmdach.«

»Architektonisch äußerst raffiniert. Und nun?«

Ich öffnete das Gartentor. Sylvia folgte mir zögernd. Ich ging zur Haustür und klingelte.

»Es wird keiner da sein.«

»Das hoffe ich.«

Ich klingelte mehrmals, dann zog ich Sylvia um das Haus herum bis zur Terrasse.

»Setz dich doch einfach.« Ich wies auf zwei hölzerne Gartenstühle. Sie blieb stehen und beobachtete, wie ich, trotz der zugezogenen Gardinen, durch die Fenster zu sehen versuchte und anschließend die Verriegelung der Terrassentür untersuchte.

»Bist du fertig? Können wir gehen?«

»Noch nicht.«

Im Garten stand ein hölzerner Schuppen, dessen Tür mit einem Vorhängeschloß gesichert war. Ich trat mit dem Fuß kräftig dagegen, und die Schrauben des Riegels zogen sich erschrocken aus dem Holz zurück. Ich fand einen brauchbaren langen Axtstiel.

»Bartzsch, was machst du da, bist du verrückt?«

»Es wäre mir lieber, du würdest zur Hausecke gehen und den Weg beobachten, damit uns niemand überraschen kann.«

Ich setzte den Axtstiel als Hebel an der Terrassentür ein.

Sylvias Stimme wurde schriller.

»Bartzsch, ich gehe sofort zum Auto und fahre zurück, und du kannst sehen, wo du bleibst.«

»Einen Moment noch.« Es gelang mir, die Tür aufzuschieben.

»Das muß jetzt sein!«

»Du bist verrückt. Bestimmt gibt es eine Alarmanlage.«

»Heutzutage ist es sicherer, keine zu haben. Sie signalisiert doch bloß, daß da was zu holen ist. Komm schon rein.«

»Nein.«

»Dann nicht.«

Das Wohnzimmer überraschte mich. Italienische Designmöbel. Chrom, Glas und Leder. Nicht billig. Kunst an den Wänden. Deutsche Expressionisten. Drucke, aber signiert. Ich berührte nichts mit bloßen Händen.

Ich ging in den Flur und öffnete alle Türen mit dem Ellenbogen. Was ich am Ende des Flures fand, überraschte mich nicht. Ein Zimmer mit dem Charme und der Einrichtung einer Praxis. Glasschränke mit Instrumenten. Damit hätte Dr. Bauer mir notfalls den Blinddarm herausnehmen können. Ich ging zurück in die Küche, holte einen Lappen und öffnete mit ihm den Arzneischrank, um keine Fingerabdrücke zu hinterlassen. Es war da, was mein Herz begehrte.

»Du Schwein, nur deshalb bist du hierhergefahren. Ich hasse dich.«

Sie stand plötzlich hinter mir, schlug mit den Händen auf mich ein und versuchte schließlich, mir das Kortison zu entreißen. Ich schrie sie an: »Beruhige dich und guck dir das hier alles mal genau an. Was glaubst du, was dein Doktor hier machte und womit er die teuren Möbel bezahlt hat.«

Sie ließ von mir ab und weinte. Ich stopfte das Kortison in sämtliche Jackentaschen. Dann zog ich sie mit ins Wohnzimmer. Ich benahm mich unmöglich. Sie rieb sich die Tränen aus dem Gesicht.

»Ich will weg hier. Ich will nach Hause. Meinetwegen kannst du das Zeug mitnehmen, aber ich will sofort gehen.«

Ich ließ mich nicht beirren und zog mit dem Lappen die Schubladen eines kleinen Schrankes auf. Es lagen Fotos darin. Ich schob sie mit dem Fingernagel auseinander.

»Und das hier, das interessiert dich nicht.« Ich hielt ihr eines der Bilder vors Gesicht. Es war ein Foto von ihr. Sie lehnte an Dr. Bauers Brust. Beide hatten gestreifte T-Shirts an und Papierhütchen auf dem Kopf.

19. Was denken Sie?

Stellen Sie sich vor, Sie beobachten zwei ziemlich häßliche Menschen, die in einem alten VW auf der Landstraße entlangrollen. Der Mann hat ein rundes Kortisongesicht, eine rote Schniefnase und die Taschen voller Pharmazeutika. Neben ihm sitzt eine wesentlich jüngere Frau mit verkniffenem Mund, verweinten Augen und einer Frisur, als hätte ihr eine Horde Ratten die Haare kurzgeknabbert. Beide schweigen, jeder an seine Tür gelehnt, so daß viel Platz zwischen ihnen ist. Plötzlich hält der Mann an, steigt aus und wirft einen Axtstiel mit viel Schwung in ein Kornfeld.

Was würden Sie denken?

Natürlich, so muß es gewesen sein. Der Mann hat in seinem Rausch den alten Großvater mit dem Axtstiel erschlagen. Die Frau hat verzweifelt versucht, ihn davon abzuhalten. Aber der Mann hat sie zur Seite geschleudert, mit einem Brecheisen die Dielen des alten Hauses angehoben und den Schatz des Großvaters gefunden. Dann die Geldbündel in einen Sack gestopft, während der alte Mann seinen letzten Seufzer tat und die Frau weinend in einer Ecke des Zimmers lag. Das kann sich doch jeder leicht vorstellen.

Jetzt überlegte die Frau, ob sie zur Polizei gehen sollte. Ja, in der Stadt angekommen, würde sie aus dem Wagen springen und zur Polizei eilen. Aber wer würde ihr glauben, daß dies alles nur geschehen war, um einen Mord aufzuklären? Ein Mord? War Dr. Bauer überhaupt ermordet worden? Hatte Bartzsch ihr das nicht nur eingeredet? Der war doch nur hinter seinen Drogen her. Sicher, mit Dr. Bauer stimmte etwas nicht. Er war in illegale Geschäfte verwickelt. Aber ein Mord mit einer Wespe? Wie sollte das funktionieren? Und ein selbsternannter Detektiv hatte da schon gar keine Chance, es herauszufinden.

»O.k.«, sagte der Mann, »es sieht nicht gut aus für mich.«

20. Die große rosa Seifenblase

Unsere Beziehung war an einem schwierigen Punkt angelangt. Sie schwebte wie eine große rosa Seifenblase zwischen uns, bewegte sich unentschlossen hin und her. Und jeder von uns verharrte wie ein mit Stacheln übersäter Igel. Die kleinste falsche Bewegung konnte dazu führen, daß diese noch schillernde Seifenblase zerplatzte. Wie sollten wir uns aufeinander zu bewegen?

Sylvia stand starr in der Küche vor dem Herd und wartete darauf, daß das Wasser kochte, um einen Kräutertee zu machen. Ich ordnete mechanisch meine Arzneimittelvorräte im Badezimmer. Worüber sollten wir reden?

Ich war davon überzeugt, daß Sylvia mir nicht alles über Dr. Bauer erzählt hatte. Plötzlich gehörte sie wieder zu meinen Verdächtigen. Und sie schwieg, weil sie glaubte, ich sei nur hinter dem Kortison her – und das sei mir wichtiger als meine Beziehung zu ihr. Sie hatte immerhin die Möglichkeit, dies als Frage zu formulieren.

Meine Stacheln wuchsen: Wer so viele Probleme mit sich selbst hat wie ich, sollte keine feste Beziehung eingehen. Überhaupt sind hochgradige Allergiker zu keiner normalen Beziehung fähig. Die ständigen Vorsichtsmaßnahmen, die Einschränkungen, das kurze Leben zwischen Anfällen, das Erwachen neben einem Partner, in dessen Körperfalten die Neurodermitis nistete und der jederzeit mit roten Quaddeln übersät sein konnte, das asthmatische Röcheln, der langsame Erstickungstod. War sie sich dessen wirklich bewußt?

»Sag ehrlich …«

»Weißt du eigentlich …«

Wir hatten gleichzeitig zu sprechen begonnen und erschrocken darüber wieder innegehalten. Wir grinsten einander an. Die große rosa Seifenblase war nicht zerplatzt, sondern hatte uns eingehüllt. Wir hätten es wissen müssen.

»Sag du zuerst.«

»Nein, du.«

Wozu reden. Dr. Bauer war tot und konnte warten. Und meine roten Quaddeln? Sie würden es nicht wagen, sich blicken zu lassen. Sie waren ausgesperrt, hockten wahrscheinlich draußen auf der Fußmatte, versuchten sich aufeinanderzustellen, um durchs Schlüsselloch in meine Wohnung zu schauen. Und wenn schon. Was sie sahen, würde sie gelb vor Mißgunst werden lassen. He, verzieht euch. Versucht gar nicht erst, die Form eines Schlüssels anzunehmen. Die Tür ist von innen verriegelt! Haut ab, ich kann euch jetzt nicht gebrauchen. Geht meinetwegen in die Nachbarwohnung. Es gibt noch genug Menschen, die euch nicht kennen. Tobt euch auch auf anderen Körpern aus. Und wehe, ihr wagt es, Sylvia zu berühren.

21. Geliebte Mörderin

Nun war es raus. Vier Monate hatte das Verhältnis zwischen Sylvia und Dr. Bauer gedauert, und es war keineswegs so lange her, wie sie am Anfang erzählt hatte. Es hatte kein ausgesprochenes Ende gegeben. Grund genug für einen Mord? So, wie Sylvia die Geschichte erzählte, entstand in mir der Verdacht, als habe Dr. Bauer mittels der Affäre aus einer Mitwisserin eine Komplizin machen wollen. Sylvia hatte von seinen heimlichen Geschäften einiges mitbekommen: die Patienten, die nicht durch den Praxiseingang, sondern durch die Wohnung zu Dr. Bauer kamen. Die Rezepte, die durch keine Krankheit begründet waren. In seinem Haus in der Heide aber war sie nie gewesen.

Ich langte aus dem Bett nach ihrer Teetasse und reichte sie ihr.

»Da, geliebte Mörderin.«

»Ich hätte ein Motiv gehabt, nicht wahr?«

»Mehr noch, du wußtest auch, daß man ihn unauffällig mit einer Wespe umbringen kann.«

»Habe ich es getan?«

»Auf jeden Fall habe ich ein wichtiges Indiz entfernt.«

»Was?«

»Das Foto. Ich habe es mitgenommen. Oder gibt es noch mehr davon?«

»Nein. Es war das einzige Mal. Ein Faschingsfest.«

»Hast du die Leute, die er heimlich behandelte, gesehen?«

»Ein paarmal.«

»Würdest du sie wiedererkennen?«

»Ich glaube nicht, nur ...«

»Was?«

»Der Kommissar, weißt du ... Ich glaube ... Ich weiß nicht genau, aber den habe ich schon einmal gesehen. Ich meine, in der Praxis.«

»Meinst du, er war Patient?«

»Nein ... oder dann unter einem anderen Namen. Ich habe gleich in der Kartei nachgeguckt.«

Ich verfolgte eine der Falten in der schlechtgeklebten Aluminiumfolie an der Wand meines Schlafzimmers. Ich konnte mich noch gut daran erinnern, wie ich sie geklebt hatte. Nachdem ich die Fotos von den Wohnungen amerikanischer Allergiker gesehen hatte, begann ich sofort, mich auf dieselbe Weise abzuschirmen. Außerdem war mir mein Frührentnerdasein durch diese Beschäftigung leichter gefallen. Weiter oben hatte ich die Folie wieder in den Griff bekommen. Die Falten gingen in eine glatte Fläche über. Dr. Bauers Fall war viel zu kompliziert für mich. Mein Hobby, Nachforschungen anzustellen und Dinge aufzuklären, war auch nur Beschäftigungstherapie. Ich hatte einen kleinen Dieb gefaßt, einen abgehauenen Ehemann wiedergefunden, eine untreue Frau verfolgt, einen verschwundenen Jugendlichen aufgetrieben – und einmal sogar einen Mord aufgeklärt. Einen Mord an Hunden. Das war der richtige Rahmen für mein Steckenpferd. Aber ein richtiger Mordfall? Damit überschätzte ich wohl meine Fähigkeiten. Also Schluß damit.

Sylvia knabberte an meinem Ohr.

»Es ist doch ganz einfach: Ich habe ihn umgebracht, und du hast mir dabei geholfen. Du warst der letzte Patient. Ich hatte dich bestellt, und du hast Wache gehalten, während ich ihm die Wespe in den Nacken setzte. Es war überhaupt dein Plan. Du hast ihn umgebracht ... aus Eifersucht. Die Polizei könnte das denken, wenn sie erfährt ...«

»Was?«

Sie beugte sich über mich, um mich zu küssen. »Wollen wir nicht aufhören mit dem Detektivspiel, wir haben doch ein viel besseres Spiel?«

Sie hatte recht, aber im selben Moment wußte ich, daß ich doch nicht aufhören würde. Etwas trieb mich dazu weiterzumachen. Es war ein Gefühl, nein, mehr als ein

Gefühl, ein Signal aus meinem Unterbewußtsein. Im Dunkel meiner Gehirnmassen hatte sich durch irgendeinen Sachverhalt oder einen Gesprächsfetzen ein kleines gelbes Licht gebildet, manchmal war es fast am verlöschen, dann strahlte es wieder heller, manchmal bildete es einen kleinen Blitz, der da in meinem Gehirn kurz hin- und herhuschte, verschiedene Verbindungen probierte, um zu wachsen und schließlich einen winzigen Durchgang in mein Bewußtsein zu finden.

Ich sah Paul Newmans liebevolle Augen.

»Ich weiß, wie wir herausfinden, was die Polizei denkt. Ich meine, ob sie es überhaupt für einen Mord hält.«

»Wie?«

»Wir machen uns verdächtig.«

Es ging schon wieder los.

22. *Spesen*

Wir fuhren in die Praxis, von wo aus Sylvia Kommissar Wenske anrief. Sie könne die Abrechnung nicht machen, ohne Patientenkartei. Der Kommissar versprach, sie im Laufe des Vormittags vorbeizubringen, da sie sowieso nicht mehr benötigt werde. Der Rest war Warten.

»Kann ich mir die Wohnung ansehen? Hast du einen Schlüssel?«

»Und wenn der Kommissar gerade kommt?«

»Das paßt doch zu unserem Plan.«

»Ich weiß nicht. Es genügt doch, wenn er uns zusammen sieht.«

»Ach, komm schon.«

»Bartzsch, bitte!«

»Du glaubst, ich würde nur wieder alles nach Kortison durchsuchen?«

Sie antwortete nicht. Das Telefon klingelte. Sie nahm nicht ab.

»Und wenn nun dieser Anwalt kommt?«

»Sylvia, ich verspreche dir, ich nehme nichts mit.«

»Geh. Die Tür ist offen.«

Sie nahm den Hörer ab und versuchte einem Patienten beizubringen, daß der Arzt tot war. Ich ging in das Behandlungszimmer und stieg durch die Schrankwand in die Wohnung. Das angrenzende Zimmer war leer. Von dort gelangte ich in den Flur. Es gab ein weiteres Zimmer ohne jede Einrichtung. Nur die Küche, das Schlafzimmer und ein Wohnraum waren spärlich möbliert. Das Schlafzimmer war eindeutig das Zentrum. Außer dem großen Bett gab es Polstersessel, Schränke, einen Plattenspieler, Fernseher mit Videorecorder und eine umfangreiche Videothek. Im Wohnzimmer stand nur ein englisches Ledersofa, ein passender Sessel, dazwischen ein niedriger Messingtisch. Vor dem Fenster ein schwerer alter Schreibtisch. Die Einrichtung stand im krassen Gegensatz zu den modernen Möbeln seines Heidehauses. Ich durchsuchte die Schreibtischschubladen. Vor allem Ärztezeitschriften, ein paar Illustrierte, ein altes Kreuzworträtsel-Heft, teilweise ausgefüllt, und Reiseprospekte lagen darin, darunter einige ausländische Pornomagazine. In einer Schublade eine kleine Sammlung starker Schmerzmittel. Vielleicht behandelte er nebenbei Drogensüchtige? Jedenfalls ließ sich damit ein bißchen Geld machen. Aber es interessierte mich nicht. Ich zog die Schubladen heraus, schaute darunter und untersuchte die Fächer. Es gab nichts Geheimnisvolles. Ich legte alles ordentlich zurück und ging langsam durch die Räume. Wenn ich in dieser Wohnung etwas verbergen wollte, wohin würde ich es tun? Ich nahm mir die üblichen Verstecke vor, vom Wasserbehälter im Klo über das Tiefkühlfach im Kühlschrank bis zur möglicherweise von unten ausgehöhlten Konservendose im Kühlschrank. Ich war mir auch nicht zu schade, in die Zuckerdose zu gucken und die Matratze des Bettes anzuheben. Es gab nichts zu finden, oder die Polizei hatte es bereits mitgenommen. Andererseits, um etwas zu finden, mußte man genau wissen, was man suchte. Ich setzte mich auf das Sofa im Wohnzimmer.

Wenn Dr. Bauer sein Geld auf andere Weise als mit dieser Praxis verdient hatte, dann mußte er über Bargeld verfügt haben und über Telefonnummern, die er nicht in sein normales Telefonbüchlein geschrieben hätte. Das Bargeld hatte die Polizei vielleicht gefunden, andererseits waren auch die Schmerzmittel noch da. Vielleicht hatten sie deren Bedeutung nicht erkannt. Wer weiß schon, was sich hinter Valoron, Fortral, Heptadon und wie sie alle heißen verbirgt.

Mein eigenes Versteck! Warum war ich darauf nicht gekommen? Ein Möbelstück, das flächigen Kontakt zum Boden hat. Ich ging ins Schlafzimmer, aber die Schränke hatte ich bereits alle von den Wänden abgerückt. Das würde jeder andere auch tun. Wenn etwas darunter lag, würde es zum Vorschein kommen. Ich kehrte ins Wohnzimmer zurück. Der Schreibtisch, er stand frei im Raum, war also geeignet. Ich hatte vorhin schon darunter nachgesehen, aber er ruhte auf vier dicken Füßen. Wenn man einen Zettel faltete ... Ich mußte alle meine Kraft aufwenden, um den Schreibtisch an einer Ecke anzuheben. Ich hatte Glück und zog das Papier mit der Schuhspitze unter dem Holzklotz hervor. Es waren gefaltete Fünfhundertmarkscheine. Sechstausend Mark Spesen. Nicht schlecht. Ich steckte sie in meine Hosentasche.

Blieben noch die Telefonnummern. Sie mußten leichter zugänglich sein. Ein normaler Mensch würde sie in ein Buch schreiben und sich die Seite merken. Wer raffinierter dachte, versteckte sie unter anderen Zahlen. Und Profis schrieben gar nichts auf, sondern kannten die Nummern auswendig. Ich ordnete Dr. Bauer dazwischen ein. Wahrscheinlich mußte ich seinen Schreibtisch im Behandlungsraum durchsuchen. Dort gab es genug Handschriftliches von ihm, worunter er sechs- oder siebenstellige Nummern verbergen konnte.

Ich kam im richtigen Moment zurück, gerade rechtzeitig, um Sylvia nicht mit Kommissar Wenske, der eben die Praxis betrat, alleinzulassen, und genau eine Sekunde zu spät, so daß Wenske noch sehen konnte, wie ich aus dem Behandlungsraum kam. Er zog die Augenbrauen hoch und stellte den Karteikasten auf Sylvias Schreibtisch ab.

»Hier haben Sie Ihre Kartei zurück.«

»Sie brauchen sie nicht mehr?«

»Die Untersuchung ist so gut wie abgeschlossen.« Er wendete sich mir zu. »Und was machen Sie hier?«

»Ich helfe Frau Lüscher bei der Inventarliste. Die Praxis soll ja verkauft werden.«

Er sah Sylvia an, und sie nickte.

»Was heißt, die Untersuchung ist abgeschlossen?« fuhr ich ihm zwischen sein Stirnrunzeln.

»Ein Unfall.«

»Ein Unfall?«

»Wieso war Ihre Karte nicht in der Patientenkartei?«

»Ich sagte doch, daß ich das erste Mal hier war.«

»Und nun sind Sie gleich zum Praxisgehilfen befördert worden?«

»Nun ja, Sie wissen ja, wie das ist ... ein ... der Tod bringt die Menschen einander oft näher.«

»Sie sind Dr. Bauer vorher niemals begegnet?«

»Nein.«

»Und wie sind Sie auf ihn gekommen?«

»Ein Freund hat ...«

»Wer?«

»Gerd Kurkowiak. Er war hier Patient und ist Allergiker wie ich. Aber ich dachte, der Fall sei abgeschlossen?«

»Wünschen Sie, daß er nicht abgeschlossen wird?«

»Nun, ich weiß nicht. Hätte man Dr. Bauer nicht auch auf diese Weise umbringen können, so, wie er gestorben ist?«

»Ein bißchen Detektiv spielen, was?«

»Das würde ich gern Ihnen überlassen.«

»Dann tun Sie das auch. Oder wissen Sie etwas, das ich wissen sollte?«

»Dr. Bauer hatte keinen sehr guten Ruf.«

»Und das war sicher auch der Grund, warum Sie zu ihm gegangen sind.«

»Sie sagen es.«

»Wir wissen das alles ... und nicht erst seit gestern.« Seine Augen hatten sich verengt, während er mit mir sprach. Er mochte mich nicht. Jetzt drehte er sich auf den Hacken zu Sylvia um und zog die Mundwinkel herab.

»Und Frau Lüscher, wenn ich Ihnen einen Rat geben darf, ziehen Sie die Sache hier schnell durch, damit die Praxis geschlossen werden kann – und verzichten Sie auf solche Hilfe.« Er deutete mit dem Daumen auf mich und ging rückwärts zur Tür, um die Wirkung seiner Worte zu beobachten.

23. Sturm im Telefon

Ich nahm den Hörer ab. Das Krächzen eines Raben dröhnte mir ins Ohr, dann verwandelte es sich in ein kurzes trockenes Bellen, um schließlich in das Geräusch eines defekten Anlassers überzugehen.

»Gerd, bist du das?«

Der Sturm heulte tief in seinen Bronchien. Die Flimmerhärchen, die dort auf schwankendem Boden standen, hatten alle Hände voll zu tun, um die Segel einzuholen. Sie wußten, sie standen auf verlorenem Posten.

»Bartzsch«, durchdrang eine Stimme den pfeifenden Wind. Ein neuer Angriff der Naturgewalten schüttelte seinen Körper. Dann aber legten sich die Wogen. Gerd erholte sich schweratmend und kletterte auf die Kommandobrücke zurück.

»Bartzsch, ich habe einen Auftrag für dich.«

»Was brauchst du. Ich tue alles für dich.«

»Dann wechsle die Seiten und wichs mir einen ab.«

»Ein bißchen viel verlangt, Käpt'n, bei diesem Sturm.«

»Du hast recht. Der Mast ist längst gebrochen.«

»Zu viel Öl auf die Wogen gegossen.«

»Hoch lebe die Pharmazie.«

»Und was darf's denn sein?«

»Bist du noch dran, an Dr. Bauer?«

»Die Polizei schließt die Akten.«

Er lachte, und nur ein Kenner wie ich konnte es von einem asthmatischen Anfall unterscheiden.

»Hör zu, ich möchte, daß du dran bleibt.«

»Und warum?«

»Er ist ermordet worden, und ich weiß, es macht dir Spaß. Dein erster Mord. Ist doch so?«

»Und vielleicht eine Nummer zu groß.«

»Bleib dran, Bartzsch.«

»Wenn ich wüßte, wo ich weitermachen soll.«

»Hör zu, ich bin dein Auftraggeber. Ganz offiziell. Wie hoch ist dein Honorar?«

»Ein paar lumpige Dollar am Tag.«

»Im Ernst, wenn du dran bleibst, nehme ich dich in mein Testament auf. Bartzsch, ich habe nicht mehr lange.«

»Ich mach's umsonst, wenn du mir sagst, wo ich anfangen soll.«

»Bei den Patienten natürlich. Und das mit dem Honorar ist kein Spaß. Sagen wir dreihundert pro Tag. Du hast vier Wochen Zeit.«

»Mal ehrlich, Gerd, ist irgend etwas? Geht's dir nicht gut? Soll ich vorbeikommen?«

»Mann, ich sterbe. Das ist alles.«

24. Kann mir jemand sagen, wie spät es ist?

Meine Nase berührte Sylvias Schulter. Ich roch ihre gesunde Haut, und die Bilder in meinem Kopf wechselten in so rascher Folge, als würde ich immer wieder versehentlich die Programmtasten der Fernbedienung meines Fernsehers betätigen. Einige Bilder verschwammen, zogen mich in bunte Kreisel, bildeten Linien – Kugelschreiberlinien. Ich war kurz vorm Einschlafen gewesen. Plötzlich aber war ich hellwach. Ich sprang auf, rüttelte Sylvia.

»Wir müssen sofort in die Praxis fahren!«

Sie blickte mich verwirrt an. »Wie spät ist es?«

»Mein Gott, bin ich ein Idiot!«

»Das ist ganz was Neues. Laß mich weiterschlafen.«

»Hör zu, Sylvia, gib mir den Praxisschlüssel. Ich fahre allein hin.«

»Nein.«

»Aber ich weiß jetzt, was ich übersehen habe.«

»Es wird morgen auch noch da sein.«

Ich kroch wieder ins Bett und verschränkte die Arme hinter dem Kopf.

»Nein, ich halt's nicht aus.« Ich warf die Bettdecke zurück und setzte mich auf die Bettkante. »Ich muß hin.«

»Sag mir einfach, was es ist.«

»Nein, nein, ich habe es im Halbschlaf gesehen. Vielleicht stimmt es nicht.«

»Dann leg dich wieder hin und schau noch mal nach.«

»Wie konnte ich das bloß übersehen?«

»Sag mir nur eins: Wird es morgen noch da sein?«

»Ja, wenn es überhaupt da ist.«

»Dann komm wieder ins Bett.«

Ich kroch abermals unter die Decke. Sylvia brummte und rollte sich zusammen.

»Sylvia?«

»Hm.«

»Ich kann nicht schlafen.«

Sie drehte sich um, nahm mich in die Arme und kraulte meinen Nacken.

»Alles wird gut.«

Später schlief ich ein, badete in meinem Schweiß und träumte.

»Guten Tag, ich möchte gern jemanden sprechen, der für meine Träume verantwortlich ist.«

Die Zentrale stellte mich durch.

»Hören Sie, mein Leben ist nicht gerade einfach. Ich lebe bereits mit einer alptraumhaften Krankheit, also schicken Sie mir gefälligst nachts was Angenehmes. Oder stellen Sie das Bild wenigstens richtig scharf. Handelte es sich bei der Person, die mich mit einem Messer verfolgte, nun um Molotow, Dr. Bauer oder Sylvia? Und was sollte der Unsinn, mich in eine Leimpfütze treten zu lassen, so daß ich nicht weglaufen konnte? Und dann ließen Sie mich Kreuzworträtsel lösen, aber die Buchstaben verschwammen vor meinen Augen. Was sollte das?«

»Es tut uns leid, aber wir führen nur Befehle von oben aus.«

»Dann verbinden Sie mich mit Ihrem Vorgesetzen!«

»Es tut mir leid, ich darf ihn nicht wecken. Er testet gerade Ihre Träume von morgen.«

25. Das Lachen der eiskalten amerikanischen Detektive

Es regnete. Wenn es morgens, zur Zeit des beginnenden Berufsverkehrs, in Hamburg regnet, kommt es jedesmal zu einer kleinen Verkehrskatastrophe.

Die Hamburger Autofahrer fahren bei trockenem Wetter grundsätzlich zu schnell. Das erhöht zwar einerseits die Durchschnittsgeschwindigkeit in der Stadt, andererseits wird aber auch keine Rücksicht darauf genommen, ob in einer Straße sechzig, fünfzig oder dreißig Stundenkilometer erlaubt sind. Entsprechend hoch muß deshalb die Geschwindigkeit der Fußgänger beim Überqueren von Straßen sein, damit sie schadlos das rettende Ufer erreichen.

Bei Regen ändert sich fast alles. Die Autofahrer kriechen plötzlich wie blind durch die Stadt. Und die Verkehrsdurchsagen im Radio sind so lang wie die Staus. Nur die Fußgänger müssen weiterhin über Stoßstangen springen. Blinde Autofahrer sind noch schlimmer als schnelle.

Ich hatte den alten VW noch behalten, und wir steckten mittendrin. Je mehr wir uns der Alster näherten, um so zäher wurde der Verkehr. Sylvia reichte es.

»Laß mich an der nächsten U-Bahnstation raus.«

»Wir schaffen das schon.«

»Ich komme zu spät.«

»Dein Chef ist tot.«

Sie stieg trotzdem aus. Ein Kuß auf die Wange, und sie sprang durch die Autoschlangen. Sie hatte eine Monatskarte. Ich sah ihr nach und verpaßte das Anfahren der Wagen. Eine Lücke bildete sich, die drei Wagen nutzten, um vor mir einzuscheren. Hinter mir wurde wütend gehupt.

Sylvia löste sich im Regen auf.

Erst jetzt fiel mir auf, daß ich im Grunde wenig über sie wußte. Sie hatte mich nie mit zu sich nach Hause genommen. Sie wohnte irgendwo in Eimsbüttel, zusammen mit einer Freundin. Es war einfach selbstverständlich, daß sie zu mir kam, daß wir über mich, meine Krankheit, meine Vergangenheit redeten oder über die Probleme in Dr. Bauers Praxis. Wenn sie jetzt für immer verschwand, hatte ich wenig Chancen, sie zu finden. Ich kannte weder ihre Anschrift noch ihre Telefonnummer; alles war auf den mir unbekannten Namen ihrer Freundin eingetragen. Im Gegensatz zu mir hatte sie sich völlig zurückgehalten – und nur das von sich preisgegeben, was ich zu wissen forderte. Sie hatte genau das getan, was ich tun würde, wenn es darum ging, vorsichtig zu sein. Sie hatte mich reden lassen, mich ausgefragt ... Oh, es war so einfach: Ich kannte die Technik des aktiven Zuhörens. Ich hatte sie in einer unserer Selbsthilfegruppen geübt – und nun war ich selbst darauf hereingefallen.

Sie liebte mich nicht, das war völlig klar. Sie benutzte mich. Sie hielt die Leine in der Hand und zog nach Belieben daran: Hier lang, Bartzsch! Such! Sitz! Braver Hund! Verdammt, ich hatte mich wie ein Anfänger verhalten. Ich war ein Trottel. Das schlimmste aber war, daß sie mich wahrscheinlich wirklich nicht liebte. Ich stellte mir vor, wie sie jetzt in der Bahn saß und sich vor Lachen nicht halten konnte. Sie drückte die Hände gegen ihr Gesicht, aber es nützte nichts, sie prustete los, lachte schallend, bis alle Fahrgäste im U-Bahn-Wagen in ihr Lachen einstimmten. Wie konnte ich nur so dumm sein? Mir wurde übel; ich wollte an den Straßenrand fahren oder einfach umkehren, aber es gab keine Möglichkeit, die Autoschlange zu verlassen. Ich würde mich im Auto übergeben müssen, Frontscheibe, Lenkrad, Armaturenbrett und Sitze vollkotzen, wieder und wieder, und vielleicht würde ich an meinem eigenen Erbrochenen ersticken. Über und über bekleckert, mitten im Stau würde man mich aus dem Auto ziehen. Ein wütendes Hupkonzert wäre das letzte Geräusch für mich. Ein schnelles Grab am Straßenrand. Hastig von den anderen Autofahrern geschaufelt. Und ein führerloser Käfer, eingeklemmt und weitergeschoben in einer Autoschlange, bis er am Ende der Welt in den Abgrund eines Autofriedhofes fiel.

»Verdammt noch mal, du Hornochse, mach die Straße frei.« Ein Mann mit hochrotem Kopf hämmerte mit den Fäusten gegen die Seitenscheibe. Erschrocken fuhr ich an. Der Motor ging aus. Ich drehte den Zündschlüssel vergeblich. Der Motor wollte nicht anspringen. Der Schweiß schoß mir aus allen Poren. Im Rückspiegel sah ich die lange Reihe wütender Autofahrer, die auf ihre Hupen einschlugen, als wär's mein Hinterkopf. Vor mir war die Straße frei. Ich hatte den Anschluß an meine Schlange verloren. Sie würden mich lynchen, den Wagen plattfahren, bis ich darin zerquetscht war, über mich hinwegbrausen, bis die letzten Reste spurlos mit dem Asphalt verschmolzen. So wie sie es mit den Katzen, Igeln und Hasen machten.

Der nächste Startversuch klappte. Mit aufheulendem Motor und quietschenden Reifen fuhr ich los, fand Anschluß an eine neue Schlange. Ich hatte mich gehenlassen, geträumt, einen Augenblick den Boden unter den Füßen verloren. Heerscharen eiskalter amerikanischer Detektive lachten von der Leinwand herab über mich. Ihre gefühllosen Frauen betrachteten mich mit Ekel, als hätte ich die Pocken, die Pest und Lepra zugleich.

Ich parkte weitab von der Praxis und trottete durch den Regen. Bei Alfred Mayer, dem letzten Patienten Dr. Bauers, trank ich aus einem Plastikbecher Kaffee. Er machte mir Magenschmerzen. Es war der richtige Zustand, um endlich in die Praxis zu gehen.

»Da bist du ja.« Sylvia zog mir die Jacke aus. »Die ist ja ganz naß. Was ist los?« Sie strich mir das Haar aus der Stirn. »Bartzsch, was machst du für ein Gesicht?« Sie küßte mich. »Hoffentlich erkältest du dich nicht.« Sie umarmte mich und gab mir nochmals einen Kuß.

»Ich hätte dich nicht allein lassen sollen.« Sie streichelte mein Gesicht und küßte meine Nase und meine Augen.

»Als ich in der U Bahn saß, hatte ich plötzlich das Gefühl, du liebst mich nicht mehr. Warum hast du mich gehen lassen? Mir wurde ganz schlecht. Oh Gott Bartzsch, du weißt nicht, was ich durchgemacht habe, als ich so lange auf dich warten mußte.«

Nein, ich will mit keinem dieser amerikanischen Detektive tauschen. Nein, niemals.

26. *Kreuzworträtsel*

Ich näherte mich Dr. Bauers privatem Schreibtisch. Jetzt würde sich zeigen, ob das Sekundenbild meiner Einschlafphantasien eine getreuliche Widerspiegelung dessen war, was ich hier vor wenigen Tagen gesehen hatte. Wenn dem so war, dann konnte ich mir zu meinem photographischen Gedächtnis gratulieren.

Ich zog das Kreuzworträtsel-Heft aus der Schublade und betrachtete die Titelseite. Wie vermutet, war es älteren Datums. Ich blätterte es durch, überflog die teilweise oder ganz ausgefüllten Kreuzworträtsel. Da war es. Zwischen den Buchstaben standen Zahlen. Vier Telefonnummern, zwei waagerecht, zwei senkrecht auf die Kästchen verteilt. Jeder war ein Kennbuchstabe vorangestellt. Und eine der Nummern kannte ich. Sie war mit einem M gekennzeichnet. M wie Molotow.

Ich kann mir nicht helfen, Sylvia sieht am hübschesten hinter ihrem Empfangstisch aus; der Bleistift im Mund stört dabei nicht. Sie trägt dann einen kurzen weißen Kittel, von dem nur der oberste Knopf geschlossen ist. Dieser sich nach unten öffnende Kittel verleiht ihr, besonders wenn sie aufsteht und sich ein bißchen nach vorn neigt, die Form eines Käfers. Der Mantel teilt sich, als würde sich das Flügelpaar eines Maikäfers öffnen. Ich weiß, es gibt sie kaum noch, aber wenn Sie als Kind jemals eine gute Aufführung von »Peterchens Mondfahrt« gesehen haben, dann kennen Sie diesen Käfer.

»Gibt es in deiner Kartei einen Molotow?«

»Die Namen unterliegen dem Datenschutz, und der Inhalt der Kartei fällt unter die ärztliche Schweigepflicht. Sagtest du Molotow? M wie Mord, O wie Orgasmus, L wie Leiche und so weiter?«

»Genau.«

»Haben wir nicht. Wer soll das sein?«

»Ein guter Freund. Fragt sich nur, von wem.« Ich erzählte ihr von meinem Telefonnummernfund.

»Wähl die anderen Nummern doch einfach an, dann weißt du, zu wem sie gehören.«

»Kaum. Solche Leute sind sehr empfindlich. Wenn du sie anrufst und gleich wieder auflegst, werden sie sofort mißtrauisch. Außerdem werden die ihren Namen sowieso nicht nennen.«

»Kann man nicht herausbekommen, zu welchem Anschluß die Nummern gehören?«

»Nur wenn man beim Fernmeldeamt arbeitet. Aber es gibt noch eine Möglichkeit, vorausgesetzt, die Kennbuchstaben entsprechen den Anfangsbuchstaben der Nachnamen: das Telefonbuch. Ich schätze mal, vier Stunden Sucharbeit. Aber wozu? Ich weiß ungefähr, wer die Leute sind: ein Anwalt mit zweifelhaften Verbindungen und zwei biedere Bürger mit schlechtem Einfluß und zweifelhaften Einkommensquellen. Vielleicht ist auch ein Polizist dabei, wer weiß?«

»Und was machst du jetzt?«

»Ich bringe das Auto zurück. Ich habe es von Molotow.«

»Von dem, dessen Telefonnummer …«

»Ja. Ich sage dir vorsichtshalber seine Adresse. Nein, nicht aufschreiben. Du mußt sie dir merken. Man weiß nie, wie es kommt, und manchmal ist es besser, es gibt keine nachweisbare Verbindung.«

»Ich glaube, ich bin im Kino. Ehrlich, ich habe Angst um dich.«

»Keine Sorge, es ist ein schlechter Film, und gerade die haben immer ein Happy-End.«

»O.k. Bartzsch, tu was du tun mußt … aber sei pünktlich zum Essen zurück.«

Sie hatte nicht nur Augen wie Paul Newman, sie konnte ihn auch spielen. Trotzdem sah ich, daß sie Angst hatte.

Daß Molotow mir nicht alles gesagt hatte, überraschte mich nicht. Wenn man in seinem Metier arbeitet, muß man selbst seinen Freunden gegenüber vorsichtig sein, will man das Pensionsalter in Freiheit erreichen und will man die Freunde davor schützen, Objekt polizeilicher Begierde zu werden. Jetzt allerdings mußte er mir alles erzählen – und das konnte nicht die Geschichte von den Ersatzreifen sein, die Dr. Bauer bei ihm bestellt hatte.

Sylvia lernte Molotows Adresse und Telefonnummer auswendig, nicht ohne das makellose Holz zweier neuer Bleistifte zu zerstören. »Und wenn dieser Molotow nun etwas mit dem Mord …«

»Welchem Mord?«

»Kann ich nicht mitkommen?«

»Er würde seine Tür nicht öffnen, wenn jemand davorsteht, den er nicht kennt.«

»Aber du kannst doch nicht einfach …«

»Manchmal muß man sich seinen Freunden ausliefern.«

Die deutsche Bleistiftindustrie kann sich auf Sylvia verlassen.

27. Schnelle Wagen und Eisbeutel

Ich fuhr den Wagen zurück, parkte ihn, wie vereinbart, vor der Garage und schob Papiere sowie Schlüssel unter dem Garagentor durch. In einer Ecke des Hinterhofes stand ein Buckel-Volvo aus den sechziger Jahren. Ein junger Mann im Monteuranzug war dabei, Stoßstangen anzuschrauben. Ich hatte ihn schon einmal gesehen, er arbeitete für Molotow.

»Ohne Stoßstangen sieht er besser aus«, sagte ich. Der Wagen war einwandfrei im Lack.

»Klar, aber ich muß mal wieder zum TÜV damit. Die mögen es nicht, wenn die fehlen.«

»Ist die Innenausstattung noch original?«

»Total.«

»Würden Sie den verleihen?«

»Ich verkaufe Ihnen den sogar, und zwar sofort.«

»Warum so eilig?«

»Das Ding ist eine Rakete. Muß sie jedesmal für den TÜV wieder drosseln. Und was ich im Augenblick brauche, ist ein Kinderwagen. Und zwar dringend, wenn Sie verstehen.«

Er grinste mich an. Oben fehlten ihm zwei Zähne. »Fünfzehntausend muß er bringen. In der verschärften Version natürlich, wenn Sie wollen. Aber Sie können auch den Käfer haben. Hat er Ihnen gefallen?«

»Gehört er Ihnen?«

»Klar.«

»Gut, ich bin interessiert. Wo kann ich Sie treffen?«

»Sie sind ein Freund von Molotow?«

»Ja.«

»Ich hab Sie auch schon mal gesehen. Wenn Sie kaufen wollen, sagen Sie es Molotow.«

»Ein Kinderwagen kostet viel Geld. Da teilt man doch nicht gern.«

»Man muß vorsichtig sein.«

Ich hob die Hand und drehte mich um.

»Warten Sie. Also, wenn Sie wollen: Da oben, zweiter Stock links, da finden Sie mich.« Er deutete auf eine Fensterreihe des Vorderhauses.

»Ein Name steht nicht an der Tür?«

Er schüttelte den Kopf und grinste. Ihm fehlten mehr als nur zwei Zähne.

»Ich habe übrigens noch andere Schmuckstücke. Ich sage nur Borgward Isabella – Cabrio!« Er küßte Daumen und Zeigefinger seiner linken Hand. »Und wenn Sie 'nen Fahrer brauchen ...«

»Ich komme garantiert darauf zurück.«

Vielleicht mußte ich in Zukunft ohne Molotow zurechtkommen. Dann würde es von großem Nutzen sein, Direktanschluß zu haben, wenn ich mal wieder einen Wagen brauchte. Und vielleicht lag in diesem Fall das Geld ja weiterhin so auf dem Fußboden herum, daß ich es am Ende irgendwie anlegen mußte.

Ich ging zu Fuß zu dem Café, in dem Molotow oft tagsüber saß. Er war nicht da. Wenn ich ihn jetzt angerufen hätte, hätte er mir, obwohl ich zu den wenigen gehöre, die wissen, wo er wohnte, einen Treffpunkt außerhalb seiner Wohnung vorgeschlagen. Er wollte niemanden dort haben. Aber diesmal schien mir diese Form des Auftritts gerade recht. Sie war dramatischer.

Ein altes Haus mit einem schäbigen Treppenhaus. Rußige, abgeblätterte Farbe. Aufgebrochene Briefkästen. Es roch nach gekochtem Kohl. Neben der Treppe ein Lichtschacht mit den Klofenstern der Wohnungen. Mit Kinderzeichnungen beschmierte Wände und ein Treppenbelag aus gebrochenem Linoleum. Molotows Wohnungstür hatte drei Schlösser. Der Lack war gerissen und zerkratzt. Wahrscheinlich ließ er niemanden in seine Wohnung, weil sie einer verwahrlosten Höhle glich. Ich drückte auf den Klingelknopf, aber er gab keinen Ton von sich. Ich versuchte es noch einmal – mit dem gleichen Ergebnis. Dann hörte ich Schritte.

»Wer ist da?«

»Ich bin's, Bartzsch.«

Zwei schwere Riegel wurden aufgeschoben. Das Licht mehrerer Halogenlampen, die an glitzernden Chromstangen an der Decke hingen, blendeten mich. Molotow stand als Silhouette in der Türöffnung, hinter ihm ein strahlend weißer Flur mit goldgerahmten Spiegeln und blutrotem Teppichboden. Der Eingang zu einem Edelpuff?

»Komm rein.«

Er trat einen Schritt zurück. Erst jetzt sah ich, daß er sich einen Plastikbeutel mit Eiswürfeln gegen das Gesicht drückte.

»Was ist passiert?«

Er nahm den Eisbeutel herunter. Ich zuckte zurück. Sein Gesicht war geschwollen und verfärbt. Er hatte eine Platzwunde an der Stirn und einen Riß auf der Wange. Ein Auge war blauschwarz verfärbt und geschlossen, sein Hemd in Brusthöhe blutbeschmiert.

28. Es liegt was in der Luft

Seine Wohnung stand in krassem Gegensatz zu dem verwahrlosten Treppenhaus. Sie zeugte zwar nicht von gutem Geschmack, aber vom Reichtum ihres Bewohners. Chinesische Seidenteppiche auf rotem Teppichboden. Russische Ikonen auf Grastapeten. Halogenspots neben Kronleuchtern. Chesterfield-Ledersofas neben Philippe-Stark-Sesseln. Handbemalte Bauerntruhen neben verchromten Stahlschränken. Ein goldenes Telefon neben einer lebensgroßen barocken Madonna. Die schweren Riegel, die sich über die volle Breite der Wohnungstür zogen, machten Sinn. Molotows Geschäfte mußten hervorragend laufen.

Molotow ließ sich stöhnend in ein Sofa fallen und drückte sich den Eisbeutel auf die Stirn. Er schien nichts erklären zu wollen. Meine Füße versanken allmählich im ebenso teuren wie tiefen Teppichflor.

»Geh in die Küche und hol dir was zu trinken.« Sein gesundes Auge sah mich unter dem Eisbeutel hindurch an. Ich tappte hinaus und war froh, mit den Fußbodenkacheln in der Küche wieder festen Boden unter mir zu haben.

Eine Einbauküche im überladenen bayerischen Stil. Ich mußte mehrere Türen öffnen, bis ich den Kühlschrank fand, und goß mir ein Glas Mineralwasser ein. Als ich zurückkam, hatte er sich auf dem Sofa ausgestreckt und die Augen geschlossen.

»Was ist los, Molotow?«

»Es ist schlecht und gut, daß du gekommen bist. Ich werde für einige Monate ins Ausland gehen müssen. Und du kommst am besten mit. Und das ist kein Scherz.«

»Ist es so schlimm?«

»Warum sollte ich mein Überlebensprinzip ändern?«

»Du hast Freunde.«

»Eben.«

Ich setzte mich in einen der modernen Ledersessel. Es war eng wie in einem Rennwagen, nur der Schaltknüppel an der Seite fehlte. Ich nippte an meinem Wasserglas. Es gab keine Möglichkeit, es auf dem Tisch abzustellen, ohne zuvor mit erheblichem Kraftaufwand den Sessel zu verlassen. Meine Nase begann zu kribbeln.

»Hast du Haustiere?«

»Warum?«

»Ich bin Allergiker.«

»Ich hatte eine Perserkatze. Sie ist vor wenigen Monaten gestorben.« Er stöhnte und legte sich den Eisbeutel über das ganze Gesicht. Es hätte auch eine Geste der Trauer sein können.

»So wie du aussiehst, solltest du dir einen Bullterrier als Schutz zulegen.«

»Ich bin Händler, ein kleiner, friedlicher Händler. Wenn es Krieg gibt, kann ich keine Geschäfte machen.«

Ich drückte die Nasenwände zusammen, aber es nützte nichts. Irgend etwas lag hier in der Luft. Meine Nase explodierte viermal, dann konnte ich das Niesen unterdrücken. Vielleicht war es die Lederimprägnierung des Sessels, in dem ich saß? Es konnte ebenso aus den Teppichen kommen. Katzenhaare halten sich lange. Vielleicht waren es auch die Tapeten. Ich würde keine Gelegenheit haben, es herauszufinden.

»Hör mal, Molotow, kann ich dir irgendwie helfen?«

Er lachte, krümmte sich gleich darauf vor Schmerzen. Der Eisbeutel rutschte von seinem Gesicht. Mit beiden Armen umklammerte er seinen Bauch. »Diese verdammten Schweinehunde!«

»Ich meine es ernst, wenn du in Schwierigkeiten bist, helfe ich dir.« Ich beschloß, keine Rücksicht auf seinen Zustand zu nehmen. »Unter einer Bedingung: Du sagst mir, warum deine Telefonnummer in Dr. Bauers versteckten Notizen stand.«

Er setzte sich auf und sah mich mit großen Augen an.

»Dieser Idiot! ... Weiß die Polizei davon?«

»Noch nicht.«

»Du hast sie gefunden?«

Ich nickte.

»Du weißt doch schon Bescheid. Du kennst mich doch. Kannst dir die Sache auch selbst zusammenreimen: Ich habe ein paar Leute, die für mich Aufträge erledigen. Na und? Manchmal verletzen sie sich dabei, dann besorge ich ihnen einen Arzt. Das ist alles. Und dieses Arschloch schreibt meine Telefonnummer auf!«

»Er könnte dich erpreßt haben?«

»Und deswegen habe ich ihn umgebracht? Bartzsch, du nervst. Ich könnte den Mann gerade jetzt selber gut gebrauchen.«

»Was ist passiert?«

Er grinste. »Ich bin gegen eine Wand gelaufen, Herr Kommissar.«

Wieder das Kribbeln in der Nase. Ich konnte das Glas gerade noch rechtzeitig auf dem Boden abstellen, bevor mich der nächste Niesanfall schüttelte.

»Ich kann hier nicht lange bleiben, Molotow. Erzähl mir, was passiert ist.«

»Keine Sorge, es bleibt mir gar nichts anderes übrig. Und dann laß uns gemeinsam überlegen, wo wir hingehen. Was hältst du von Brasilien? Meinetwegen auch eine einsame Insel im Pazifischen Ozean. Wär doch hübsch. Vorausgesetzt wir kommen aus meiner Wohnung noch lebend raus.«

»Red keinen Scheiß, sag, wer dich so zugerichtet hat.«

»Du wirst es mir nicht glauben, aber du warst das! Du!«

29. Das Gift des Schreckens

Die Geschichte hörte sich logisch an: Der Mann hieß Beltinger, ein Österreicher. Ich war ihm nie begegnet, hatte aber in seinem Antiquitätenladen versucht, mein Kortison zu bekommen, und Molotow hatte mir die Tür geöffnet. Der Laden diente Beltinger als Tarnung für seine Geschäfte. Nach der Ermordung des Jungen schloß er ihn vorsichtshalber. Aus seiner Sicht war ich Molotows Mann und der Mörder eines seiner Gehilfen. Beltinger wollte mich, und seine Leute hatten bei Molotow unsanft nachgefragt, wo ich denn zu finden sei. Molotows Bericht jagte mir den Schrecken in die Beine. Ich mag das nicht. Der Schreck hält sich mit Vorliebe in den Knochen auf und erobert von dort aus die Gelenke, hebt die Gelenkkugeln aus den Pfannen und preßt grünes Gallert dazwischen. Wenn mir der Schreck so in die Beine fährt, dann ist es mir nicht mehr möglich, mich zu erheben, geschweige denn fortzugehen. Man muß mich tragen. Entsetzt spürte ich, wie er sich anschickte, weitere Körperpartien zu erobern. Denn der Gedanke, daß Beltingers Leute Molotow noch beobachten könnten, ich also beim Betreten des Hauses möglicherweise gesehen worden war, ermutigte ihn. Er produzierte sein Gift und preßte es nach oben. Bald würde ich völlig gelähmt sein. Ein wabbeliger Fleischkloß in einem zu engen Ledersessel. Es gelang mir mit äußerster Willenskraft, den Schrecken in Bauchhöhe zu stoppen. Ich sprang auf. Meine Gelenke schnappten hörbar ein, aber meine Beine zitterten noch.

Das Gift wartete ab, blubberte in meiner Bauchhöhle und versuchte dann erneut in kleinen Wellen mein Herz zu erreichen. Das wäre das Ende jeder körperlichen und geistigen Aktivität gewesen.

Aber ich besitze ein Rezept, das sich bisher immer bewährt hatte: Wenn du in eine gefährliche Geschichte verwickelt bist, laß dich niemals auf die Logik dieser Geschichte ein. Suche die Lösung niemals im vorgegebenen

Rahmen. Tu das, was man von dir am allerwenigsten erwartet. Tu was Verrücktes, aber tu es.

Der Giftpegel sank enttäuscht ab.

Bei einem Autounfall mit zweifelhafter Schuldfrage war ich ausgestiegen und hatte meine Unfallgegnerin umarmt, als wollte ich sie beglückwünschen. Einen überraschten Einbrecher hatte ich wie einen alten Freund begrüßt. Einem minderjährigen Ausreißer, den ich im Auftrag seiner Eltern gesucht hatte, erzählte ich, daß es seinen Eltern so gut wie nie gehe, seit er weg sei, und ich bat ihn, seinen Eltern zuliebe nicht wieder nach Hause zu gehen. Natürlich eilte er sofort zurück. Als mich auf St. Pauli einmal zwei Typen verprügeln wollten, mimte ich den Hilflosen und sank mit einer gespielten Herzattacke zu Boden. Es hatte immer funktioniert. Es würde auch diesmal funktionieren. Nur schnell mußte es gehen. Ich wankte zu der lebensgroßen hölzernen Madonna und schlug mit der Faust auf den abgespreizten Finger ihrer Hand. Er brach ab.

»Was tust du?!« Molotow hatte sich erschrocken aufgerichtet. »Bist du verrückt? Weißt du, was die gekostet hat?«

»Das ist die Lösung, Molotow, wir drehen die Situation um. Wir machen die Verfolger zu Verfolgten.«

30. Zwei Krüppel gegen den Rest der Welt

Molotow sah mich an, als würde ich aus einem gerade gelandeten interstellaren Raumschiff steigen, ihn mit meinen Facetten-Augen fixieren, meine grüne Reptilienhaut schillern und meine pelzigen Hundeohren auf dem Kopf rotieren lassen.

Ich versuchte ihm meinen Plan, die Welt zu erobern, auseinanderzusetzen, aber sein Blick schien von meiner seltsamen Erscheinung so gefangen zu sein, daß meine Worte ihn kaum erreichten.

»Verstehst du, Molotow, wenn wir Beltingers Drohung ernst nehmen, suchen wir eine Lösung auf der von ihm vorgegebenen Ebene, und da ist er uns überlegen.«

Das Kribbeln in meiner Nase ließ nicht nach, und zusätzlich begann mein Gesicht zu jucken. Ich rieb mir die Stirn und die Wangen und spürte, wie sie teilweise anschwollen.

»Molotow! Hörst du mir überhaupt zu?« Ich stand auf und rüttelte ihn an der Schulter. Er löste sich aus der hypnotischen Verwirrung, in die ich ihn gestürzt hatte, und stöhnte auf. »Bist du verrückt, mir tut alles weh.«

»Welchen Namen hast du Beltingers Leuten genannt?«

»Was?«

»Na, wer ich sei. Du wirst doch einen Namen genannt haben, um weitere Schläge abzuwehren.«

»Krakow.«

»Prima. Äußerst glaubwürdig. Ab jetzt bin ich Krakow. Krakow ist nicht Bartzsch. Krakow ist ein vollkommen anderer Mensch. Er kann sich vollkommen anders verhalten, eine andere Persönlichkeit haben. Was wissen wir über Beltinger?«

»Oh Gott, ich habe seine Adresse, seine Telefonnummer. Bartzsch, was soll das?«

»Komm laß mich machen. Erzähl weiter.«

»Er wohnt unten an der Elbe in Övelgönne. Ich war mal da, um ihm ein paar Antiquitäten zu verkaufen. Der hat einen Haufen Geld. Das Haus liegt unten am Elbhang, an dem Weg, der nur für Fußgänger ist, aber das Grundstück zieht sich bis oben zur Elbchaussee hoch, da ist seine Garage. Beltinger ist für uns eine Nummer zu groß. Er hat eine Im- und Export-Firma in der Nähe des Jungfernstiegs. Er handelt mit Antiquitäten und allem, was ihm so unterkommt. Aber das ist, wie du weißt, nur Tarnung. Er ist im Nacht- und Nebel-Handel. Medikamente, grenzüberschreitend. In den sechziger Jahren hat er mit Preludin angefangen, aus Österreich eingeschmuggelt. Jetzt sind es wohl die starken Schmerzmittel, die als Heroinersatz dienen und die er aus dem Ausland holt. Jedenfalls erzählt man sich das.«

»Das genügt für den Anfang. In den nächsten Tagen müssen wir seine Lebensgewohnheiten herausbekommen. Wann fährt er wie ins Büro und so weiter. Du hast doch Leute, die das machen können.«

»Das ist kein Problem.«

»Ich habe einen wunderschönen Plan.«

Der Juckreiz in meinem Gesicht wurde immer schlimmer, und meine Nase kribbelte so, daß ich sie mir am liebsten abgerissen hätte. Ich fuhr mir mit meinen Fingernägeln wie mit einer Forke übers Gesicht, aber es brachte keine Erleichterung. Vielleicht besaß Molotow Sandpapapier, mit dem ich mein Gesicht schleifen konnte? Ich stand auf und öffnete das Fenster so weit wie möglich. Ich mußte hier raus. Die Wohnung war die Hölle für einen Allergiker wie mich.

Ich betrachtete die parkenden Autos unten auf der Straße.

»Was meinst du, welcher von den Wagen ist es?« Molotow erhob sich mühsam und kam ans Fenster.

»Der grüne da drüben, das könnten Beltingers Leute sein. Jedenfalls scheinen zwei drinnenzusitzen.«

»Hast du Eier im Haus?«

»Eier?«

»Ja.«

»Mensch, Bartzsch, ich versteh nicht, was du willst. Bist du völlig übergeschnappt?«

»Setz dich!«

Er wankte zum Sofa zurück, während ich mich mit dem Rücken zum Fenster drehte und meine Hände krampfhaft zu Fäusten ballte, um dem Juckreiz zu widerstehen. Nicht mehr lange, und ich würde mir das Gesicht blutig kratzen.

»Es ist ganz einfach: Wir starten sofort mit einer ganzen Reihe vollkommen blödsinniger kleiner Streiche. Schülerstreiche – genau auf diesem Niveau. Wir ärgern ihn nur, unternehmen aber nichts Ernsthaftes gegen ihn. Wir sind so eine Art Spaßguerilla. Es wird ihn vollkommen verwirren. Er wird spüren, daß wir keine Angst vor ihm haben, und nicht mehr wissen, was er von uns halten soll. Diese Art Krieg kennt er garantiert nicht. Wie soll er sich also wehren? Im optimalen Fall lähmt es seine Aktivitäten gegen uns, so daß wir ihm, in einem großartigen Schlußakt, selbst Angst einjagen können. Aber das müssen wir abwarten.«

»Bartzsch?«

»Ja.«

»Komm mal mit.« Er nahm mich an die Hand und führte mich in den Flur vor einen der goldgerahmten Spiegel.

»Sieh dich an!«

Ich erschrak. Meine Nase glich einer Erdbeere, und mein Gesicht war mit roten, teilweise blutig gekratzten Quaddeln übersät.

»Und nun sieh mich an!«

Mit den Wunden im Gesicht, dem blutunterlaufenen Auge und der vor Schmerz gekrümmten Haltung sah er nicht viel besser aus als ich.

»Verstehst du, Bartzsch? Zwei Krüppel gegen den Rest der Welt?«

»Scheiße, Molotow. Mein Name ist Krakow! Und ich habe keine Zeit, sonst muß man mich hier mit den Füßen voran raustragen. Hol die Eier!«

31. Scheiße im Briefkasten

Ich bestellte ein Taxi und zerkratzte mir noch während der Wartezeit ein bißchen das Gesicht. Molotow holte die Eier. Wir steckten uns je zwei davon in die Taschen und sahen aus dem Fenster, um das Eintreffen des Taxis nicht zu verpassen. Es kam und hielt auf der gegenüberliegenden Straßenseite, rund zwanzig Meter von Beltingers Leuten entfernt. Wenn es Beltingers Leute waren. Aber das war jetzt egal.

Wir stiegen die Treppe hinab, überquerten die Straße und grinsten zu unseren Verfolgern hinüber. Ich beugte mich zum Taxifahrer herab.

»Hatten Sie das Taxi bestellt?«

»Ja, Und Sie bekommen fünfzig Mark extra, wenn Sie gleich einen Blitzstart machen. Zuvor müssen wir nur noch den Leuten dahinten einen kleinen Streich spielen.«

Ich ließ den Fünfzigmarkschein aus meiner Faust in seinen Schoß fallen. Dann ging ich mit Molotow auf Beltingers Leute zu. Sie waren startbereit, hatten den Motor bereits angeworfen. Wir winkten ihnen lächelnd zu, und als wir nahe genug waren, warfen wir zugleich die Eier auf ihre Windschutzscheibe. Sie reagierten wie erwartet: Der Scheibenwischer raste und verrieb alles zu einer undurchsichtigen Schicht. Bevor sie aus dem Wagen sprangen, waren wir auf und davon.

Der Taxifahrer schüttelte den Kopf. Molotow lachte ohne Rücksicht auf seine Schmerzen, krümmte sich aber plötzlich, und sein Lachen ging in einen trockenen Husten über.

»Scheiße. Aber hast du ihre Gesichter gesehen? Bartzsch, es fängt an, mir Spaß zu machen, auch wenn es weh tut.«

Wir ließen uns zu unserer Krankenschwester in die Praxis fahren.

Sylvia fragte nicht lange, sondern wußte, was zu tun war. Sie spendierte eine kortisonhaltige Salbe für mein

Gesicht und behandelte Molotows Wunden. Am liebsten hätte sie ihn allerdings ins Krankenhaus geschafft, um ihn auf innere Verletzungen untersuchen zu lassen, aber er weigerte sich. Ich versuchte es mit einem Hinweis auf die Opiate in Dr. Bauers privatem Schreibtisch und erntete einen bösen Blick von Sylvia. Molotow winkte ab.

»Ich bin Georgier. Wir sind Schmerzen gewohnt, die uns von anderen zugefügt werden. Seit Jahrtausenden.«

Ich ging trotzdem zu dem Schreibtisch, holte Dr. Bauers geheime Telefonnummern und zeigte sie Molotow. Er zog die Augenbrauen hoch.

»Da kann man mal sehen, wie alles immer wieder zusammentrifft. M bin ich, klar. F ist die Nummer eines Anwalts, die auch auf St. Pauli gehandelt wird, und B ist – oh Wunder – unser aller Freund Beltinger. Die vierte Nummer kenne ich nicht. Aber ich will dir was sagen, das sind alles Lieferanten. Lieferanten von Patienten, die anonym bleiben wollen. Klar?«

»Könnte mich das weiterbringen?«

Er schüttelte den Kopf. »Ich glaube nicht. Aber du gestattest, daß ich das Heft mitnehme und es seiner endgültigen Vernichtung zuführe. Ich mag es nicht, in dieser Gesellschaft verzeichnet zu sein.«

»Nein. Wir nehmen eine Schere und schneiden deine Nummer heraus. Wir können auch noch die folgende Seite heraustrennen, falls sich deine Nummer dort abgedrückt hat. Aber das Heft bleibt hier. Ich halte nichts von der Vernichtung möglicher Beweismittel.«

»O.k., Herr Kommissar.«

»Es gibt Wichtigeres zu tun. Wir müssen unsere Aktionen gegen Beltinger planen. Und du gehst nicht in deine Wohnung zurück, sondern suchst dir ein Hotel und wechselst es alle drei Tage. Ich will nicht, daß Beltinger einen von uns erreichen kann.«

»O.k., Krakow.«

Wir zogen uns in das Wartezimmer zurück. Ich erzählte Sylvia, was geschehen war und was wir vorhatten.

Natürlich hatte sie Bedenken. Es gelang mir jedoch, sie mit einem einzigen Argument zu zerstreuen: Beltinger konnte nicht mit der Polizei gegen uns vorgehen, ohne auf seine eigenen krummen Geschäfte aufmerksam zu machen.

Wir begannen, Ideen zu sammeln.

»Wir scheißen ihm vor die Bürotür.«

»Wir stellen einen Nachsendeantrag für seine Post.«

»Nein, zwei. Einen fürs Büro und einen privat.«

»Ich bestelle bei einem Bauunternehmer eine Fuhre Sand und lasse sie vor seine Garage abkippen.«

»Wie wär's mit Klebstoff im Türschloß?«

»Und dann geben wir eine Stellenanzeige auf. Er sucht eine Sekretärin zu einem ungewöhnlich hohen Gehalt.«

»Und noch eine Anzeige: Er verkauft sein Auto zu einem Spottpreis.«

»Sollten wir nicht bei verschiedenen Versandhäusern per Nachnahme Ware auf seinen Namen bestellen?«

»Und wie wär's mit Zeitschriftenabos?«

»Und was ist mit Hundescheiße im Briefkasten?«

»Mehr noch, wir schicken sie ihm im Karton per Post!«

»Und können wir ihm nicht die Scheiben einwerfen?«

»Aber bitte jeden Tag nur eine.«

»Ich kenne da noch jemanden von der Steuerfahndung. Das ist doch auch immer nett.«

»Ach ja, und Blumen muß er bekommen. Jeden Tag. Und wenn möglich, nach einer Woche die Rechnung dafür.«

»Und sein Auto. Was ist damit? Ein paar Schrammen. Ein Abschleppdienst. Kleine Pannen. Zucker im Tank. Ich kenne da einen Spezialisten.«

»Ich stifte sechstausend Mark für die Spesen.«

»O.k., o.k., aber wie erfährt er, daß es Grüße von uns sind?«

»Er bekommt jedesmal einen kleinen Hinweis. Und der heißt: Krakow.«

32. *Krakow*

Der Name Krakow gefiel mir. Krakow war so alt wie ich, und er sah aus wie ich. Also ein Meter zweiundsiebzig groß – das ist nicht viel, bedenkt man, daß sich in der deutschen Industrie und Wirtschaft die Karrierechancen nicht mit dem Intelligenzquotienten, sondern mit der Länge des Bewerbers vergrößern. Aber Krakow suchte solchen Erfolg nicht. Er hatte gar keinen Beruf. Er war reich. Und im Unterschied zu mir war er gesund. Sagen wir, er war der Sohn eines südamerikanischen Millionärs. Sein Vater war aus Polen ausgewandert – daher der Name –, und seine Mutter war eine blonde Argentinierin. Sie hatte ausgesehen wie Evita Perón. Natürlich waren seine Eltern tot. Erinnern Sie sich an den Flugzeugabsturz in den Anden, bei dem die Überlebenden einander nach und nach schlachteten und aßen, bis sie schließlich gefunden wurden. Krakows Eltern gehörten zu den Gefressenen.

Krakow verliebte sich in die Tochter eines südamerikanischen Tyrannen. Gleichzeitig aber war er Mitglied der Widerstandsbewegung. (Die Märchen, die man sich in fünfhundert Jahren erzählen wird, finden in diesem Jahrhundert in Südamerika statt.) Der Vater seiner Geliebten ließ ihn gnadenlos verfolgen, so kam Krakow auf der Flucht nach Hamburg. Bei der Guerilla hatte er all seine Tricks gelernt …

Nein, nein. Krakow wurde nicht geboren. Man weiß nichts über ihn. Wahrscheinlich war er das Kind Außerirdischer, das diese auf der Erde ausgesetzt hatten. Krakow wußte nicht, wer seine Eltern waren. Er spürte nur seine Fremdheit, und so verbrachte er seine Jugend bewegungslos und ohne sein Gewicht zu verlagern auf der Schneide einer Rasierklinge. Seine Mutter aber machte sich Sorgen um ihn und nahm unerkannt die Stellung einer Bardame in einer uns allen bekannten Kneipe an, um ihrem Sohn nahe zu sein. Krakow entdeckte nach und nach, über welch unglaubliche Fähigkeiten er verfügte. Er konnte sich unsichtbar machen. Er war unverletzbar …

Nein, nein, nein. Krakow kam aus armen, elenden Verhältnissen. Er war der Sohn eines Nachtwächterehepaares, das für sein ganzes Leben ein Schweigegelübde abgelegt hatte. Er war aufgewachsen im Slum der Großstadt, in einer baufälligen Nachtwächterhütte neben der großen chemischen Fabrik. Erst mit sieben Jahren lernte er sprechen. Nachts, wenn sein Vater die Fabrik bewachte, schlich er sich in die Labore, um seine Experimente zu machen. Die dort anwesende Riesenratte, die ihm auch das Sprechen beigebracht hatte, verriet ihm die Zusammensetzung jener Substanz, die ihn zu einem Übermenschen machte …

Ach was. Krakow ist ein einsamer Postbeamter, der in seiner Freizeit mit den scharfen Zacken der Briefmarken Verbrechern die Kehle aufschlitzt. Sein Erzfeind Beltinger …

33. *Ein Hauch von Eifersucht*

Molotow engagierte noch von der Praxis aus zwei seiner Leute für unsere Aktionen. Der Nachsendeantrag und der Sandhaufen vor der Garagentür sollten als erstes in Angriff genommen werden, und gleich heute abend sollte eine Fensterscheibe in Beltingers Privathaus zu Bruch gehen. Morgen würde der Scheißhaufen vor seiner Bürotür folgen und sein Wagen Kratzer bekommen. Molotow zog auf meine, beziehungsweise Dr. Bauers, Kosten ins Hotel Reichshof. Zu teuer, fand ich, aber ich verkniff mir jede Bemerkung. Er hatte es verdient.

Die vierte Telefonnummer in Dr. Bauers Kreuzworträtsel ließ mir keine Ruhe. Sie hatte den Kennbuchstaben E. Ich fuhr nach Hause und nahm mir das Telefonbuch vor: zweiundvierzig Seiten E. Zum Glück war es nicht A, K oder S. Namen mit diesen Anfangsbuchstaben nehmen im Hamburger Telefonbuch sehr viel mehr Seiten ein. Aber wahrscheinlich war das in jeder Stadt so. Man beginnt die Suche am besten mit den beiden Endziffern. Meine Konzentrationsfähigkeit ließ schnell nach. Ich mußte viele Pausen machen, während derer ich die Quaddeln in meinem Gesicht beobachtete. Sie gingen zurück, aber die blutigen Kratzer würden noch länger bleiben. Ich verkroch mich mit dem Telefonbuch in mein Schlafzimmer, meine Isolierstation, und trank gehorsam Früchtetee. Meine Detektivarbeit war vergebens. Ich fand die Nummer nicht. Entweder war sie nicht eingetragen, oder das E war der Anfangsbuchstabe des Vornamens.

Sylvia kam. Sie öffnete mit dem Zweitschlüssel, den ich ihr gegeben hatte, die Wohnungstür und stand mit einem Koffer vor mir.

»Ich dachte, ich richte mich besser darauf ein, daß deine Wohnung nun die Kommandozentrale ist.«

Sie hatte diese Mischung aus Schüchternheit und Bestimmtheit im Gesicht, für die ich sie unablässig küssen konnte. Natürlich gehörte sie noch immer zu den Verdächtigen im Mordfall Bauer, aber selbst wenn sie ihn getötet hatte, würde ich ihr alles verzeihen – nur herausfinden mußte ich es.

Sie küßte mich, und ich konnte selbst in dieser Situation den schmierigen Detektiv in mir nicht unterdrücken.

»Und was sagt dein Freund dazu, daß du aus der gemeinsamen Wohnung ausziehst?«

»Du Schuft, du bist dort gewesen, nicht wahr.«

Treffer! Ich sagte nichts, sondern setzte nur meinen Hundeblick auf. Ich wollte ein ganzes Geständnis.

»Ja, ich hätte es dir sagen sollen, daß ich nicht mit einer Freundin zusammen wohne.« Eine Mischung aus Reue und Wut. »Aber ich wollte die Sache nicht kompliziert machen. Enno und ich …«

»Enno?« Ein E am Anfang, aber jetzt sah ich Gespenster.

»Ja, Enno. Wir leben schon seit einem halben Jahr nebeneinander her. Da ist nichts mehr zwischen uns, und deshalb dachte ich … Ist es schlimm, daß ich es dir nicht gesagt habe?«

»Nein. Ehrlich gesagt, ich habe das mit deinem Freund gar nicht gewußt. Ich war nicht dort.«

»Oh, nein, du mit deinen Tricks, du ekelhafter Kerl.« Sie schlängelte sich an mich.

»Es tut mir leid.«

Natürlich spürte ich einen Hauch von Eifersucht. Ich kann mir dieses Gefühl nicht leisten. Die Liebe der Frauen fliegt mir nicht zu. Wenn da mal ein kleines Flämmchen brennt, erlischt es meist schneller, als ich es entzünden konnte. Meine Krankheit vereitelt die Rolle des strahlenden Liebhabers. Auch wenn der Spiegel mir immer wieder das Gegenteil beweisen will, weiß ich, daß ich selbst in Zeiten, in denen mir nicht meine gerötete Nase voranschreitet oder Quaddeln mich verzieren, nicht besonders gut aussehe. Hinzu kommt die oft unerträgliche Psyche eines Allergikers. Innerhalb von Sekunden wandelt er sich vom Mitleid erheischenden Krüppel zum rücksichtslosen Zyniker oder gar Sadisten. Sylvia war die erste Frau in meinem Bett seit rund zwei Jahren. Sie liebte mich und hatte den Entschluß gefaßt, zu mir zu ziehen. Wie lange würde sie der einfältigen Melodie meiner Bronchien lauschen können? Ich mußte jederzeit auf ein Ende gefaßt sein. Sicher würde sie mich nicht wegen eines anderen Mannes verlassen, sondern nur, weil sie mich nicht mehr ertragen konnte.

Spät in der Nacht weckte sie mich.

»Bartzsch, was ist, wenn Beltinger nicht so reagiert, wie du es dir denkst?«

Ihre Haare hatten sich zu Stacheln verformt. Ich richtete mich auf und rieb mir die Augen.

»Du hast Angst?«

»Ja.«

»Ich habe keine Angst, solange du bei mir bleibst. Ich habe sonst nicht viel zu verlieren.«

»Und was ist jetzt mit Dr. Bauer?«

»Der Fall ist gelöst: Du hast ihn umgebracht.«

Sie lachte.

»Dann können wir ja ruhig weiterschlafen.«

34. *Endphase*

Die Tür war angelehnt, und ein Zettel hing daran: *Bitte klingeln und eintreten. Die Tür ist offen.*

In der Wohnung roch es faulig.

Gerd lag auf seinem Sofa und hatte die karierte Wolldecke bis ans Kinn über sich gezogen. Der Geruch kam aus seinem Mund. Sein Gesicht war aufgedunsen, sein Atem ging flach, und er sprach leise.

»Entschuldige, daß ich nicht aufstehe, aber wenn ich es täte, läge ich dir gleich zu Füßen.«

»Was ist los mit dir?«

»Endphase.«

Auf dem Couchtisch hatte er wieder seine Medikamentenbatterie und Mineralwasserflaschen versammelt.

Ich ging zum Fenster und öffnete die Lüftungsklappe. Dann setzte ich mich auf einen Stuhl; als ich merkte, daß Gerd die Augen verdrehen mußte, um mich zu sehen, wechselte ich den Platz und setzte mich in den Sessel, der am Fußende der Couch stand.

»Wie wär's mit einem Arzt oder dem Krankenhaus?«

»Willst du mich umbringen. Einen Entzug überstehe ich nicht.«

»Ich kann dich doch nicht einfach so liegen lassen.«

»Wenn du willst, daß ich noch ein bißchen lebe, wird dir nichts anderes übrigbleiben. Ich bin nicht mehr transportfähig. Schon der Gang zum Klo kann mein Tod sein.«

Gerd stützte sich auf die Hände und zog seinen Körper langsam hoch, bis er in eine sitzende Position kam. Sein Gesicht rötete sich, und sein Atem wurde geräuschvoll.

»Dort auf dem Tisch in dem Umschlag ist der erste Scheck für dich. Dein Honorar für zehn Tage.«

»Was soll das, Gerd?«

»Was meinst du, wer nach meinem Tod mein Geld bekommt? Ich habe keine Verwandten mehr.«

»Ich will dein Geld nicht.«

»Du sollst es dir ja auch verdienen.«

»Gut, ich nehme das Geld und bezahle damit jemanden, der regelmäßig nach dir sieht, sich um dich kümmert, dir Essen bringt und so.«

»Blödsinn. Alles was ich brauche, nehme ich in praktischer Tablettenform zu mir. Und gegenüber wohnt eine Rentnerin, die ich bezahle, damit sie reinguckt und die Wohnung in Ordnung hält. Ich habe nicht mehr lange zu leben, also laß mich mein Geld verteilen. Kennst du Fritz noch, aus unserer Allergikergruppe? Der Mann mit der Lederhaut. Ihn habe ich für die notwendigen Besorgungen angestellt. Du siehst, du bist nicht der einzige, der was bekommt. Und damit jeder es annehmen kann, muß er etwas dafür tun. Also, was machen deine Nachforschungen? Und steck endlich den Scheck ein.« Das Sprechen hatte ihn angestrengt. Sein Atem ging röchelnd. Er nahm langsam wieder die liegende Position ein und schloß die Augen.

»Ich verstehe, was du willst. Ich nehme deinen Scheck …«

»Und daß du ihn ja einlöst!«

»Aber ich fürchte, ich kann ihn mir nicht verdienen. Ich bin ziemlich am Ende mit dem Fall. Ich komme nicht weiter, es sei denn, du hast noch irgendeinen Hinweis, einen Verdacht.«

Ich erzählte ihm, was ich bis jetzt erlebt und herausgefunden hatte, und berichtete ihm auch von Beltinger. Er lächelte über unsere geplanten Aktionen und wollte, daß ich ihm Beltinger beschreibe.

»Ich weiß nicht, wie er aussieht. Ich habe ihn noch nie gesehen.«

»Du solltest vorsichtig sein. Du weißt von Beltinger nur durch Molotow. Stell dir vor, Molotow hat sich das alles nur ausgedacht, um dich zu benutzen. Du spielst sein Spiel. Wer weiß, wer Beltinger wirklich ist und warum Molotow ihn ärgern will. Ein richtiger Detektiv würde sich nicht auf nur einen Informanten verlassen.«

Er sprach immer leiser und gab mir dann Anweisungen, welche Medikamente ich ihm reichen sollte. Er schluckte vier Tabletten.

»Aber zurück zu Dr. Bauer.«

»Ich habe das Gefühl, es ist der gleiche Fall.«

»Ach was.« Er schüttelte energisch den Kopf.

»Weißt du, wenn es wirklich Mord war, dann fehlt mir immer noch das Motiv. Rache, Eifersucht, viel Geld?«

»Bei Ärzten sollte man an Rache denken.«

»Gut, vielleicht hat er einen seiner illegalen Patienten verraten. Ich habe das Gefühl, daß er auch mit der Polizei zusammengearbeitet hat. Aber wie soll ich da weiterkommen? Das ist kein Fall für einen Hobbyschnüffler.«

»Nimm dir die Patientenkartei vor.«

»Die Patienten seiner Überstunden werden da nicht drinstehen.«

»Unter anderem Namen. Ein deutscher Arzt schreibt alles auf. Und noch etwas: Was macht ein Arzt mit der Karteikarte eines Patienten, der nicht mehr zu ihm kommt?«

»Wie meinst du das?«

»Wenn er tot ist.«

35. *Anprobe*

Molotow saß an der Bar im Hotel Reichshof. Er hatte eine schwarze Sonnenbrille aufgesetzt, um sein blaues Auge zu verbergen, und sich damit zur auffälligsten Person im ganzen Hotel gemacht. Es fehlten nur noch die Andeutungen eines Revolvers in der Jacke seines zerknitterten Anzuges, ein Hut auf dem Kopf, und die Schießerei konnte beginnen.

Als er mich sah, rieb er sich mit einem breiten Grinsen die Hände, sprang vom Barhocker und trank eilig sein Glas aus. Er verschluckte sich und bekam einen Hustenanfall. Es dauerte geraume Zeit, bis er seine Stimme wiedergefunden hatte und dem Barmann sagen konnte, daß sein Getränk auf Zimmerrechnung gehe.

»Tu mir einen Gefallen, Molotow, und nimm die Sonnenbrille ab.«

Er hustete nur, nahm mich am Arm und führte mich zum Aufzug. Ich klopfte ihm auf den Rücken. Es nützte nichts, er würgte und hustete trocken weiter. Erst als wir aus dem Fahrstuhl stiegen, hatte er sich einigermaßen im Griff und atmete röchelnd durch. Seine gelbe Gesichtsfarbe war einem sanften Rosa gewichen. Er ging vor mir her den Gang entlang. Sein Anzug sah aus, als hätte er darin geschlafen.

»Daß man dich hier überhaupt übernachten ließ? Als Empfangschef hätte ich die Polizei gerufen.«

»Ich bin Bürger Georgiens«, krächzte er, »das entschuldigt alles.« Er drehte sich um, nahm die Sonnenbrille ab und grinste. Das blaue Auge sah mich an und sagte, es sei auf dem Weg der Besserung. Die Wunden an Stirn und Wange stimmten zu. »Und wie sieht's innen aus?«

»Besser.« Es kam fast tonlos, und er begann wieder zu husten. Wir betraten sein Zimmer. Er hatte nicht gespart. Es waren zwei Zimmer. Ein Wohnzimmer mit Schreibtisch, Fernseher und Sitzecke und ein Schlafzimmer. Er ging ins Bad, hustete noch einmal kräftig ab und kam gurgelnd zurück, dann schluckte er die Flüssigkeit.

»Alles läuft bestens.«

Seine beiden Gehilfen hatten noch am vorigen Abend den ersten Stein geworfen. Mit dem Schriftzug »Krakow« verziert war er in Beltingers Wohnzimmer gelandet. Und heute morgen hatte ein Lkw eine Fuhre Sand vor Beltingers Garagentor an der Elbchaussee abgeladen. In den Sand war ein großes K gemalt worden. Beltinger war daraufhin zu Hause geblieben. Ein Glaser war gekommen, und vor einer Stunde hatten Molotows Leute gemeldet, daß der Sand abtransportiert worden sei. Beltinger habe seine Garage wieder öffnen können und sei daraufhin in seine Firma gefahren. Dort sollte er jetzt noch sein. Der Wagen stehe im Parkhaus eines Kaufhauses.

»Was meinst du, Molotow, reicht es für heute?«

»Unter gar keinen Umständen. Du weißt, ich kann nicht in meine Wohnung, also muß ich dringend in dieses Kaufhaus. Guck mich an, ich brauche einen neuen Anzug. Ich brauche Unterwäsche. Und vor allem brauche ich einen Koffer, denn ich bin hier gestern eingezogen mit dem Versprechen, mein Gepäck käme nach. Diese Schweine wollten, daß ich vorausbezahle.«

Wir nahmen uns ein Taxi. Das Kaufhaus würde in anderthalb Stunden schließen. Ich drängte darauf, zuerst ins Parkhaus zu gehen, um Beltingers Auto zu verzieren, aber Molotow bestand auf seinen Einkäufen. Natürlich gab es keinen Anzug in seiner Größe. Wenn einer vom Umfang her paßte, waren entweder die Hosen oder die Ärmel zu lang. Das Anprobieren nahm kein Ende, denn Molotow lehnte es kategorisch ab, Hosen oder Ärmel kürzen zu lassen, wenn dies extra berechnet würde. Nachdem schließlich zwei Verkäufer und der Abteilungsleiter im Einsatz waren, gewann Molotow. Zufrieden grinste er mich an. Der Anzug würde morgen ins Hotel geliefert werden. Ohne jeden Aufpreis. Die Zeit wurde knapp. Zum Glück hatten wir den Koffer schon. In der Abteilung für Unterwäsche begann Molotow mit den Verkäuferinnen eine Diskussion darüber, daß er Unterhosen vor dem Kauf anprobieren oder der Umtausch möglich sein müßte. Ich drängte ihn zur Eile.

»Was willst du? Dies ist eine wichtige Frage. Die verlangen von mir, daß ich die Katze im Sack kaufe. Ich will den Abteilungsleiter sprechen.«

»Molotow, ich bitte dich, wir wollen noch ins Parkhaus.«

»Kannst du dir vorstellen, wie ich in Unterhosen aussehe, die mir zu groß sind?«

»Ja, sehr gut.« Ich suchte ihm gemusterte amerikanische Boxershorts heraus. »Hier, bei denen kommt es auf die Größe nicht so genau an.«

»Mein Gott, was willst du aus mir machen? Ich habe mein ganzes Leben lang deutsches Doppelripp im Schritt verstärkt und mit Schlitz getragen. Auf alles andere ist kein Verlaß.«

Ich trug die Boxershorts zur Kasse und zahlte, ohne auf seinen Protest einzugehen.

»Hör mal, Bartzsch, was ist mit Oberhemden. Ich brauche jeden Tag ein frisches Hemd.«

»Ich zeige dir nachher ein Geschäft, in dem es Hemden mit extrakurzen Ärmeln gibt. Da gehst du morgen hin. Aber jetzt komm mit.«

»Und was ist mit Socken? Socken wirst du mir genehmigen müssen.«

»Probierst du die auch an?«

»Ich könnte notfalls darauf verzichten.«

Per Lautsprecher wurde die Schließung des Kaufhauses angekündigt. Ich zog den um Socken bettelnden Molotow hinter mir her zum Parkhaus.

»Verdammt, wir werden nichts machen können, weil da jetzt Hochbetrieb ist. Alle holen ihre Autos ab. Hättest du nicht heute morgen einkaufen können?«

»Hab ich ja.«

»Was?«

»Es war äußerst schwierig, eine passende Sonnenbrille zu finden. Ich finde, man sollte keine Brille kaufen, ohne sie ein paar Stunden zur Probe getragen zu haben. Ich hasse es, wenn sie Abdrücke auf der Nasenwurzel hinterläßt.«

Er blieb an einer Theke mit Nachthemden stehen.

Es bereitete ihm sichtliches Vergnügen, mich aufzuhalten.

»Bartzsch, würdest du bitte meinen Arm loslassen. Es gibt ein georgisches Sprichwort. Es heißt, einen Taschendieb erkennt man daran, daß er keine Tasche hat. Verstehst du, ich bemühe mich mit großem Aufwand, zum richtigen Zeitpunkt ins Parkhaus zu kommen, damit wir unsere Arbeit verrichten können, ohne aufzufallen. Du bist nicht sehr kooperativ.« Ich guckte ihn entgeistert an.

»Wer hat denn, bitte schön, mehr Erfahrung in diesen Dingen?« triumphierte er.

Im Parkhaus stießen wir auf einen seiner Gehilfen. Ein blonder Junge mit Palästinenser-Tuch und zerrissenen Jeans, wahrscheinlich noch im schulpflichtigen Alter. Er führte uns zu Beltingers Wagen, und Molotow entließ ihn mit dem Auftrag, heute abend den zweiten Stein zu werfen.

»Sag mal, wie alt ist der?«

»Noch nicht strafmündig. Ungeheuer praktisch.«

»Muß das sein, mit Kindern zu arbeiten?«

»Ich kümmere mich nicht um deine Methoden, und du kümmerst dich nicht um meine. Es sind die zuverlässigsten Leute.«

Wie ich es vermutet hatte, war im Parkhaus Hochbetrieb. Überall schleppten Kaufhauskunden ihre Taschen zu den Autos. Aber Molotow hatte recht, keiner achtete auf den anderen. Alle hatten es eilig. Beltingers Wagen war ein dunkelblauer Jaguar. Ein Zwölfzylinder mit Polstern aus braunem Ziegenleder.

Molotow legte seinen Koffer auf die Kofferraumhaube, dann ging er zur Fahrertür, um sie scheinbar aufzuschließen.

»Los, bück dich und schreib deinen neuen Namen auf die Tür.«

Ich nahm meinen Schlüsselbund und kratzte mit Vergnügen »Krakow« in den Lack. Es war ein ziemlich lautes und unangenehmes Geräusch, aber die vielen anfahrenden Wagen übertönten es.

»Fertig?«

»Fertig.«

Molotow nahm seinen Koffer, und wir spazierten langsam davon.

»Übrigens, dreh dich nicht um, Beltinger ist hinter uns aufgetaucht. Er beachtet uns nicht, sobald er jedoch die Verzierung an seiner Wagentür bemerkt, wird er sich umschauen, und dann müssen wir da vorn hinter der Wand verschwunden sein.«

Zu gern hätte ich Beltingers Gesicht gesehen, aber Molotow zog mich mit einem Ruck hinter die Mauer und hielt mich fest.

36. Pulsschläge

Sylvia startete die zweite Phase ihres Gesundheitsprogramms mit mir. Die Lebensmittel in meinem Kühlschrank und meine Konserven hatte sie gleich zu Beginn unserer Freundschaft rigoros aussortiert und durch Nahrungsmittel aus nachweisbar biologischem Anbau ersetzt. Nun stellte sie eine Diät für mich zusammen. Darin habe ich, dank diverser Ärzte, mehr als genug Erfahrung. Die Brotdiät war eine Katastrophe gewesen. Ich hatte tagelang ausschließlich eine bestimmte Sorte gegessen, aber alles war schlimmer geworden. Damals hatte ich allerdings noch nicht die bedenklichen Materialien aus meiner Wohnung entfernt, und ich besaß noch nicht das Isolierzimmer für die Nacht. Eine weitere Diät war mit mir probiert worden, ich hatte sie nicht durchgehalten. Zwischendurch war ich meinem regelmäßigen Heißhunger auf Currywürste und Kuchen sowie meiner Sucht nach Kaffee erlegen.

Sylvia überreichte mir feierlich den Speiseplan für die erste Woche und erklärte, was ich zu tun hatte. Meine Mahlzeiten bestanden jeweils nur aus einem einzigen Nahrungsmittel. Davor hatte ich meinen Puls zu messen und danach in Abständen wieder. Die Werte mußte ich in eine Tabelle neben dem Speiseplan eintragen. Mit dem Anstieg meiner Pulsschläge wollte sie herausbekommen, auf welche Lebensmittel ich allergisch reagierte. Von dieser Methode hatte ich vor einiger Zeit gelesen, aber ohne Sylvia hätte ich sie sicher nicht ausprobiert.

Der Morgen begann mit Haferschleim. Sylvia hatte ihn vorbereitet, bevor sie in die Praxis gefahren war. Der Puls blieb normal. Ich rief Gerd an, um mich nach seinem Befinden zu erkundigen. Er beschimpfte mich. Es ging ihm also besser. Nachdem ich aufgelegt hatte, fühlte ich wieder meinen Puls. Alles normal. Dann ließ ich mich mit

Molotow im »Reichshof« verbinden. Er drückte sich sehr verschlüsselt aus, aber ich verstand, daß alles planmäßig verlief. Die neue Scheibe in Beltingers Wohnzimmerfenster war zu Bruch gegangen, und im Schloß seiner Haustür hatte Sekundenkleber seine Wirkung getan. Nachmittags wollten wir einander treffen, um den Jaguar ein zweites Mal zu besichtigen. Molotow würde dazu einen Vorschlaghammer besorgen. Mein Puls blieb normal.

Gegen Mittag machte ich mich auf den Weg in die Praxis. Mein Mittagessen, drei Äpfel aus biologischem Anbau, und die Liste zur Eintragung meiner Pulsschläge hatte ich bei mir. Ich kam bei Alfred Mayer vorbei. Er stand hinter der Imbißtheke und schmierte Brötchen. Ich widerstand der Versuchung, bei ihm einen Kaffee zu trinken.

Sylvia saß über den Abrechnungen. Sie war überrascht, mich zu sehen.

»Und was ist mit deinem Mittagessen?«

Ich zeigte ihr die Äpfel und die sorgfältig geführte Tabelle.

»Ich bin gekommen, um einen Blick in die Kartei zu werfen.«

»Nein.«

»Ich muß.«

»Laß die Geschichte mit Dr. Bauer endlich ruhen. Du hast doch genug mit diesem Beltinger zu tun.«

»Ich kann nicht. Ich habe für diesen Fall jetzt einen richtigen Klienten. Gerd. Vielleicht ist es für ihn nur ein Vorwand, mir sein Geld zu vererben, aber vielleicht weiß er wirklich etwas. Jedenfalls scheint es so. Bleibt also die Frage, warum er mir seinen Verdacht nicht nennt? Also laß mich an die Kartei.«

»Nein.«

»Ich verspreche dir, die Kartei ist mein letzter Versuch.«

»Aber wenn jemand kommt?«

»Schließ die Tür ab.«

Sie zögerte.

»Welchen Eid soll ich leisten? Den des Hippokrates oder den der Pfadfinder?«

Sie gab den Weg zur Kartei frei und schloß die Praxis ab.

Ich ging jede Karte einzeln durch, in der Hoffnung, irgendwelche Unstimmigkeiten zu finden. Ich sah mir auch Gerds Behandlungsverlauf an. Er war in letzter Zeit häufig in der Sprechstunde gewesen, aber die Eintragungen der zahlreich verordneten Psychopharmaka verrieten nichts über seinen tatsächlichen Gesundheitszustand. Sylvia erinnerte mich an mein Mittagessen. Mein Puls machte achtundsechzig Schläge in der Minute. Ich aß die Äpfel. Mein Puls blieb bei seinem Rhythmus. Eine halbe Stunde später kletterte er auf zweiundsiebzig. Ich hatte in der Kartei zwei mir bekannte Namen gefunden. Allergiker. Ich kannte sie aus einer Therapiegruppe. Beide hatte Dr. Bauer mit Kortison behandelt. Beide waren nicht sehr oft in der Praxis gewesen. Aber viele Allergiker scheuen die Ärzte. Sie wollen nicht als krank gelten und schon gar nicht auf einen Arzt treffen, der möglicherweise ihre Psyche behandeln will. Sylvia konnte sich an die beiden nicht erinnern. Ich schrieb mir ihre Telefonnummern heraus. Anschließend sah ich mir noch Alfred Mayers Karte an. Da ich die Eintragung nicht lesen konnte, zeigte ich sie Sylvia. Chronische Kopfschmerzen, sagte sie. Das war alles, was die Kartei hergab.

»Und wo sind die Karten der Patienten, die nicht mehr gekommen sind?«

»Es gibt eine Alt-Kartei hinten im Labor.«

»Sind ältere Karten auch mal vernichtet worden?«

»Nein, soviel ich weiß, nie. Aber Dr. Bauer hatte natürlich die Möglichkeit dazu.«

»Vielleicht sollten wir noch mal in sein Heidehaus fahren. Ich würde es heute anders durchsuchen.«

»Ohne mich. Außerdem kannst du es ganz offiziell besichtigen. Der Anwalt hat es zum Verkauf angeboten.« Sie führte mich zur Alt-Kartei.

Auffallend war, daß viele Patienten nur einmal gekommen waren und dann nie wieder. Aber es gab nichts Geheimnisvolles. Keine Karte ohne Anschrift. Keine versteckten Markierungen oder Zeichen.

Mein Magen knurrte. Drei Äpfel waren schnell verdaut, und meine Aufmerksamkeit ließ nach. Ich fand eine Lisa Mayer. Sie war die Frau des Lebensmittelhändlers. Tot. Der Befund war Krebs gewesen. Ich zeigte die Karte Sylvia.

»Ja stimmt. Sie wurde operiert und lag ein Vierteljahr im Krankenhaus.«

»Was heißt das hier?«

»Gehirntumor.«

Ich stellte meine Untersuchungen ein. Der Gedanke an den Imbiß des Lebensmittelhändlers ließ meinen Magen noch mehr rumoren.

»Meinst du, ich kann was essen?«

Sylvia holte einen Apfel aus ihrer Handtasche und gab ihn mir. Ich verabschiedete mich.

»Wehe du ißt unterwegs etwas. Heute abend gibt es Reis – ohne alles.«

Ich nickte und ging zu Alfred Mayer. Der Laden war leer, die Mittagszeit vorbei. Er stand hinter der Theke in einem weißen, fleckigen Kittel und hatte ein mürrisches Gesicht mit kleinen Augen, scharfen Falten und Hängebacken. Es roch verlockend nach Würstchen und Pommes. Ich klappte meinen Personalausweis auf und hielt ihm die Seite mit meinem Bild vor die Nase.

»Ich bin Revisor der Ärztekammer.«

Er zog die Augenbrauen hoch, und ich steckte meinen Ausweis schnell wieder weg. Er glaubte mir. Wahrscheinlich war er kurzsichtig.

»Sie kannten doch Dr. Bauer.«

Er nickte und sah mich erwartungsvoll an.

»Wir untersuchen einige Unregelmäßigkeiten in seiner Praxis. Können Sie etwas über ihn sagen?«

»Nun ja, er war einfach in der Nähe. Wissen Sie, ich kann hier schlecht weg. Ich mach das ganz allein hier. Da nimmt man einfach den Nächstbesten.«

»Was wollen Sie damit sagen?«

Er zuckte mit den Schultern.

»Ihre Frau war doch auch in Behandlung?«

»Ja, Krebs. Es war zu spät. Tot. So ist das.«

»Glauben Sie, Dr. Bauer hat den Krebs zu spät erkannt?«

»Wenn man sie eher operiert hätte ... dann ... vielleicht ... Ich denke schon.«

Der Duft der gebratenen Würstchen ließ mir das Wasser im Mund zusammenlaufen, aber ich war in meine eigene Falle geraten: Revisoren der Ärztekammer, die in einem Imbiß einen Fall untersuchen, essen dort nicht. Ich verließ den Lebensmittelhändler. Auch er hätte ein Mordmotiv gehabt. Schließlich war er der Ansicht, daß Dr. Bauer seine Frau zu spät behandelt hatte. Aber die Raffinesse, eine Wespe als Racheengel einzusetzen, traute ich ihm nicht zu.

Verdammt, ich hatte vergessen, meinen Puls zu messen.

37. *Unsichtbar*

Ich war zu früh dran. Ich setzte mich an die Bar im »Reichshof« und trank gegen meinen Hunger ein Glas Mineralwasser. Die Flüssigkeit polterte die Speiseröhre hinunter und füllte meinen Magen wie das Bassin einer öffentlichen Schwimmhalle. Die Schreie der Kinder hallten von den gekachelten Wänden wider, und der Bademeister drohte all denen mit erhobenem Zeigefinger, die verbotenerweise von der Seite ins Becken sprangen. Ich trank ein zweites Glas, und alle flüchteten vor den herabprasselnden Wassermassen. Ich bat den Barkeeper um das Telefon. Er reichte es mir über die Theke, und ich sah in einer halboffenen Schublade eine Reihe angekauter Bleistifte. Sylvia! Wo bist du gerade? Was machst du? Meinst du nicht, ich könnte meine Diät kurz unterbrechen und drüben im Bahnhof eine Currywurst essen?

»Untersteh dich!«

»Bitte?«

»Hier ist der Empfang. Wen möchten Sie sprechen?«

Ich ließ mich mit Molotow verbinden. Er sagte, er sei noch nicht fertig, aber ich könne ja raufkommen.

In den neuen Boxershorts öffnete er die Tür und ließ mich hinein. Dann stellte er sich vor den Spiegel im Schlafzimmer und zupfte an den Unterhosen.

»Ich kann mir nicht helfen, aber man hat das Gefühl, nichts anzuhaben. Ist es das, was die Amerikaner Freiheit nennen?«

»Du wirst dich daran gewöhnen.«

»Und guck dir das an!«

Er kam ins Wohnzimmer und zog seine Socken aus. Dort, wo die Socken gesessen hatten, war die Haut gerötet und leicht geschwollen.

»Willkommen im Club«, sagte ich.

»Was ist das?«

»Eine Allergie. Wo hast du die Socken her?«

»Ein Sonderangebot aus dem Kaufhaus.«

»Hast du die Verpackung noch?«

Er fischte sie aus dem Papierkorb. Die Socken waren aus Kunststoff. Zwei verschiedene Fasern.

»Die solltest du auf keinen Fall tragen. Höchstens nach der ersten Wäsche. Merk dir diese beiden Kunststoffarten und meide sie demnächst. Hast du noch andere Socken?«

Er holte ein anderes Paar aus dem Schlafzimmer. Sie waren aus einem Wolle-Kunststoffgemisch.

»Du kannst diese probieren, aber ich empfehle dir im Augenblick, gar keine Socken zu tragen. Ich würde auch diese vorher waschen.«

Molotow starrte mich entsetzt an.

»Glaubst du, meinst du, es wird mir jetzt so wie dir gehen?«

»Möglich ist alles. Aber ich glaube es nicht. Diese Socken sind mit irgendeiner Chemikalie behandelt, damit sie sich schön weich anfühlen. Du weißt doch, wie das ist, du bist selbst Händler. Was tut man nicht alles, um seine Ware schön erscheinen zu lassen. Was interessiert einen die Gesundheit seiner Kunden?«

Er zog seinen neuen Anzug an. Dunkelblau mit feinen grauen Streifen. Ein bißchen zu elegant für das, was wir vorhatten.

»Meinst du, ich sollte meine Füße eincremen?«

»Mach lieber gar nichts. Die Haut ist jetzt besonders empfindlich, und wer weiß, was in deiner Creme drin ist.«

»Aber ich kann doch nicht ohne Strümpfe die Schuhe anziehen.«

»Warum nicht, das ist modern.«

»Mich erinnert es an meine Heimat. Dort erkennt man die armen Leute daran. Geh niemals ohne Socken, wenn aus dir was werden soll, das hat mir meine Mutter eingeprägt.«

Wir gingen los, aber Molotow konnte sich nicht beruhigen über das seltsame Gefühl, ohne Socken in den

Schuhen zu laufen. Er stöhnte, daß die Schuhe scheuerten und er sicherlich Blasen bekäme.

»Ich werde dir keine Hilfe sein. Du wirst mich bald tragen müssen.«

Wir gingen zum Hauptbahnhof, um den Hammer aus einem Schließfach zu holen. Molotow hörte nicht auf zu jammern.

»Warum bestehst du darauf, das selbst zu machen. Meine Jungens können viel besser mit einem Hammer umgehen. Es ist ein unnötiges Risiko.«

»Ich muß einen Teil dieser Aktionen selbst durchführen, um das richtige Gefühl für die ganze Sache zu bekommen. Es soll schließlich einen großen Showdown geben, bei dem ich Beltinger selbst gegenübertrete.«

»Warum habe ich immer mit Verrückten zu tun?«

»Hast du was dagegen, daß ich Beltinger begegne ... ich meine, als Krakow?«

»Wenn der Unsichtbare sichtbar wird, ist es vorbei mit seiner magischen Wirkung.«

»Gibt es Beltinger denn überhaupt?«

»Was willst du damit sagen?«

»Ich habe Beltinger noch nie gesehen. Er ist für mich so unsichtbar wie ich für ihn.«

Wir betraten die Halle des Hauptbahnhofes. Ein paar Strichjungen beobachteten uns neugierig aus den Augenwinkeln. Vielleicht kannten sie Molotow als Kunden. Ich hatte ihn noch nie mit einer Frau gesehen. Andererseits verbarg er sein Privatleben vor jedem. Er konnte ebensogut ein Haus in der Heide haben, angefüllt mit einer kochenden und putzenden Frau und einer Schar schreiender und sich balgender Kinder, die sich, wenn er am Wochenende kam, mit glattgekämmtem Haar der Größe nach brav am Eingang zur Begrüßung aufstellten.

»Vater kommt! Vater kommt!« Natürlich auf russisch.

Die Frau am Herd hob ihren Kopf aus der Dampfwolke des großen Suppentopfes und gab dem Kleinsten eine Ohrfeige, weil er sich die Finger in der Backofentür eingeklemmt hatte. Dann eilte sie ins Wohnzimmer, holte das Stalinbild aus einer Bauerntruhe, um es an die Wand zu hängen, strich sich das Haar glatt und stellte sich ans Ende der Kinderreihe. Molotow stieg aus seinem Wagen und verteilte Küsse und rote Fähnchen an die Wartenden.

»Morgen wirst du Beltinger begegnen.«

38. Schläger und Springer

Molotow öffnete ein Schließfach und nahm eine längliche Sporttasche heraus, die er mir mit dem Hinweis auf seine strapazierten Füße zu tragen gab. Ich zog den Reißverschluß zur Hälfte auf. Der einzige Inhalt der Tasche war ein langstieliger Hammer, wie er auf Baustellen benutzt wird.

»Übrigens, ich brauche für meinen Showdown mit Beltinger ein Taxi.«

»Das brauche ich auch gleich.« Molotow zog die Hosenbeine hoch und betrachtete seine in harten Halbschuhen steckenden nackten Füße.

»Ich brauche das Taxi nur für ein paar Stunden, und ich muß es selbst fahren, verstehst du.«

»Nein.«

»Beltinger soll zufällig in dieses Taxi steigen.«

»Gut, ich kann dir einen Wagen organisieren. Wird aber nicht einfach.«

»Am besten einen mit falschen Nummernschildern. Damit Beltinger keine Spur zu uns zurückverfolgen kann.«

»Bist du verrückt. So was mache ich nicht. Ich bin doch kein Terrorist. Ich besorge dir dein Taxi. Es wird ein Originaltaxi mit echten Nummernschildern sein, basta.«

»Deine Ehre bringt uns ins Gefängnis.«

»Deine falschen Nummernschilder bringen uns ins Zuchthaus.«

»O.k., mach's auf deine Art.«

»Keine Sorge, wir haben da unsere eigenen Methoden, Autos zu leihen. Wir suchen uns die besten Wagen aus, sorgen für einen technischen Defekt, so daß der Besitzer damit in die Werkstatt fahren muß. Und dort holen wir sie uns vom Hof. Die Türen sind offen, die Schlüssel stecken, und bevor jemand was merkt, stellen wir den Wagen zurück. Und jetzt laß uns ein Taxi nehmen. Meine Schuhe bringen mich um.«

Wir nahmen ein Taxi bis zum Neuen Wall, und ich entschuldigte mich beim Fahrer für die kurze Strecke. Ich habe es schon mehrmals erlebt, daß ich einen Wagen wieder verlassen mußte, weil dem Fahrer das Ziel zu nah war. Als wir ausstiegen, erwartete uns einer von Molotows Gehilfen. Sie hatten Beltinger den ganzen Tag beobachtet. Beltinger hatte auf unsere Angriffe reagiert. Seit heute morgen ließ er sein Haus von seinen Leuten bewachen. Seinen Wagen hatte er nicht mehr im Parkhaus abgestellt, sondern vor einer Parkuhr. Seine Sekretärin kam jede Stunde und warf Geld nach. Aber es würde ihm nichts nützen.

Natürlich macht es Lärm, die Rücklichter eines Jaguars einzuschlagen, es scheppert etwa so wie bei einem Auffahrunfall. Alle Leute, die es hören, schauen sofort auf und versuchen, den Unfall zu sehen. Um sie abzulenken, bedarf es nur eines Fußgängers, der im gleichen Augenblick ein Auto zum scharfen Bremsen zwingt.

Aufgrund seiner wunden Füße und seiner darauf beruhenden Unbeweglichkeit übernahm Molotow die Sache mit dem Hammer. Ich war der Springer. Der Parkplatz war eine Insel zwischen drei Straßen. Es herrschte viel Verkehr: vor allem Autofahrer, die eine Parkmöglichkeit suchten. Der Platz war begrenzt durch eine große Einkaufspassage, das Hotel Ramada und Bürohäuser. Es schien mir unmöglich, ungesehen davonzukommen, aber Molotow hielt es für optimal. Er postierte sich bei Beltingers Wagen und öffnete die Tasche. Ich ging zur Straße. Molotow gab mir ein Zeichen, und ich sprang vor ein heranfahrendes Auto. Die Reifen quietschten. Hinter mir schepperte es zweimal. Beltingers Rückleuchten!

Der Autofahrer öffnete seine Tür.

»Können Sie nicht aufpassen, Sie Idiot!«

»Was bilden Sie sich ein, Sie Arschloch, glauben Sie, Fußgänger sind Freiwild.«

Wir warfen einander Beleidigungen an den Kopf und hatten die Aufmerksamkeit des ganzen Platzes. Als mein

Gegenüber Anzeichen machte, sich wütend auf mich zu stürzen, rannte ich davon.

Meine Lunge heulte, und ich schlich gebückt durch die Einkaufspassage, bis es mir wieder leichter fiel, Luft zu holen. Ich hatte das Gefühl, daß mir ein Blaulichtanfall bevorstand. Wie sollte ich vor Beltinger ohne Kortison bestehen können? Sylvia, ich brauch das Zeug – laß uns die Diät ein bißchen verschieben, wenigstens bis diese Sache vorbei ist. Ich schleppte mich zu unserem Treffpunkt, dem Hotel Ramada. Molotow saß in einem der Ledersessel des Foyers, grinste und machte keine Anstalten, aufzustehen und zu gehen. Mir war es recht. Ich ließ mich in den Sessel ihm gegenüber fallen.

»Tut mir leid, Bartzsch, aber ich kann keinen Schritt mehr gehen. Meine Füße schwimmen im Blut. Du weißt schon, wie in diesem Märchen, in dem es die Spatzen von den Dächern pfeifen …«

»Die Tauben!«

»Gut, die Tauben. Also habe ich mir hier ein Zimmer genommen und gleich mit dem Reichshof telefoniert. Meine Sachen werden gerade hergebracht.«

Ein Kellner servierte ihm mit einer Verbeugung einen Campari auf einem goldenen Tablett.

Das Hotel war besser und sein Zimmer sicher teurer. Molotow arbeitete sich langsam hoch, während ich daran dachte, einen Platz zum Sterben zu finden. Warum nicht in einem Hotel? Sterbehotels sind vielleicht eine Marktlücke.

39. *Alles falsch*

Mit einem Mal war die Spannung weg – war alles falsch. Die Krankheit breitete sich aus, kam aus der Armbeuge, schlängelte sich von dort in die Achselhöhlen und wagte den Sprung zum Hals. Ich war dabei, mich in das alte schuppige Ungeheuer zu verwandeln. Meine Fingernägel hatten die Haut am Hals bereits durchstoßen und hinterließen blutige Spuren. Es gab kein Entkommen vor diesem Fluch, der mir nur kurze Fristen eines normalen Lebens gestattet, um mich dann unweigerlich wieder in das finsterste Ende einer dunklen Höhle zurückzuwerfen. Dort hocke ich dann mit meiner entsetzlichen Erscheinung, meinem Raubtiergeruch, meinem Haß auf diesen Körper und alles Gesunde. Und draußen fallen tote Vögel vom Himmel wie schwere schwarze Regentropfen.

Was nutzt mir der Gedanke, Opfer eines Krieges zu sein, dem in Zukunft alle zum Opfer fallen werden. Bei diesem jahrhundertelangen Kampf des Menschen gegen die Natur kann es keine Sieger geben. Nicht einmal ein Waffenstillstand ist möglich. Die Zauberlehrlinge der chemischen Industrie und der biologischen Forschungslabore haben zu viele Zeitbomben gelegt. Am Ende wird sich das Produkt gegen seinen Erfinder wenden. Noch gelten die toten Vögel, die morgens an den Rändern der Erdbeerfelder aufgesammelt werden, als Beweis, daß die Früchte gesund sind.

Ich verdunkelte meine Isolierkammer, stellte den Luftreiniger auf die höchste Stufe und verkroch mich im Bett. Ich war eine schwärende Made, ohne Hoffnung auf Verpuppung. Ich war der Untote, der Werwolf, der Aussätzige, die zum Leben gezwungene Mumie, der Patient im ewigen Koma, das Biest ohne Hoffnung auf Erlösung. Gegen mich gab und gibt es keinen Schutz. Kein Holzpflock, kein Knoblauch, keine silberne Kugel, kein Kruzifix, keine Beschwörungsformel, kein Sonnenstrahl kann mich erlösen. Mir bleibt nichts, als mit den toten Vögeln zu spielen, sie zu sammeln und in große Weidenkörbe zu betten.

Hört die Glocke, die ich zur Abschreckung trage. Geht mir aus dem Weg, denn mein Anblick erinnert euch an die Krankheit, die ihr alle in euch tragt. Hütet euch vor der Wucht meiner Krücken, denn meine Wut ist nicht gezähmt durch den Gedanken an die eigene Verletzlichkeit. Laßt mich allein. Laßt mir die toten Vögel als Freunde. Ich breite sie auf meinem nackten Körper aus, und ihre Federn streicheln mich bei jeder meiner Bewegungen.

40. Soll der Reis doch anbrennen

Sylvia schaltete das Licht ein und kroch zu mir in die hinterste Ecke meiner Neurodermitis-Höhle. Widerspruchslos ließ sie sich von meinem Selbstmitleid und meinem Weltschmerz überziehen. Ich begann unsere Aktion gegen Beltinger als kindisch und von vornherein aussichtslos zu erklären, tat meine Vermutungen im Fall Dr. Bauers als kranke Hirngespinste ab und stellte meinen detektivischen Ehrgeiz als lächerliche Beschäftigungstherapie eines Frührentners hin. War es nicht viel besser, ein einfaches, ruhiges Leben auf dem Lande zu probieren, bewegungslos am Fenster zu sitzen und den Rhythmus der Natur in sich aufzunehmen, regelmäßig zu essen und Kuchen zu backen, damit der Tod seinen Schrecken verlor? Noch besser war es, im Bett zu bleiben, die Decke über den Kopf zu ziehen, sich so klein wie ein ungeborenes Baby zu machen und bewegungslos abzuwarten. Vielleicht würde das Bett anfangen, sich zu bewegen, schaukeln, als triebe es, von einer Strömung erfaßt, auf dem Meer, weg von allem, um schließlich an einer fernen Insel mit breitem Sandstrand und Palmen zu stranden. Warum sollte es einen anderen Grund geben, das Bett zu verlassen?

Sylvia befreite sich, verließ schweigend das Zimmer, kam zurück und servierte mir Lorazepam, Clomipramin und Triamcinolon wahlweise und hübsch verpackt auf einem Silbertablett.

Ich verließ meine Insel und starrte sie an.

»Woher hast du das?«

»Ich kenne deine Verstecke.«

»Ich will das nicht.«

»Gut. Dann steh auf, und ich reibe dir deine Haut ein.«

»Kortison?«

»Nein.«

»Ekelst du dich nicht vor mir?«

»Dummkopf.«

Sie behandelte meine Haut und setzte mich in die Küche, damit ich ihr bei den Vorbereitungen zum Abendessen zuschaute. Sie kochte Reis und beobachtete mich aus den Augenwinkeln.

»In einem hast du recht, wir sollten Dr. Bauer nun wirklich vergessen. Die Praxis ist geschlossen. Meine Arbeit ist zu Ende.«

»Du gehst nicht mehr hin?«

»Nein. Heute nachmittag war ein Arzt da, der die Praxis übernehmen will.«

»Und dich übernimmt er nicht?«

»Vielleicht.«

Sie hatte diesen konzentrierten Gesichtsausdruck. Ihre Augenbrauen wachsen dann zusammen, und ihre Augen liegen darunter wie zwei kleine, klare Teiche. Und jeder, der das sieht, weiß, daß in ihrem Leben nichts schiefgehen kann, daß alles, was sie tut, von Vernunft geprägt ist. Nichts kann sie aus ihrer Bahn werfen, kein Gefühlsumbruch, kein Schicksalsschlag – falls dieses Wort überhaupt zu ihrem Wortschatz gehört –, keine Krankheit, nicht einmal ein von einem Lastwagen abgefahrenes Bein könnte sie daran hindern, gradlinig weiterzumarschieren. Am Ende würde niemand ihren Sarg schließen dürfen, nein, auch das würde sie selbst übernehmen.

Wie konnte sie meine Stimmungsumschwünge, meinen oft ausbrechenden Fatalismus, meine Depressionen ertragen?

Sylvia öffnete den Kühlschrank und sortierte das Gemüse, als ich plötzlich aus meinem Teerfaß des Selbstmitleides auftauchte. Jetzt wußte ich, wie die Wespe unbemerkt in Dr. Bauers Behandlungszimmer gekommen war. Der Beweis hatte auf dem Schreibtisch gelegen, vielleicht sogar mit Fingerabdrücken versehen. Aber dafür war es zu spät – alles vernichtet. Doch das war nicht wichtig, denn jetzt wußte ich, wie es geschehen war, wer es getan hatte, und ich wußte, daß ich ein Geständnis bekommen würde, daß ich es schon lange hätte haben können. Gerd hatte sein Geld nicht umsonst in mich investiert, der Fall war geklärt. Ich kannte den Mörder. Die plötzliche Erkenntnis mußte meinen Gesichtsausdruck und meine Haltung verändert haben, denn Sylvia betrachtete mich erstaunt.

»Was ist mit dir?«

»Nichts. Ich glaube nur, die Sache nimmt ein böses Ende.« Ich lächelte bei diesem Satz. Meine Depression zog sich enttäuscht zurück. Sylvia kam zu mir, sah mir ins Gesicht und faßte mich an beide Ohren, wie man es vielleicht mit einem Hund macht.

»Ich bin auch noch da.«

»Noch.«

»Noch!«

In unserer Beziehung war ich die Frau.

Ich stand auf. Ihre Hände wanderten zu meinen Schultern. Sie umarmte mich. Ich drückte ihr mit den Zeigefingern die Augenbrauen auseinander. Dort würde schon bald das Ende unserer Beziehung sichtbar werden. Selbst das Versprechen, nie wieder Kortison zu nehmen, konnte nur einen kleinen Aufschub bedeuten. Aber ich hatte nicht den Mut, meiner alten Geliebten abzuschwören, also würde ich die neue Geliebte verlieren.

Ich strich ihr durchs Haar, als wäre es das letzte Mal. Sie umarmte mich, als wüßte sie alles und als wollte sie mich trösten. Dann zog sie mich ins Schlafzimmer. Sollte der Reis doch anbrennen.

41. Scheiße vor der Bürotür

In der Einkaufspassage suchte ich nach einem Geschenk für Sylvia. In dem großen Papierwarengeschäft war ich der erste Kunde. Ich entschied mich für ein Kärtchen mit zwölf naturbelassenen Holzbleistiften. Den farbigen Aufdruck des Herstellers am oberen Ende mußte ich notgedrungen in Kauf nehmen. Ich ließ es als Geschenk einpacken und zahlte für den aufwendigen Karton mit seiner Schleife denselben Preis wie für das Präsent selbst.

Molotow erwartete mich im Foyer des »Ramada«. Er unterhielt sich mit einem jungen, hübschen Kellner, was mich in meinem Verdacht, er sei homosexuell, bestärkte. Er erhob sich aus dem Ledersofa und nahm mich am Arm. Seine Wunden verheilten allmählich. Seine gelbliche Gesichtsfarbe und die tiefen Augenringe waren eine gute Tarnung für sein blaues Auge.

»Es läuft alles hervorragend. Setz dich, wir haben noch Zeit.« Molotows arabisches Blut ist immer zu spüren. Er sucht eine für Europäer ungewöhnliche Nähe zu den Menschen. Und wenn andere von Terminen belastet unruhig auf ihren Sitzen hin- und herrutschen, hat er noch Zeit für die kleinen Dinge, die den Menschen zeigen und nicht seine Arbeit.

»Bartzsch, du bist einfach genial. Ich bewundere dich. Wollen wir ein Glas Champagner trinken?«

Ich schob den Ärmel meiner Jacke hoch, um meine Armbanduhr freizulegen, aber er legte seine Hand darüber. Ich lehnte mich ergeben in das weiche Sofa zurück. Wir hatten nur noch zwanzig Minuten, bis Beltinger oder seine Sekretärin das Büro öffnen würde. Unruhig nippte ich an meinem Champagner. Es war Gift für mich. Molotow beschrieb begeistert, mit weitausholenden Armbewegungen, die Landschaft seiner georgischen Heimat und kam endlich zum Thema.

Unser Plan funktionierte. Beltinger war nervös geworden, lief permanent mit einem Leibwächter, manchmal waren es sogar zwei, durch die Gegend. Er hatte den Wagen gewechselt und ließ sich fahren. Sein Haus wurde bewacht, und vor die Fenster waren Rolläden montiert worden. Molotows Gehilfen war es trotzdem gelungen, eine Scheibe einzuwerfen, und spät nachts hatten sie sogar noch die Hecke an der Frontseite des Hauses abgebrannt. Er bekam keine Post mehr. Unser Nachsendeantrag zeigte Wirkung. Und der schönste Beweis für die Qualität unseres Vorgehens: Beltinger wagte nicht, die Polizei einzuschalten.

Heute war der Tag, an dem seine Bürotür mit Sekundenkleber versiegelt worden war, und wir wollten ihm noch ein Geschenk auf die Fußmatte legen. Außerdem würde das Telefon in seiner Firma unablässig klingeln, weil unser Stellenangebot veröffentlicht worden war: Sekretärin für leichte Büroarbeiten gesucht zu einem unglaublich hohen Gehalt. Morgen würde die zweite Anzeige erscheinen, mit der er angeblich seinen Wagen spottbillig zum Verkauf anbot. Natürlich unter seiner privaten Telefonnummer.

In dem Bürohaus war lebhafter Betrieb. Viele Angestellte strebten zu ihren Arbeitsplätzen. Molotows zwei Gehilfen erwarteten uns schon. Sie trugen blaue Monteuranzüge und standen vor dem Fahrstuhl. Es ging jetzt darum, den Flur vor Beltingers Büro im zweiten Stock für ein oder zwei Minuten zu sperren. Als für einen Augenblick niemand das Bürohaus betrat, fuhr ein Monteur nach oben, während der andere ein Schild mit der Aufschrift »Außer Betrieb« an die Fahrstuhltür hängte. Er würde allerdings alle ankommenden Leute mit der Nachricht aufhalten, sie sollten kurz warten, der Aufzug sei gleich wieder in Ordnung. Molotow und ich stiegen die Treppen hinauf. Unsere Aufgabe war es, mit Fragen diejenigen aufzuhalten, die zu Fuß hinaufgingen. Aber wir brauchten nicht einzuschreiten. Als wir im zweiten Stock ankamen, war Beltingers Büro bereits mit Klebstoff versiegelt. Der Monteur hatte sein stinkendes Geschäft vor der Tür verrichtet und war schon wieder auf dem Weg nach unten. Wir stiegen eine Treppe höher, um von dort den Büroeingang zu beobachten. Keine Sekunde zu spät, denn in diesem Moment kam die Sekretärin.

Wir amüsierten uns über ihr entsetztes Gesicht und ihre vergeblichen Versuche, die Tür aufzuschließen. Sie holte den Hausmeister, der lauthals über die Schweinerei vor der Tür schimpfte und das Schloß natürlich ebenfalls nicht öffnen konnte. Sie debattierten darüber, ob ein Schlosser zu holen sei und wer die Schweinerei wegzumachen hätte. Die Fahrstuhltür öffnete sich, und Molotow stieß mich an: Beltinger mit einem Leibwächter. Er war blond und dick, seine Haut schimmerte so rosa wie die eines Schlachters. Sein Haar lag dicht am Kopf, nur im Nacken wölbte es sich nach außen. Er trug einen grauen Anzug, dessen Weste über dem Bauch spannte, und dessen Hosen zu lang waren. Er wirkte harmlos, fast gemütlich. Er machte den Eindruck eines netten Opas, der seinem Enkel Bonbons schenkt. Dabei war er wahrscheinlich noch nicht einmal fünfzig Jahre alt. Wäre ich ihm auf der Straße zufällig begegnet, hätte ich ihn für einen biederen Geschäftsmann gehalten. Seine Krawatte allerdings war für einen Hamburger Kaufmann ein bißchen zu bunt. Ich hätte deshalb auf Textilimporteur getippt.

Beim Anblick unserer Überraschung stieß er für uns unverständliche österreichische Flüche aus, und sein Gesicht rötete sich noch mehr. Inzwischen hatte sich aus Angestellten der umliegenden Büros eine neugierige Gruppe gebildet. Der Leibwächter tat seine Pflicht, schirmte Beltinger ab und beobachtete die Leute. Beltinger überließ alles seiner Sekretärin und trat den Rückzug zum Fahrstuhl an. Wir stiegen noch einige Treppen höher, warteten dort, bis wir mit Sicherheit nicht mehr auf unseren Feind treffen würden, und fuhren mit dem Aufzug hinab.

Ein Monteur fing uns auf dem Weg zum Hotel ab und informierte uns, daß Beltinger mit seinem Leibwächter in einem Café in einer Einkaufspassage am Jungfernstieg frühstückte. Im Hotel ging ich mit Molotow auf dessen Zimmer. Molotow holte aus dem Kühlschrank eine Flasche Champagner, und ich ließ mich mit dem Café verbinden.

»Hören Sie, hier ist das Büro von Herrn Beltinger. Er frühstückt bei Ihnen. Würden Sie ihn bitte an den Apparat holen.«

»Wer?«

»Das Büro von Herrn Beltinger.«

Der Champagner knallte, und Molotow ließ den herausschießenden Schaum über einen Strauß Nelken in die Blumenvase laufen.

Ich lauschte den Geräuschen des Cafés.

»Ja?«

»Beltinger?«

»Ja.«

»Hier ist Krakow. Was machen Sie da! Ich hatte Ihnen doch Ihr Frühstück vor die Bürotür legen lassen.«

Ich legte auf.

Molotow kicherte und versuchte, die Gläser zu füllen. Das meiste ging daneben.

42. Beltinger

»Du machst dich lustig über mich!«

Sylvia betrachtete die Bleistifte in der Geschenkpackung mit gequältem Gesichtsausdruck.

»Ich darf das, weil ich dich liebe.«

Wenn man einander noch nicht lange kennt, verbringt man sehr viel Zeit im Bett. Ich bedauere es dann immer, daß mein Schlafzimmer eine Isolierkammer ist. Die Aluminiumfolie an den Wänden, die nüchterne Einrichtung – nichts, was Staub fangen kann, kein überflüssiges Möbelstück, nichts, was nur Dekoration ist –, nur das Bett mit der Stehlampe und der große elektrische Luftfilter. Es ist ein Käfig, eine Gefängniszelle. Selbst Kleidungsstücke darf ich hier nicht dulden. Ich wünschte, es wäre ein Schlafzimmer voller Blumen, mit Regalen und Gipsbüsten, mit Spielzeug, Kuscheltieren und Sammlungen nutzloser, kitschiger Erinnerungsgegenstände, mit weiten Vorhängen, mit Stühlen, über denen Mengen von Kleidern ausgebreitet lägen, und tanzendem Staub in den Sonnenstrahlen – all das, was mich dem Tod so nahe sein läßt.

»Erzähl mir von Beltinger. Wie ist er?«

»Er schenkt kleinen Kindern Bonbons, streichelt Hunde und hilft alten Damen über die Straße.«

»Und geht über Leichen.«

»Er sieht erschreckend harmlos aus. Ein netter dicker Mann.«

»Mit einem Revolver unter der Jacke?«

»Mit österreichischem Akzent; der verleiht ihm zusätzlich etwas Gemütliches.«

Ich stellte mir vor, wie er zu Hause mit karierten Pantoffeln im Sessel saß und zur Zeitung griff, während seine zwanzig Jahre jüngere Frau den Abendbrottisch abdeckte.

»Schatzi, machst du mir was zu trinken?«

»Gern. Wie war dein Tag?«

»Ach, das Übliche. Wir hatten einen unzuverlässigen Zwischenhändler und mußten ihn erschießen.«

»Wie schade.«

»Ja, er war ein netter Kerl, aber was sollte ich machen.«

Sie brachte ihm ein bunt dekoriertes Getränk mit einer Orangenscheibe am Glasrand und einer exotischen Frucht, in der eine brennende Wunderkerze steckte. Kniend reichte sie es ihm. Er strich ihr über den Kopf.

»Du bist mein Goldschatz, wenn ich dich nicht hätte, wie könnte ich alles ertragen.«

»Trink, Geliebter.«

Er nahm einen tiefen Schluck, sah erstaunt auf sie herab, dann traten ihm die Augen hervor. Er röchelte einmal, das Glas fiel ihm aus der Hand, und er sank in sich zusammen, Es war ein äußerst schnell wirkendes Gift. Die junge Frau erhob sich, nahm den Schleier von ihren Schultern und vollführte einen elfenhaften Tanz um den fetten Leichnam, bevor sie sich in die Lüfte erhob, um ihrer Chefin, der blinden Göttin, den Vollzug zu melden.

Aber Beltinger lebte allein. Er hatte eine junge, hübsche Freundin, der er die Wohnung und den Unterhalt zahlte. Jeden Mittwoch ging er zu ihr. In Wien hatte er angeblich eine geschiedene Frau und zwei Töchter.

»Bartzsch?«

»Ja.«

»Hast du keine Angst vor ihm?«

»Doch. Er macht mir angst, weil er so harmlos wirkt. Gerade deshalb erscheint er mir so unberechenbar. Ich wünschte, er würde aussehen wie einer der Gangster im Kino. Da weiß man sofort, wer der Böse ist.«

»Du glaubst, dein Plan funktioniert nicht?«

»Ich zittere, wenn ich mir vorstelle, daß ich ihm persönlich gegenübertreten werde. Ich habe Angst, ich habe eine Scheißangst, daß ich es nicht durchhalte – psychisch.«

»Meinst du … es, es bricht aus?«

»Ja, ich bin nicht in bester Verfassung.«

»Aber du mußt das nicht tun. Du kannst alles wieder absagen. Wir könnten wegfahren, verschwinden aus dieser Stadt. Ich komme mit dir mit, überallhin, das weißt du.«

»Nein.«

»Bitte.«

»Ich darf nicht.«

»Warum nicht?«

»Wenn ich es nicht tue, wenn ich mit Beltinger nicht fertig werde, müßte ich für den Rest meines Lebens Angst vor ihm haben.«

43. *Niemand hat eine Chance*

Als ich Gerd vor sechs Jahren zum ersten Mal begegnete, trug er bereits das Kortisongesicht. Es erscheint vollkommen rund und profillos. Alle, die mit hohen Dosen Kortison behandelt werden, kommen an diesem Vollmondgesicht nicht vorbei. Eine Zeitlang versuchte er, es durch einen gewaltigen Vollbart zu tarnen, gab dann aber auf. Kaum einer von uns sprach damals so schonungslos offen über seine Krankheit wie er. Während wir unsere Allergien zu verheimlichen und ein scheinbar normales Leben zu führen suchten, trug er seine Krankheit wie eine Fahne voran. Wir bewunderten ihn. Natürlich war seine Art nur das andere Extrem des Überlebenstrainings.

Damals ahnte ich nicht, daß er mit seinem Körper ebenso rücksichtslos umging. Er kümmerte sich nicht darum, gesund zu leben und Allergene zu vermeiden, sondern nahm bedenkenlos alles, was ihm die Pharmaindustrie anbot. Das geringste Unwohlsein, das kleinste Stimmungstief führten bei ihm sofort zur Einnahme entsprechender Gegenmittel. Schon bald war er nicht mehr in der Lage, ohne ständig wechselnde Hilfe von Tabletten auch nur einen Tag und eine Nacht zu überstehen. Natürlich bemerkten die Ärzte, was mit ihm geschah. Die Kombination unterschiedlicher Mittel blieb nicht ohne Nebenwirkungen, die wiederum mit neuen Arzneien bekämpft werden mußten. Aber widersetzte sich ihm ein Arzt, so wechselte er ihn. Er ließ sich keine Medikamente mehr von einem Arzt vorschreiben, sondern bestimmte, was ihm zu verschreiben war. Er war ein wandelndes Arzneimittel-Lexikon. Mit diesem Spezialwissen war er sicher vielen Medizinern überlegen.

Das Ergebnis seiner unablässigen Selbstversuche, seine Medikamentensucht, war unübersehbar. Er war dick und aufgeschwemmt, und seine Knochen konnten seinen Körper kaum noch tragen. Seine Haut war rauh und rissig, und sein Atem ging kurz und röchelnd. Bei jeder Verletzung mußte er befürchten, daß sie nicht mehr heilte.

Er saß in seinem Sessel, konnte aber offensichtlich nicht aufstehen, denn er ließ sich von mir bedienen. Er war auch nicht zur Wohnungstür gekommen. Sie stand einfach offen.

Wie eine alte Frau hatte er sich bis über den Kopf in eine Wolldecke gehüllt. So verbarg er seinen blutig gekratzten und inzwischen von starkem Haarausfall gekennzeichneten Schädel.

Er war Anfang Vierzig und wirkte wie ein Sechzigjähriger.

»Bartzsch, du altes Arschloch, mir geht's gut. Ich freu mich, daß du da bist.«

Ich mußte ihm Mineralwasser aus der Küche holen und bei der Nachbarin klingeln, um ein paar Bananen zu leihen.

»Na, was macht deine kriminalistische Leidenschaft?«

»Deshalb bin ich hier.«

»Ich habe dich schon viel früher erwartet. Du bist also doch ein schlechter Detektiv ... und außerdem ein schlechter Liebhaber eines alternden Schwulen. Hat mein Geld funktioniert und dich auf Trab gebracht?«

»Ich würde es dir gern wiedergeben. Aber, ehrlich gesagt, ich habe es in einer anderen Angelegenheit verbraucht.«

»Mach dir nichts daraus. Gestern war ein Notar hier. Du stehst jetzt in meinem Testament. Du hast also in Kürze noch eine größere Summe zu erwarten.«

»Ich bin nicht scharf drauf.«

»Du gestattest doch?« Er drückte eine Tablette aus einer Folie, legte sie sich auf die Zungenspitze und trank einen Schluck Mineralwasser. »Möchtest du auch eine? Ich habe alles, was dein Herz begehrt.«

Seine gute Laune war mit Sicherheit ein Produkt der pharmazeutischen Industrie.

»Danke, aber ich versuche gerade, von dem ganzen Zeug runterzukommen.«

»Du willst doch nicht etwa wieder bei mir missionieren? Laß dir gesagt sein, daß man sein Verhaltensrepertoire in meinem Alter nicht mehr ändern kann.«

»Ja, du bist verloren, aber mit mir versuche ich es noch einmal.«

»Den Rest deines Lebens wird jemand auf dich aufpassen müssen, damit du nicht rückfällig wirst.«

»Der Aufpasser versuche ich selbst zu sein.«

»Nur dem Eunuchen gelingt die Abstinenz, und er kompensiert auf fürchterliche Weise, durch rücksichtslose Machtausübung und Sadismus. Ist das erstrebenswert? Nein, ich will dir was sagen, das Leben muß kurz sein, und es muß dem Körper gehören, nicht dem Geist. Gib dem Körper, was er verlangt, es ist die höchste Form der Befriedigung. Alles andere ist Qual und führt dazu, andere zu quälen.«

Er lehnte sich erschöpft von seiner Rede zurück. Ich schüttelte den Kopf. Er beugte sich wieder nach vorn. »Mensch, Bartzsch! Denk doch nur an dein bisheriges Leben. Wenn du noch einmal von vorn beginnen könntest, würdest du nicht fast alles anders machen? Aber diese Chance hast du nicht. Niemand hat sie. Jeder kann sich nur in der erlernten Weise verhalten. Also, was liegt näher, als endlich aufzugeben und ausschließlich auf die Wünsche des Körpers zu hören. Du wirst ein zufriedener Mensch sein.«

Er röchelte stark, es klang, als würden sich Wasserpfützen in seiner Kehle sammeln. Er nahm eine weitere Tablette.

»Bartzsch, du bringst mich noch um, wenn du nicht auf die Lehren eines alten Mannes hörst.«

»Warum hast du Dr. Bauer umgebracht?«

Er stutzte, dann lächelte er.

»Was zu beweisen wäre.« Er schlürfte an seinem Mineralwasser, ohne mich aus den Augen zu lassen.

»Na los, du genialer Detektiv!«

»Du warst am selben Tag wie ich bei ihm in der Sprechstunde.«

»Na und?«

»Die Packung Tavor auf Dr. Bauers Schreibtisch stammte von dir.«

»Ach, lag sie auf seinem Schreibtisch? Und trug sie meine Fingerabdrücke?«

»Ich brauche sie daraufhin nicht untersuchen zu lassen. Ich weiß es.«

»Und was beweist das?«

»Wenn man ihr Inneres untersucht, wird man Blütenstaub finden und Spuren, die eindeutig beweisen, daß darin eine Wespe gefangen war. Der Boden der Packung war durchweicht, denn du hattest die Wespe zusammen mit Eiswürfeln hineingepackt. Durch die Kälte fiel die Wespe in eine Bewegungsstarre, sie konnte sich also nicht durch ihr Summen verraten. Erst als Dr. Bauer die Packung fand – wahrscheinlich hattest du sie irgendwo auf dem Boden so hingelegt, daß er sie nach einiger Zeit bemerken mußte –, als er sie also öffnete, um den Inhalt auszuschütten, kam Leben in die Wespe und der Tod zu Dr. Bauer.«

»Nicht schlecht. Nicht schlecht. Meine Hoffnungen haben mich nicht getrogen, du bist ein guter Detektiv. Aber sag mal ehrlich, warum hätte ich einen Arzt umbringen sollen, der mich so großzügig mit meinen Lebensmitteln versorgte?«

»Wie hättest du ihm jemals vergessen können, daß er den Tod deines Freundes auf dem Gewissen hatte. Du hast lange gebraucht, bis du gewußt hast, wie du ihn umbringen wirst. Fast ein ganzes Jahr.«

Gerd sah mich schweigend an. Im Grunde hatte ich nicht den geringsten Beweis für meine Theorie, denn die Tavor-Packung war inzwischen vernichtet worden. Ich hatte gehofft, daß er ein Geständnis ablegen würde, daß es ihm zumindest vor mir leichtfallen würde, ein Geständnis abzulegen.

Gerd nahm eine weitere Tablette.

»Gut, Herr Inspektor, nehmen wir an, das ist alles richtig, aber warum sollte ich dann einen Privatdetektiv engagieren, ihn bezahlen, damit er herausfindet, wer der Mörder ist, wenn ich der Mörder bin.«

»Muß ich das erklären?«

»Ich bestehe darauf.«

»Gut, für mich ist es auch ein entscheidender weiterer Beweis, aber natürlich hat er vor keinem Gericht der Welt Bestand. Ich weiß, daß du mich sehr schätzt, vielleicht liebst du mich sogar. Ja, ich glaube, so ist es. Du hältst mich für einen begabten Schnüffler. Und du wolltest mir helfen. Du wolltest, daß ich nach all diesen entlaufenen Kindern und Ehemännern, nach dieser Scheidungsschnüffelei und diesen gefangenen Amateurdieben auch einmal einen richtigen Mord aufklären kann. Und deshalb hast du mich bezahlt, um dich zu fangen. Aber vielleicht ist es auch nur deine Eitelkeit. Du möchtest, daß jemand um deine Tat weiß. Oder es ist noch einfacher: Den Mörder zieht es an den Ort seiner Tat zurück. Da du nicht gehen kannst, hast du mich geschickt.«

»Willst du ein Geständnis?«

»Ich bestehe darauf.«

»Ich gestehe, daß ich dich liebe, immer geliebt habe. Aber ich gestehe nicht, daß ich ein Jahr lang geplant habe, Dr. Bauer umzubringen. Auf die Idee kam ich zufällig, als ich aus Versehen die Wespe in meinem Kühlschrank einsperrte. Ich konnte mir kaum vorstellen, daß es funktionieren würde. Eigentlich war es ein Unfall, denn mir hätte es genügt, Dr. Bauer einen Schrecken einzujagen, aber ich bin mit seinem Tod zufrieden. Du siehst, ich bin auch mit dir zufrieden, du hast in allem recht. Du bist ein guter Detektiv, was ebenfalls zu beweisen war.«

Er lehnte sich entspannt zurück und schloß die Augen.

»Was wirst du jetzt tun?«

44. *Was tun?*

Was sollte ich tun? Ich verließ einen Menschen, der im Sterben lag. Wieviel Lebenszeit hatte er noch? Ein paar Stunden, Tage, vielleicht auch noch ein paar Monate. Und ich verließ einen Mörder. Nein, Mord konnte man das im Sinne des Gesetzes nicht nennen. Vielleicht Totschlag? Ich kenne mich da nicht so aus. Wer weiß, was mein geschickter Anwalt daraus machen würde. Aber solche Überlegungen waren überflüssig. Ich hatte nicht vor, zur Polizei zu gehen, und Gerd wußte das, obwohl er mir diesen Triumph, einen Mordfall aufgeklärt zu haben, sicher gönnte. Aber selbst für die Polizei war es ja kein Mord gewesen – und der Fall längst abgeschlossen. Und ich war kein richtiger Detektiv. Ich besaß keine Autorität, keine Beweise. Ich konnte nichts tun, und ich wollte nichts tun.

So hatte alles seine Ordnung. Das Leben konnte normal weitergehen, der heimliche Mörder würde sterben. Von eigener Hand – lang vorbereitet.

Und was sollte aus mir und meinem Wissen werden? Ich konnte ein Buch schreiben. Ich konnte es Sylvia erzählen und Molotow. Ich konnte vor mir selbst stolz sein, einen Fall aufgeklärt zu haben. Und traurig zusehen, wie ein Freund starb, der ein Mörder war. Ein zufälliger Mörder, denn es entsprach ganz seinem Sinn für Humor, dem Opfer nur einen Schrecken einjagen zu wollen. Den Tod des Opfers verbuchte er gelassen als gelungene Wiedergutmachung. Aber zugleich benutzte er seine Tat, damit ich mich als Detektiv beweisen konnte. Ein Freund, der noch als Mörder seine Freundschaft beweist. Vielleicht würde er auch noch den letzten Schritt tun und mich aus Liebe zu mir bitten, ihn zur Polizei zu bringen. Er würde in einer Zelle, ohne seine »Lebensmittel«, keinen Tag überstehen.

Das beste war, ich behielt alles für mich. Ich konnte gar nicht anders handeln. Was besaß ich? Das Geständnis eines Tablettensüchtigen, dessen Geist vielleicht schon verwirrt war. Ein alter, verliebter Schwuler hatte den Versuch unternommen, einen Liebhaber zu gewinnen. Mehr war es nicht. Er hatte einfach meine phantasievolle Rekonstruktion nachgeplappert, um mir zu gefallen. Und das ging niemanden was an. Dr. Bauers Tod war ein Unfall. So stand es in den Akten. Aus. Vorbei. Basta.

45. Halt's Maul

Molotows Gehilfen hatten es gut gemeint: Das Taxi war nagelneu. Sie konnten nicht wissen, daß mir gerade ein neuer Wagen Probleme bereitete. Allerdings würde mein Aufenthalt darin, wenn alles wie geplant verlief, recht kurz sein. Spätestens in zwei Stunden mußte das Taxi wieder auf dem Hof der Werkstatt stehen. Ich übernahm den Wagen vor dem Altonaer Bahnhof. Molotow saß im Fond eines anderen Wagens, hinter dessen Steuer ich den Automechaniker ohne Namen wiedererkannte. Molotow winkte mich heran. Er öffnete die Tür.

»Hier sieh dir unsere kleinen hübschen Plattmacher an.«

Er zeigte mir einen starken Stahldraht, der so verknotet war, daß vier scharfe Spitzen in verschiedene Richtungen zeigten. »Und wie bekommst du die unter Beltingers Reifen?«

Molotow grinste und hob die Fußmatte des Wagens hoch: Darunter war ein großes Loch im Bodenblech.

Ich schüttelte den Kopf. »Trotzdem nicht einfach.«

»Wir machen das nicht zum ersten Mal. Rudi peilt die Lage über den Rückspiegel, und ich lasse auf sein Kommando eine Handvoll davon fallen.«

»Ihr werdet damit gleich eine ganze Reihe von Autos lahmlegen.«

Molotow zuckte mit den Schultern. Das Sprechfunkgerät neben ihm knackte. Eine Stimme sagte: »Er verläßt das Haus!«

»Los geht's!«

Ein Stein fiel in meinen Magen. Ich schluckte. Molotow fuhr los. Der Stein ließ mich taumelnd zum Taxi gehen. Sylvia saß auf dem Rücksitz und las die Morgenpost. Die Seiten zitterten in ihrer Hand. Ich stieg ein.

»Hier steht etwas von dem ermordeten Jungen in der Toreinfahrt. Die Polizei hat jemanden verhaftet. Einen Junkie. Er hatte Blut des Opfers an seiner Jacke.«

Sie legte die Morgenpost weg und beugte sich zu mir.

»Was ist mit dir?«

»Ich muß aufs Klo.«

»Jetzt.«

»Nein.«

»Geht es los?«

Der Stein lag noch in meinem Magen. Sein Gewicht war drückend. Wie sollte ich den verdauen?

»Ja, und es ist ein verdammt riskantes Unternehmen. Sicher, Beltinger ist nervös, aber hat er Angst? Und wenn ja, hat er genug Angst?«

»Wir müssen das doch nicht machen.«

»Nein, wir müssen nicht, aber ich habe dir schon gesagt, warum ich es tun muß, und wenn ich es jetzt nicht tue, werde ich nicht nur den Rest meines Lebens vor Beltinger Angst haben, sondern mich auch noch ärgern, daß ich nicht ausprobiert habe, ob mein Plan klappt.«

Ich setzte mir eine Schiffermütze und eine dunkle Brille zur Tarnung auf und holte tief Luft, um mir die Melodie meiner Bronchien einzuprägen. Ihre Veränderung sollte der Maßstab sein, wie lange ich mich in dem neuen Wagen mit seinen Kunststoffausdünstungen aufhalten durfte. Ich startete und fuhr in Richtung Elbchaussee.

»Weißt du was?« Sylvia grinste mir über den Rückspiegel zu. »Du siehst mit dieser Mütze wirklich aus wie ein idiotischer Taxifahrer.«

Vor dem Altonaer Rathaus bog ich ab. In dem kurzen Straßenstück, das noch nicht Elbchaussee heißt, obwohl alle es glauben, hielt ich mit zwei Reifen auf dem Fußweg und stellte die Warnblinkanlage an. Jetzt mußte ich warten, bis Molotow mir in dem anderen Wagen entgegenkam und ein Zeichen gab. Er war von dem Gelingen der Aktion so überzeugt, daß wir keine andere Straße vereinbart hatten, um den Versuch notfalls wiederholen zu können. Molotows Organisationstalent bestand im Grunde nur darin, für alle Gelegenheiten die richtigen Leute zu haben. Er plante, legte aber nicht selbst Hand an. Für einen Dieb und Hehler ist das sicher eine Art Lebensversicherung. Ich dagegen muß meine Ideen möglichst selbst umsetzen. Ich brauchte das daraus resultierende Hochgefühl. Molotows direkte Beteiligung an den Aktionen gegen Beltinger war ein großer Freundschaftsbeweis. Irgendwann würde er eine solche Tat im Gegenzug von mir verlangen.

Meine Nase begann zu kribbeln. Ich holte ein Taschentuch heraus und legte es neben den Schaltknüppel. Der Wagen war eine Gefahr für mich. Einem niesenden und schniefenden Krakow würde alle Angst verbreitende Autorität fehlen.

»Machst du das Fenster bitte auf deiner Seite auf.«

»Was ist?«

»Scheiß-Formaldehyd oder was auch immer es ist, was aus diesen Kunststoffteilen dampft.«

Ich öffnete auch mein Fenster. Vielleicht würde der Durchzug helfen. Meine Augen begannen zu tränen.

»Verdammt ...« Ich nieste.

»Bartzsch, paß auf, Molotow kommt.«

Er kam uns mit hoher Geschwindigkeit und hektisch winkend entgegen. Wir sollten uns beeilen. Ich sah in den Rückspiegel, dann drängte ich mich rücksichtslos in den fließenden Verkehr. Das wichtigste war, daß mir kein anderes Taxi zuvorkam.

Nach ein paar hundert Metern sah ich ihn bereits. Der Wagen stand am gegenüberliegenden Straßenrand. Beide Vorderreifen waren platt. Beltinger und sein Fahrer standen davor und betrachteten die Räder. Hinter ihnen hatte sich eine Autoschlange gebildet. Molotow hatte präzise gearbeitet: Nur Beltingers Wagen hatte eine Reifenpanne. Auf der gleichen Höhe hielt ich, damit nicht noch ein weiterer Stau entstand, auf dem Fußweg. Sylvia spielte ihre Rolle: Sie stieg aus und bezahlte mich durch das Seitenfenster. Beltinger sah zu uns herüber. Er wirkte hochgradig nervös. Er schien zu schimpfen, fuhr sich mit der Hand durchs Haar und kratzte sich immer wieder die Wange. Sylvia ging auf eines der Häuser zu. Ich schaltete die Taxilampe als

Frei-Zeichen ein. Aber Beltinger sah nicht zu mir, sondern sprach mit seinem Fahrer. Ich holte den Quittungsblock aus dem Handschuhfach und tat so, als würde ich darauf schreiben. Komm schon, Beltinger, hier ist dein Taxi! Beltinger redete auf seinen Chauffeur ein. Ich ließ den Motor aufheulen, drehte die Räder zur Straße und hängte den Kopf aus dem Fenster. Es kam eine lange Autoschlange, so daß ich mich sowieso nicht einordnen konnte. Beltinger! Dies ist deine letzte Chance. Komm rüber! Ich fuhr mit einem Reifen vom Kantstein. Endlich! Beltinger winkte mir, rannte zwischen den Autos herüber.

»Sind Sie frei?«

»Ja.«

»Warten Sie!«

Er hechtete zurück und gab seinem Fahrer Anweisungen, dann kam er wieder, ging um das Taxi herum und stieg ein. »Zum Neuen Wall.« Er kurbelte das Fenster hoch. Ich drückte mir die Nase zusammen, um nicht niesen zu müssen. Danach ordnete ich mich in den Verkehr ein und fuhr stadtauswärts.

»Ich kann hier leider nicht wenden.«

»Würden Sie das Fenster schließen.«

»Gleich.« Mit Schrecken fiel mir ein, daß ich die Taxiuhr nicht bedienen konnte. Die alten Uhren mit dem Drehhebel kannte ich, aber diese war eine von den modernen, elektronischen. Er schien es nicht zu bemerken.

Ich bog in die nächste Straße rechts ein und hielt nach rund hundert Metern vor einem Haus an. Er sah zu mir.

»Was ist?«

Meine Nase kribbelte. Ich würde es nicht durchhalten.

»Bleiben Sie ganz ruhig sitzen. Dort hinter dem Fenster sitzt ein Mann mit einem Gewehr, das Zielfernrohr ist genau auf Sie gerichtet. Legen Sie ganz langsam beide Hände auf die Rückenlehne des Vordersitzes.« Meine Augen tränten. Jeden Augenblick mußten die ersten Tropfen am unteren Rand der Brille hervorkommen.

»Was, was soll das?« Er tat, was ich ich ihm befohlen hatte.

Ich drehte mich nicht um.

»Mein Name ist Krakow!«

Er zuckte zusammen und stotterte: »Was wollen Sie?«

»Halten Sie Ihren Mund! Und vor allem bleiben Sie ruhig sitzen, sonst habe ich gleich eine Leiche zu transportieren.«

Ich beobachtete ihn im Rückspiegel. Er hatte offensichtlich ungeheure Angst. Sein rotes Gesicht war weiß gefleckt und glänzte von Schweiß. Ich hätte ihn gern noch ein bißchen zappeln lassen, aber das Geräusch meines Atems zeigte mir, daß meine Zeit gleich abgelaufen sein würde. Ich schneuzte mich, um einem Nieser zuvorzukommen.

»Hören Sie jetzt genau zu. Ich sage das nur einmal. Wir kennen alle Ihre Geschäftchen. Sie haben von heute an genau zehn Tage Zeit, um die Stadt zu verlassen. Sie sind nicht nur mir, sondern einer ganzen Reihe von Leuten lästig ... und wir haben einen kleinen Preis auf Sie ausgesetzt. Nur so zum Vergnügen.«

»Was?«

»Halt's Maul.« Der Niesreiz wurde unerträglich. Ich drückte meine Nase zusammen und drehte mich wütend um.

»Steig jetzt ganz langsam aus. Halt die Hände dabei vorgestreckt. Steck sie ja nicht in die Taschen und geh langsam diese Straße entlang. Das ist alles. Hau ab!« Mein Atem ging röchelnd. Es mußte furchterregend geklungen haben.

Beltinger war vollkommen eingeschüchtert. Er befolgte meine Anweisungen genau. Kaum war er draußen, flog mir der Rotz um die Ohren, die Sonnenbrille fiel herunter und die Tränen liefen mir übers Gesicht. Ich konnte kaum etwas erkennen, gab aber Gas, überholte ihn und kam dabei, ohne es zu wollen, mit zwei Reifen auf den Fußweg. Er sprang zur Seite, und ich glaubte, ihn schreien zu hören. Sein Mund war weit geöffnet und sein

Gesicht verzerrt. Aber vielleicht war es nur mein eigenes Gesicht, das sich in der Scheibe spiegelte.

Ich raste zum Altonaer Bahnhof. Meine Zeit war abgelaufen. Der Wagen raubte mir den Atem. Ich sah den Verkehr und die Straßen nur noch verschwommen. Diesmal hatte ich keine Chance mehr, mir selbst zu helfen. Ich brauchte eine Portion Blaulicht, die Männer mit der Sauerstoffflasche! Und verdammt noch mal, ich würde meine Kortisonspritze bekommen! Ohne Diskussion.

46. *Ganz in Weiß*

Sie standen an meinem Bett mit aufgesetzt fröhlichen Gesichtern.

»Mensch, Bartzsch, was machst du für Sachen.« Molotow rutschte in seinen Schuhen hin und her, als wären sie am Fußboden festgeklebt. Man hatte mich ins Universitätskrankenhaus gebracht. Im Nachbarbett röchelte jemand, gelbe Schleimblasen kamen aus seiner Nase. Sylvia war ganz Krankenschwester. »Soll ich dir das Kopfteil hochstellen?«

Der Kopfschmerz war durch die Augen in mein Gehirn eingedrungen; die weißen Wände, die weiße Bettwäsche, die weißen Kittel der Schwestern und Ärzte hatten mich geblendet.

Sylvia schob Molotow einen Stuhl zu.

»Nein, setz du dich.« Er sprang zur Seite, als sei der Stuhl vergiftet.

»Wir haben gewonnen, Bartzsch.« Er suchte nach etwas, auf das er sich stützen konnte, und nahm dann die Stuhllehne. Sylvia dekorierte sich zu meinen Füßen auf das Bett.

»Beltinger ist heute morgen nach Wien geflogen.«

»Das bedeutet nichts.« Ich erschrak über meine Singstimme und räusperte mich ergebnislos.

»Doch.« Molotow hob die Faust. »Er hat keinen Rückflug gebucht!«

Ich hustete trocken.

»Verdammt, Molotow, laß uns sehen, ob es in diesem Restaurant eine Flasche biodynamischen Champagner gibt.« Ich hatte mich aufgerichtet und gab eine Kostprobe meiner pfeifenden Bronchien. Zu Sylvias gleichbleibendem Lächeln gesellten sich Sorgenfalten. Hübsch. Ich wollte ihre Hand nehmen, aber sie drückte mich ins Kissen zurück und küßte mich auf die Stirn.

»Nicht anstrengen.«

Die Unentschlossenheit ihrer männlichen und weiblichen Chromosome machte sie wirklich zu einem Engel. Ich liebte sie, und das Gefühl zu diesem Gedanken war eine winzige, stachelige Kugel in meiner Brust.

Wir waren ein häßliches Paar. Ein Asthmatiker, dem die beginnende Knochenerweichung ins Gesicht geschrieben war, und ein kastenförmiges Mädchen mit einem weiblichen Kinn und einer männlichen Stirn. Ich konnte nach Sylvias Hand greifen, aber sie würde sich immer in die Hand einer Krankenschwester verwandeln.

Ich liebte sie. Aber ihre Liebe verwandelte sich in Medizin, und meine Liebe war eine unheilbare Krankheit. Ich war bereit, all ihren Anordnungen Folge zu leisten. Ich war bereit, auf mein geliebtes Kortison zu verzichten, mich von ihr unter die Cushing-Schwelle bringen zu lassen. Aber meine Krankheit würde sie besiegen.

Ich war krank an der Welt der Menschen, an dem Müll der Vergangenheit und an dem Fortschritt. Ich war krank an der Zukunft.

Es konnte kein gutes Ende geben.

Für mich nicht.

Für niemanden.

KATZENHAAR UND BLÜTENSTAUB

1. Klick

»Eine Leiche? Bartzsch, ich bitte dich! Das ist doch ein Trick! Was willst du wirklich?«

Bartzsch hatte mich mit seinem Anruf geweckt. Seit ich ihm geholfen hatte, eine Serie von Hundemorden aufzuklären, fühlte er sich in meiner Schuld. Bartzsch hatte damals die Lösung des Falles für sich behalten, so daß ich keines meiner Fotos von Täter und Opfern verkaufen konnte. Worauf es mir übrigens auch gar nicht ankam; ich verdiene mein Geld mit ganz anderen Aufnahmen.

Jetzt bot er mir als Gegenleistung für meine damaligen Dienste die Gelegenheit, ein Foto zu schießen, um das sich die Presse angeblich reißen würde: ein toter Einbrecher. Nur schnell müßte ich sein.

Ich habe Bartzsch anfangs eine Mischung aus Bewunderung und Mitleid entgegengebracht. Seine diversen Allergien und sein schweres Asthma lassen ihn oft dem Tode näher sein als dem Leben. Früher hat er im Übermaß kortisonhaltige Mittel genommen und davon das typische Mondgesicht bekommen, das er seit kurzem mit einem Dreitagebart kaschiert. Seitdem seine Freundin Sylvia mit ihm zusammenlebt, hat sie seinen Medikamentenmißbrauch etwas in den Griff bekommen. Auch Depressionen lähmen ihn nicht mehr so häufig.

»Was ist nun?«

»Bartzsch, ich brauche morgens zwei Stunden, bis ich richtig wach bin. Wenn ich jetzt ohne Frühstück, ohne Zähneputzen, ohne Zeitungslektüre, ohne Hantelübungen im Schlafanzug ins Auto springe und zu dir fahre, ist der ganze Tag gelaufen – egal, ob da eine Leiche in deinem Garten liegt oder nicht.«

Bartzsch würde mich verstehen, mir etwas Zeit geben, denn auch er verließ das Haus nicht gern ohne Frühstück.

Bartzschs Atem ging schwer, selbst durch mein altes Telefon mit seinem Knistern und Prasseln hörte man, daß er Asthmatiker ist.

»Die Leiche liegt nicht in meinem Garten, dennoch habe ich sie wunderbar im Blick. Aber vielleicht hast du recht, hau dich wieder hin. Ich werde dich anrufen, wenn die nächste Leiche im Nachbargarten liegt. Das kommt ja ziemlich häufig vor. Also schlaf gut.«

Natürlich hängte er nicht ein. Ich lauschte der Melodie seiner Bronchien. »Also gut, ich komme. Wie weit ist die Leiche entfernt? Brauche ich ein Teleobjektiv?«

»Pack einfach alles ein.«

Bartzsch ist aufgrund seiner Krankheit ein Krüppel. Aber es ging nicht darum, Behinderten jeden Gefallen zu tun und sie ihre Behinderung damit erst recht spüren zu lassen, was mich dazu brachte, einen Keks und einen Schluck Mineralwasser als Frühstück zu akzeptieren. Bartzsch war mein Freund geworden. Wir sind einander in vielen Dingen ähnlich, haben sogar gleiche Gewohnheiten. Ich liebe seinen Humor, der aus seinem Überlebenswillen resultiert und deshalb ziemlich schwarz ist. Und inzwischen kann ich sogar mit seinen Depressionen umgehen. Ich wusch mich nicht, zog die Kleidung über den nachtschweißigen Körper und kontrollierte den Inhalt meiner Fototasche. Im Treppenhaus fuhr ich mir mit der Zunge über die belegten Schneidezähne, strich mit dem Zeigefinger die Zahnreihen entlang und roch daran. Ich befand mich im Raubtierhaus eines Zoos. Der Mensch ist ein schreckliches Tier, sagte schon Konrad Lorenz, oder war es Walther Birkmayer. Wahrscheinlich beide.

Auf der Uhr in meinem alten Volvo war es noch nicht mal sieben. Der Wagen startete mit Mühe, er zeigte mir seinen Unwillen mit einer Fehlzündung, besann sich dann aber, erhob sich stöhnend, versöhnte sich mit mir und brachte mich schnurrend zu Bartzschs Wohnung im Osten Hamburgs nach Wandsbek. Das kleine dreigeschossige Mietshaus liegt mitten zwischen Einfamilienhäusern. Keine gute Gegend, wenn man von seiner Wohnung aus ein Detektivbüro betreiben will – aber Bartzsch war Amateur. Vor dem Nachbarhaus stand ein Polizeiwagen. Ein Beamter saß darin und telefonierte, ein anderer lehnte gelangweilt am Gartenzaun. Alle Fenster hatten Augen.

Ich parkte brav, stieg aus und versuchte, meine Fototasche vor dem Polizisten zu verbergen. Er beachtete mich gar nicht. Kein großes Aufgebot für einen spektakulären Fall.

»Du stinkst«, sagte Bartzsch.

»Wolltest du mich küssen?«

Ich ließ meine Schuhe in Bartzschs »Allergieschleuse«. In diesem knapp anderthalb Meter langen Teil des Flurs zwischen Wohnungstür und einer weiteren Innentür mußten Schuhe, Jacken und Mäntel abgelegt werden. Bartzsch versuchte mit dieser selbstgebauten Schleuse, so viele Allergene wie möglich auszusperren. Dann führte er mich in sein Allerheiligstes, seine Isolierkammer, ein mit allen erdenklichen Tricks staub- und allergenfrei gehaltenes Schlafzimmer, dessen Wände mit Aluminiumfolie beklebt sind. Sogar der Fußboden ist mit einem glatten Metallbelag abgedichtet. Normalerweise läßt er außer Sylvia niemanden hinein, denn dieses Zimmer sorgt dafür, daß er morgens halbwegs gesund erwacht.

»Meine Anwesenheit wird dich umbringen. Ich bin ungewaschen, voller Milben.«

»Was tut man nicht alles, damit ein Freund ein paar Mark verdient.« Er stellte den Luftreiniger auf volle Touren.

Er hatte nicht zuviel versprochen, der Blick aus dem Fenster bot ein seltenes Motiv. Allerdings hätte ich es besser inszenieren können. Es war kein Blut zu sehen.

»Den ersten Preis bringt es nicht.«

»Aber Geld. Beeil dich. Die Polizisten auf der Straße

warten auf die Spurensicherung. Noch hast du es in voller Schönheit.«

»Kann ich das Fenster öffnen, ohne daß dich der herumfliegende Blütenstaub zur zweiten Leiche macht?«

Er öffnete es für mich. Ich ließ das Zoom an der Kamera einschnappen, beugte mich hinaus und stellte scharf. Der Tote lag in einem Rosenbeet. Klick. Einen Einbrecher hatte ich mir eigentlich dünner vorgestellt. Klick. Er lag direkt neben dem Fuß einer Aluminiumleiter. Klick. Seine Arme waren unnatürlich verdreht. Klick. Sein Gesicht war ausdruckslos. Nicht verschlagen genug. Seine Augen starrten in den Himmel. Klick. Mein Blick folgte der Leiter. Klick. Bis hinauf zum geöffneten Fenster im ersten Stock. Klick.

»Wirklich ein Einbrecher?«

Bartzsch nieste eine Antwort. Auf der Straße fuhren zwei Wagen vor. Klick. Die Spurensicherung. Klick. Einer sah zu uns herauf. Klick. Ich sah auf meinem Foto schon den schwarzen Balken über seinen Augen. Klick. Er winkte einen anderen heran. Klick. Er zeigte auf uns. Klick.

»Hast du alles?« Bartzsch drückte die Nasenflügel zusammen, um nicht erneut niesen zu müssen.

Klick.

»Ja.« Klick.

»Wir werden Besuch bekommen.« Klick.

»Ja.« Klick.

2. *Vor der Tür stand ein Polizist und lächelte*

Laut Statistik ist Hamburg eine der Städte in Deutschland mit der höchsten Einbruchsrate. Ich selbst bin schon zweimal Opfer geworden. Das alte Mietshaus, in dem ich im Stadtteil Winterhude wohne, ist selten abgeschlossen. Man müßte sich mit ganzer Kraft gegen die Haustür stemmen, damit sich der Schlüssel überhaupt drehen ließe. Hinzu kommt, daß die Bewohner einander kaum oder gar nicht kennen. Gute Voraussetzungen für Einbrecher. Als sie mich das erste Mal besuchten, nahmen sie nichts mit, wahrscheinlich waren sie durch irgend etwas gestört worden. Beim zweiten Mal fanden sie meine Barschecks, nahmen die hinteren drei heraus und reichten sie mit primitiv gefälschter Unterschrift bei meiner Bank ein. Zwei waren eingelöst worden, bis ich es bemerkte. Ich einigte mich mit der Bank und bekam nur die Hälfte der Summe erstattet, weil ich den Verlust nicht schnell genug gemeldet hatte. Seitdem benutze ich keine Schecks mehr, habe mir eine Kreditkarte zugelegt und zwei Sicherheitsschlösser an der Wohnungstür.

Einbrüche sind alltägliche Ereignisse. Ich bezweifelte stark, daß meine Fotos bei den Zeitungen allzu begehrt sein würden, es war schließlich nur ein Dieb, der sich hier zu Tode gestürzt hatte. Ich würde die Bilder heute noch an die Redaktion geben müssen. Davor war Zeit genug, um mit Bartzsch zu frühstücken. Bartzsch überließ sich im Bad einem ausführlichen Niesanfall, dann kam er schniefend in die Küche und kochte, schnüffelnd und mit roter Nase, an der ein Tropfen hing, Tee für mich. Allergien sind nicht ansteckend.

»Was machen die Anfälle?«

»Sylvia sorgt für mich.«

Sylvia war Arzthelferin und hatte das Haus schon vor meinem Eintreffen verlassen. Sie mußte quer durch die Stadt nach Altona zu ihrer Arbeit fahren. Sie hatte ein ausgeprägtes Umweltbewußtsein und bevorzugte öffentliche Verkehrsmittel. Ein weiter Weg.

Ich betrachtete Bartzschs von Kortison gezeichnetes Gesicht. Das einzig wirksame Mittel gegen seine Hyperallergie würde ihn schließlich und endlich umbringen, trotz Sylvias Vorsorge, die Dosis niedrig zu halten. Er hatte zu lange zuviel davon genommen, und vermutlich beschaffte er es sich heute noch heimlich, um sich gelegentlich höhere Dosen zu verabreichen.

»Und was ist an diesem Einbruch Besonderes?«

Er schenkte mir Tee ein, setzte sich und schob mir weiches Toastbrot hin. Ich hätte es gern in einen Toaster gesteckt, aber dieser war von Sylvia wegen der Rauchentwicklung und seines schädlichen Einflusses auf den Organismus von Bartzsch abgeschafft worden.

»Die Leiche ist das Besondere.«

»Berufsrisiko.«

»Einbrecher arbeiten selten allein. Warum läßt also einer seinen toten Freund liegen. Der zeigt doch mit dem Leichenfinger direkt auf seinen Komplizen.«

»Panik?«

»Ich weiß nicht.«

»Was soll er denn deiner Meinung nach machen? Den Toten mitschleppen, im Wald verscharren? Das sähe ja wie Mord aus!«

»Mord. Kein schlechter Gedanke.«

»Wieso.«

»Ich finde es komisch, daß ein Einbrecher von der Leiter stürzt und sich das Genick bricht. Von einer Leiter, seinem Standardarbeitsmittel!«

»Vielleicht ein Amateur.«

»Amateure haben keine Leitern.«

»Du meinst, die haben die Leiter mitgebracht?«

»Nein, die ist aus der Garage. Die müssen gewußt haben, daß da eine Leiter ist.«

»Nicht unbedingt. Viele Leute bewahren in der Garage eine Leiter auf.«

»Trotzdem. Bei diesem Fall ist irgend etwas anders ...

Mord?« Bartzsch wiegte den Kopf und rieb sich das Gesicht. Auch das Weiße in seinen Augen hatte durch den Niesanfall eine rosa Färbung angenommen.

»Du siehst wohl nur noch Mörder.«

»Klar. Das macht Spaß.«

Bartzschs Detektivspiele waren immer eine Art Beschäftigungstherapie gewesen, allerdings hatte er sie mit zunehmender Leidenschaft betrieben. Das Asthma hatte ihn zu einem Frührentner mit viel Zeit und die Allergien hatten ihn einsam gemacht. Daß er im Laufe eines Kriminalfalles eine Frau gefunden hatte, die es fertigbrachte, mit ihm zusammenzuleben, war sein großes Glück. Ich fragte mich allerdings, wie lang es eine gesunde Frau mit einem Mann aushielt, dessen Leben weitgehend aus allergieabwehrenden Vorsichtsmaßnahmen bestand. Noch hielt das Glück. Seine Erfolge als Detektiv hatten dagegen wenig Glanz. Er hatte ein paar jugendliche Ausreißer ausfindig gemacht, sie mit Raffinesse zurückgebracht, doch wenig später waren sie wieder ausgerissen. Er hatte einen Mann aufgespürt und überredet, zu seiner Frau zurückzukehren, die ihn dummerweise nach zwei Wochen erneuten Zusammenlebens erwürgte. Aber er hatte auch einen Mord aufgeklärt. Der allerdings galt bei der Polizei bis heute als Unfall. Bartzsch ließ sie in dem Glauben. Auch bei der Mordserie an den Hunden war es Bartzsch nicht gelungen, seine Talente als Detektiv öffentlich zu machen. Er hatte den Täter gefunden und ihn laufenlassen. Mir scheint es typisch für seine Arbeitsweise zu sein, ein tiefes Verständnis, fast könnte man sagen Mitleid, für die Täter zu entwickeln. Dabei weiß ich genau, daß Bartzschs Vorbilder die knallharten amerikanischen Detektive aus dem Kino sind. Zu Hause hat er eine stattliche Krimisammlung und schwärmt oft von dem einen oder anderen Buch. Doch deren Helden leiden nicht wie er an lebensgefährlichen Allergieausbrüchen.

»Schenkst du mir einen Satz von den Fotos?«

»Kann ich machen, aber was willst du damit?«

»Einrahmen und aufhängen.«

»Du kriegst die Fotos nur, wenn du mich einweihst.«

»Ach, du weißt doch, der verwirrte Geist eines Kortisonsüchtigen.« Er grinste. Aber dann zog er unter einem Stapel Zeitungen einen Schnellhefter hervor.

»Weißt du, was ich hier habe? Es ist die Hamburger Einbruchstatistik. Und wenn du dir ansiehst, wie sich die Einbrüche über das Stadtgebiet verteilen, gibt es seltsame Zusammenballungen.«

»Klar, da, wo es was zu holen gibt. Oder wo es leicht ist einzusteigen.«

»Mag sein.«

»Was meinst du?«

»Ich glaube, daß diese Einbrüche meist nicht so unorganisiert und spontan ablaufen, wie die Polizei uns glauben machen will.«

»Eine Organisation?«

»Warum nicht? Weißt du, ein Einbrecher sucht vor allem Geld. Es ist die Beute, mit der er unkompliziert umgehen kann. Aber Bargeld findet er selten. Zweitens sucht er kleine, wertvolle Gegenstände, die er leicht mitnehmen kann. Kameras oder so etwas, doch dafür braucht er einen Abnehmer. Dieb und Hehler bilden ja die kleinste Organisationseinheit. Zusätzlich braucht man jemanden, der die lohnenden Objekte risikolos ausspäht und selbst kein Einbrecher ist. Denn auf jemanden, der sich am Tatort herumgetrieben hat, würde zuerst der Verdacht fallen. Späher, Einbrecher, Hehler. Fertig ist die Organisation.«

»So neu ist die Idee nicht.«

»Mir geht es um Risikominimierung. Aufwand und Ertrag müssen in einem äußerst profitablen Verhältnis stehen.«

»Ich würde mal sagen, neunzig Prozent der Fälle werden sowieso nicht aufgeklärt.«

»Du verstehst das nicht. Angebot und Nachfrage regeln die Einbrüche!«

»Marktwirtschaft.«

»Genau. Ein Unternehmen muß her.«

»Aber geschehen die meisten Einbrüche nicht spontan? So von Drogensüchtigen oder so?«

»Die interessieren mich nicht.«

Es klingelte.

»Und was willst du tun?«

Es klingelte stürmischer. Bartzsch zog die Schultern hoch. Ich trank meinen Tee aus. Wir standen gemeinsam auf. Ich reichte ihm die Hand. »Es ist besser, ich gehe jetzt.«

»Ich glaube nicht, daß du das kannst.«

»Was soll das heißen?«

»Du wirst jetzt einiges zu erklären haben.«

»Was?« Es klingelte zum dritten Mal.

»Vor der Tür steht jemand, der wissen will, warum du die Leiche so intensiv fotografiert hast.«

Bartzsch öffnete. Vor der Tür stand ein Polizist und lächelte.

Innere Stärke ist der Quell wahrhaftigen Lächelns, behauptete der chinesische Meister Tsün Wang.

Die Autorität meines von der Gewerkschaft ausgestellten Presseausweises wurde nicht auf die Probe gestellt. Ich durfte den Film behalten, mußte nur meinen Namen und meine Adresse preisgeben. Bartzsch war für den Polizisten wichtiger. Niemand in der näheren Umgebung hatte einen so guten Einblick in den Garten und damit auf den Schauplatz des Einbruchs. Die betroffenen Nachbarn waren verreist.

Aber Bartzsch war ein schlechter Zeuge. Durch die ausgezeichnete Isolierung seines Zimmers drangen kaum Geräusche, und so hatte er vergangene Nacht nichts Auffälliges wahrgenommen. Allein beim morgendlichen Blick aus dem Fenster hatte er die Leiche entdeckt und sofort die Polizei gerufen. Das war gelogen. Mir hatte der erste Anruf gegolten. Ob Bartzsch runtergegangen sei – zu der Leiche? Nein, sagte Bartzsch. Ich wußte nicht, ob ich ihm glauben sollte. Der Polizist tat es.

Ich wurde das Gefühl nicht los, daß Bartzsch von den Fotos mehr erwartete, als daß ich sie gut verkaufen könnte. Sicher, man konnte damit den Einbrecher identifizieren, vielleicht seinen Komplizen finden. Aber das war einfache Polizeiarbeit.

Mein Fotolabor ist eines Profis nicht würdig. Ich verwandle dazu mein Badezimmer, verdunkle das Fenster, klappe ein Brett mit dem Vergrößerungsgerät über die Wanne und knie mich davor. Diese Doppelfunktion des nur vier Quadratmeter großen Raumes stellte mich vor eine schwierige Entscheidung: erst duschen oder erst den Film entwickeln und vergrößern. Ich roch an mir und entschied mich gegen das Badezimmer und für das Fotolabor. Wenn Bartzsch glaubte, die Fotos würden etwas offenbaren, dann wollte ich es vor ihm entdecken.

Ich entwickelte den Film und trocknete ihn mit dem Fön. Ich hatte nur zweiundzwanzig Bilder geschossen, also vergrößerte ich alle. Meinen ästhetischen Ansprüchen genügte keines. Hätte ich mir selbst die Aufgabe »Zu Tode gestürzter Einbrecher« gestellt, ich hätte ein Bild komponiert, das es wert gewesen wäre, in ein Fotojahrbuch aufgenommen zu werden. Eine ganze Reihe meiner Bilder findet man in solchen Werken – allerdings nicht unter meinem richtigen Namen. Ich benutze vier verschiedene Pseudonyme. Ich will nicht, daß ein geschickter Journalist darauf kommt, daß alle meine Fotos perfekte Inszenierungen sind, daß ich nie da war, woher meine Bilder vorgeblich kommen. Ich erfinde Wirklichkeiten mit meinen Fotos. Ich bin Spezialist für das Grauen und das Elend in ästhetischer Vollendung. Das macht meine Bilder so erfolgreich. Sie sind besser als die Wirklichkeit. Bei ihrer perfekten formalen Gestaltung überlasse ich nichts dem Zufall – wie es der Reporter vor Ort tun muß. Deshalb sind meine Bilder auch wirkungsvoller. Gewalt, Elend und Leid faszinieren die Menschen, aber es ist nicht nur Voyeurismus, der sie nach Bildern dieser Art verlangen läßt. Es werden zwei gegensätzliche Gefühle hervorgerufen. Man wird abgestoßen und zugleich angezogen. Ein unerträglicher Zustand, denn die Menschen sind harmoniesüchtig. Dieser Zustand fordert dazu heraus, sich zu engagieren, sich für Menschlichkeit und Gerechtigkeit einzusetzen. Das fotografisch dokumentierte Grauen löst einen kleinen seelischen Schock aus, den verstärke ich und schwäche ihn zugleich ab durch den Einsatz künstlerischer Mittel. Ich mache die Situationen erträglicher, aber auch grausamer. Ich denke, aufgrund dieser Methode brennen sich meine Bilder ins Gedächtnis ein.

Da gibt es das Bild von einem in seinem Wagen erschossenen Mafiaopfer auf Sizilien. Es ist auf einem Schrottplatz am Rande Hamburgs entstanden, und der Tote, dessen Kopf blutüberströmt aus dem Wagenfenster hängt, bin ich selbst. Die Einschußlöcher in der Wagentür habe ich mit einem Stemmeisen fabriziert. Das Foto hat mir so viel eingebracht, daß ich meinen jetzigen Wagen davon finanzieren konnte. Bekannt ist auch das Bild des erfrorenen Bettlers in New York, aus dessen Lumpen sich noch die erstarrte bettelnde Hand reckt. Man ahnt es schon: Ich bin der Bettler, und ich mußte nicht nach New York fahren, um ein solches Foto zu machen. Es gelang mir hier, wo ich alle Details organisieren und komponieren konnte, viel besser. Dieses Bild war der Ausgangspunkt meiner Karriere als Fotograf.

Ich mache nur vier bis fünf Bilder dieser Art pro Jahr. Sie bringen mehr als genug Honorar zum Leben. Natürlich verkaufe ich nur an ausländische Agenturen. Von dort finden die Bilder meist ihren Weg zurück nach Deutschland. Diese Methode ist für mich die sicherste. Ich will nicht, daß jemand weiß, daß ich der Fotograf bin. Auf Ruhm lege ich keinen Wert. Diskussionen über meine Tätigkeit gehe ich aus dem Weg, indem ich sie selbst vor meinen Freunden verheimliche. Bartzsch ist einer der wenigen, die wissen, wie ich mein Geld verdiene.

»Ich weiß, daß es falsch ist, was du tust. Aber ich weiß nicht, was daran falsch ist. Vielleicht will ich es auch gar nicht wissen.«

»Es ist Betrug – möglicherweise sogar in juristischem Sinn –, aber ich habe mir eine kleine Rückversicherung eingebaut.«

»Darum geht es mir nicht. Nehmen wir einmal an, es käme heraus, niemand würde mehr einem Foto trauen. Die Fotografie hätte die Kraft der Dokumentation verloren. Das meine ich.«

»Die Fotografie hat ihre Unschuld längst verloren und trotzdem nicht ihre Wirkung. Denk an die vielen Fälschungen diktatorischer Regimes. Und die elektronische Bildverarbeitung hat alles möglich gemacht und macht ständig davon Gebrauch. Vor allem natürlich in der Werbung. Fast jedes Bild ist hier genaugenommen eine Fälschung.«

»Du magst gute Absichten haben, ein anderer Fotograf hat sie nicht. Wenn man mit dem Falschen das Richtige tut, wird das Richtige irgendwann falsch.«

Ich hatte Bartzsch nicht überzeugen können. Aber er billigte meine Fotos, seit ich ihm das eines Unfallopfers gezeigt hatte. Ein Mann kommt verletzt und schreiend, ein totes Kind in seinen Armen haltend, auf den Fotografen zugelaufen. Im Hintergrund sieht man eine Massenkarambolage, wie sie häufig auf Autobahnen anzutreffen ist. Das Foto trug in Italien mit dazu bei, eine heftige Diskussion über Geschwindigkeitsbegrenzungen auszulösen. Natürlich war ich der Mann, und das tote Kind war eine lebensgroße Puppe. Die Szene hatte ich am Rande eines Schrottplatzes arrangiert. Die Realität hätte mir kein Motiv in solch künstlerischer Perfektion bieten können.

Bartzschs Vorbehalte gegen meine Arbeit waren im Laufe der Zeit geringer geworden. Das lag wohl daran, daß er mich als Piraten anzusehen begann, der die Medien mit seinen Fotos entert, um damit zu ihrem Untergang beizutragen. Vor ein paar Tagen hatte er sich mir sogar als Modell angeboten. Ich hatte ihm von meinem Plan erzählt, ein Foto mit einem hingerichteten bosnischen Milizionär zu inszenieren. Ich denke, Schreckensbilder aus diesem Krieg, die auch ästhetischen Kriterien genügen, würden häufiger abgedruckt werden und damit vielleicht dazu beitragen, dieses Grauen zu beenden, so wie es der Bildberichterstattung in den sechziger Jahren mit dem Vietnamkrieg gelang. Ich gebe zu, diese Theorie ist umstritten.

Die Fotos vom toten Einbrecher hatten keine dieser Qualitäten. Sie schwammen zum Wässern in meiner Badewanne. Vor kurzem hatte ich alle Bilder noch auf der Wäscheleine getrocknet. Es machte mir nichts aus, sie langsam zu trocknen. Ich hatte es ja nie besonders eilig. Meine Fotos besaßen einen anderen Wert als den der Aktualität. Doch jetzt hatte ich eine Trockenpresse und zum ersten Mal einen dringenden Grund, sie zu benutzen. Ich plazierte sie auf dem Klodeckel. Noch heiß betrachtete ich die Fotos unter der Lupe, um vielleicht zu entdecken, worauf Bartzsch aus war. Ich fand nichts von Bedeutung, außer daß der Tote anhand dieser Fotos wirklich gut zu identifizieren sein mußte. Vielleicht hatte Bartzsch doch nichts anderes vor, als parallel zur Polizei Ermittlungen anzustellen.

Ich gab meinem Badezimmer seine ursprüngliche Gestalt zurück und wusch mir endlich den längst getrockneten Schweiß nächtlicher Alpträume von der Haut. Dann kündigte ich telefonisch meinen Besuch und meine Bilder bei einer Redaktion an. Ich verband keine großen Hoffnungen damit. Bartzsch würde warten können.

Würde er?

»Bartzsch? Ich bin es.« Das Gewitter im Telefonhörer verzog sich.

»Wann leistest du dir mal einen neuen Apparat?«

Wir waren Dinosaurier im Zeitalter der Telekommunikation. Wir verzichteten auf die bequemen elektronischen Wunderwerke und liebten unsere alten Apparate mit der Drehscheibe.

»Was?« Ein Platzregen prasselte durch den Hörer.

»Ich sagte: neues Telefon!« Der Regen wurde schwächer.

»Ja, ja.« Es war vorbei, die Sonne ging wieder auf. Ein friedlicher Tag an der See. Nur in der Ferne rauschten kleine Wellen.

»Ich bring' dir deine Fotos morgen. Ich will zuerst die Redaktionen bedienen.«

»Kein Problem.«

»Gibt's was Neues?« Urplötzlich setzte der Regen wieder ein.

»Warte, ich kann dich nicht verstehen. Verstehst du mich? Scheißtelefon!« Das Gewitter zog sich wieder zusammen.

»Was? Hör zu, wenn du mich verstehen kannst. Ich leg

jetzt auf und ruf' gleich noch mal an. Vielleicht ist es dann ja besser.«

Ich wartete ein paar Sekunden, nahm den Hörer ab und lauschte. Ein tadelloses weißes Freizeichen auf makellosem blauen Himmel ließ mich wählen. Die Impulse der Ziffern kletterten sauber durch den Hörer. Bartzsch hob ab.

»Ich bin's. Warte.« Ich lauschte der trügerischen Ruhe.

»O.k., es scheint zu gehen.«

»Ich schenk' dir zum Geburtstag einen neuen Apparat.«

»Es liegt an deinem.«

»Dann schenken wir uns gegenseitig einen.«

»Gut, abgemacht.«

»Es gibt was Neues, und es könnte dir beim Verkauf der Fotos helfen. Es geht um vierhundertachtzigtausend Mark.«

»Das zahlt mir keiner.«

»Quatschkopf. Das war im Haus.« Es ging wieder los: Leichter Regen trübte unsere Verbindung.

»Wie jetzt?«

»Die Einbrecher haben rund eine halbe Million erbeutet.«

»Ehrlich?«

»Ehrlich sicher nicht.«

»Blödmann.«

»Der Wert deiner Fotos steigt doch mit der Höhe der Beute, stimmt's?«

»Hör mal, das klingt in meinen Ohren so, als hättest du das mit dem Geld schon vorher gewußt.«

»Na und?«

»Und wie ist es mit Vertrauen und Ehrlichkeit unter Freunden?«

»Ich bin Detektiv. Detektive sind so.«

4. *Schrecklich einfach*

Der Volvo versuchte, mir Schwierigkeiten zu machen. Wir verstanden uns in letzter Zeit nicht mehr so gut. Ich klopfte ihm beruhigend aufs Armaturenbrett.

»Komm schon, alter Schwede!«

Er sprang trotzdem nicht an. Dabei hatte ich ihm vor vierzehn Tagen eine neue Batterie spendiert, worüber er sich anfangs zu freuen schien. Ich holte das Kontaktspray unter dem Sitz hervor und stieg aus. Stöhnend öffnete er mir die Kühlerhaube. Ich legte den Zündverteiler frei, gab ihm einen Schuß aus der Spraydose und verschloß ihn wieder. Der Motor sprang an, zeigte mir aber seinen Unwillen durch sehr unruhigen Lauf. Ich stellte die Zündung nicht ab und stieg in meine Wohnung hinauf, um mir meine verschmierten Hände zu waschen. Als ich zurückkam, war der Motor aus. Ich mußte die Prozedur mit dem Kontaktspray wiederholen. Der Volvo qualmte stark und schüttelte sich immer wieder. Ich spielte mit dem Gaspedal, kuppelte immer wieder aus, um die Drehzahl hochzujagen, und schlug vorsichtshalber die Richtung zur Werkstatt ein. Als er meine Absicht bemerkte, wurde er plötzlich ruhig und begann gleichmäßig zu schnurren, als sei nichts gewesen. Na bitte.

Kein Wunder, die Neuigkeit war schneller gewesen als ich. Sie hatte die Redaktion vor mir erreicht und für offene Türen, aufgeschlossene Gesichter und Schulterklopfen gesorgt. Nicht der tote Einbrecher, sondern das gestohlene Geld hatte die Nachricht und mich wichtig gemacht. Mein Foto wurde sofort in das bereits erstellte Layout der Lokalredaktion eingepaßt. Der Artikel wurde noch recherchiert und geschrieben. Ich bekam bitteren Kaffee serviert und erfuhr, was Bartzsch anscheinend schon gewußt hatte. Sein Nachbar, Goldschmied und Uhrenhändler, hatte in seinem Laden einen Lieferanten erwartet. Wegen günstiger Preise war Barzahlung vereinbart worden. Der Lieferant kam nicht. Der Goldschmied nahm das Geld mit nach Hause, wo er es im Schreibtisch deponierte. Da blieb es zunächst, weil er und seine Frau am nächsten Morgen für zwei Tage auf Geschäftsreise gingen. Woher wußten die Einbrecher davon? Sie wußten gar nichts. Zufall. Die Polizei ging davon aus, daß es mindestens zwei, wenn nicht sogar drei Täter waren. Ende. Überschrift? Überschrift: »Halbe Million gefunden. Tot!«

Vorsichtig versuchte ich auf die irreführende Formulierung aufmerksam zu machen. Man betrachtete mich mit kalten Augen, bis ich mich wie ein Angehöriger einer aussterbenden Tapirart fühlte. Irgendwie niedlich, aber ganz und gar nicht zeitgemäß. Zusätzlich schnitt man mir das Wort ab, steckte es mir in die Tasche und schob mich aus der Redaktion, Honorar wird überwiesen, und wenn Sie mal wieder, Sie wissen ja, wir würden uns freuen, aber bitte per Post.

Weder das Stück Butterkuchen noch der Kaffee vertrieben meinen Ärger. Ich stand in einer Bäckerei am Gänsemarkt, man stieß mich an, mein Kaffee schwappte in die Untertasse, und fremde Kuchenkrümel rieselten auf meine Schultern. Ich bin mit meinen ein Meter siebzig zu klein für ein Stehcafé. Mit angelegten Armen und eingezogenem Kopf schlürfte ich den Kaffee und ärgerte mich über die Überschrift des Zeitungsartikels. Sie war typisch für eine bestimmte Art von Journalisten. Sie wollten für ihre Leser alles vereinfachen. Sie reduzierten jede Nachricht so lange, bis nichts mehr stimmte. Und damit hatten sie ein Heer von mich anrempelnden und bekrümelnden Idioten herangezogen, die sich alle in der Stadtbäckerei versammelt hatten, um auf diese Überschrift zu warten. Bleib arm und ehrlich, dann lebst du länger. Arme Kaffeeschlucker. Mit jedem Schluck berauben wir die Dritte Welt. Ich bin als Reporter ungeeignet. Aber das wußte ich doch schon vorher. Nichts wie weg hier!

Sylvia war für Bartzsch da. Und Bartzsch war für mich da. Zum Abendessen gab es ein für Lebensmittelallergiker ausgeklügeltes kleines Menü. Sylvia stimmte mit Charles Darwin darin überein, daß sich nicht nur Tiere, sondern auch Pflanzen gegen das Gefressenwerden zur Wehr setzen. Während Tiere flüchten, setzen Pflanzen chemische Waffen ein. Zwar hat sich der menschliche Organismus darauf eingestellt und Resistenzen entwickelt, aber die Pflanzen haben zu einem Gegenschlag ausgeholt, indem sie uns als Allergieauslöser zusetzen. Bartzsch war ihr bevorzugtes Testobjekt. Doch Sylvia hatte für ihn den Kampf aufgenommen und servierte eine sogenannte Eliminationsdiät. Ein ausgeklügelter Speiseplan, der am Anfang nur ein Nahrungsmittel zuließ. Reagierte Bartzsch nicht allergisch darauf, wurde bei nachfolgenden Mahlzeiten jeweils ein weiteres Nahrungsmittel hinzugefügt. Sylvia setzte sich neben Bartzsch und beobachtete ihn bei den ersten Bissen wie eine strenge Lehrerin. Ihre Gesichtszüge wirken sehr männlich, und sie unterstützt dies durch den kurzen Haarschnitt und die Kleidung. Sie bevorzugt Hosen, derbe Männerhemden und Jacketts. Bartzsch mag das. Vielleicht weil er es als Ausdruck von Lebenstüchtigkeit sieht, die er nicht besitzt.

»Gut«, sagte er und lächelte sie an. Ich stimmte zu und wagte nicht, nach Salz zu fragen. Sylvia würde ihre Gründe haben, es aus dem Risotto herauszuhalten. Nachdem ich die Hälfte gegessen hatte, hielt ich es doch nicht mehr aus.

»Salz?«

Sie lächelte und erhöhte die Tonlage ihrer Stimme: »Soll ich dir was über Salz erzählen?«

»Lieber nicht.«

Sie langte hinter sich zum Herd und schob mir den Salzstreuer zu. »Du nicht!« Das galt Bartzsch. Er schüttelte gehorsam den Kopf. Ich nahm das Salz als Stichwort, um auf den Einbruch zurückzukommen.

»Die halbe Million ist das Salz in der Suppe, was?«

»Vierhundertachtzigtausend, um genau zu sein.«

»Woher wußtest du davon?«

»Fenger kam natürlich sofort zurück. Ich sprach mit ihm.«

»Fenger?«

»Das ist der Nachbar.«

»Hat er dich beauftragt?«

Bartzsch schüttelte den Kopf, blickte Sylvia an, als erwarte er eine Zurechtweisung. Sie sagte nichts.

»Wieso hat der soviel Geld in der Schublade, wenn er verreist? Hat er als Goldschmied keinen Tresor? Ich finde das komisch.«

»Es stützt die Theorie, daß alles wie geplant verlaufen ist. Nehmen wir an, die Einbrecher wußten, wo das Geld war. Dann gibt es jemanden, der diese Information besaß, sie weitergegeben hat.«

»Jemand aus Fengers Umkreis.«

»Möglich.«

Sylvia begann die Teller zusammenzustellen. »Die Herren Detektive wollen sich vielleicht in den Salon begeben.«

Ich hielt meinen Teller fest. »Laß nur, ich wasche ab. Ich mache das gern.«

»Dann setze ich mich vor die Glotze, weckt mich, wenn ihr den Fall gelöst habt.« Sylvia grinste, strich Bartzsch über den Kopf und verschwand mit einem Glas Mineralwasser im Wohnzimmer.

»Ist sie nicht süß?« Bartzsch streckte die Beine aus und legte die Hände hinter den Kopf. Ich hatte das Gefühl, ein Idyll zu stören, das sich wahrscheinlich im Bett vervollständigt hätte.

»Keine Sorge, ich gehe gleich nach dem Abwasch.« Ich ließ Wasser in die Spüle laufen. »Was willst du eigentlich mit den Fotos?«

»Weiß ich noch nicht genau.«

Ich spürte, daß er mir nicht alles sagte, was er wußte.

»Komm schon, erzähl's mir.«

»Ich weiß nicht, es ist alles schrecklich einfach, zu einfach. Irgend etwas stimmt nicht.«

»Was?«

»Der Lieferant von Fenger, ein Italiener, der hat natürlich gewußt, daß Fenger das Geld hat ...«

»Und hat es den Einbrechern gesteckt? Moment! Natürlich, der Italiener hat sie engagiert, das Geld zu klauen! Deshalb ist er auch nicht gekommen.«

»Nein, der konnte in seinem Zustand wirklich nicht kommen.«

»Ich wußte doch, daß du mir nicht alles gesagt hast. Los, jetzt mal raus damit.«

»Der Italiener liegt im Krankenhaus. Er geriet in der Nacht vor dem Einbruch in eine Schlägerei auf St. Pauli. Schädelbasisbruch. Lebensgefahr.«

»Woher weißt du das?«

»Der tägliche Polizeibericht. Du bist nicht der einzige, der einen Presseausweis besitzt.«

»Schlägerei? Seltsame Zufälle. Die Schläger könnten Erpresser gewesen sein. Er hat das mit dem Geld bei dem Goldschmied verraten, und die haben ihn dann aus dem Verkehr gezogen, um dort einzubrechen.«

Bartzsch stand auf und nahm ein Küchenhandtuch, um die Teller abzutrocknen.

»Ich sagte ja, es ist alles schrecklich einfach. Zu einfach.«

»Ein Fall für die Polizei, nichts für dich.«

Er schwieg, räumte die Teller in den Schrank, legte das nasse Tuch über die Heizung. Ich trocknete meine Hände, ging in den Flur, steckte den Kopf ins Wohnzimmer und verabschiedete mich von Sylvia. Im Fernsehen lief *Columbo*. Der wußte immer sofort, wer der Täter war. Bartzsch brachte mich zur Tür, legte mir die Hand auf die Schulter und zog mich noch einmal zurück.

»Mal angenommen«, flüsterte er, »du findest eine halbe Million. Was würdest du damit machen?«

5. Eine alte Geliebte

Als gegen Ende des 19. Jahrhunderts der Arzt Charles Harrison Blackley eines Tages sein Arbeitszimmer betrat, in dem eine Vase mit blühenden Gräsern stand, mußte er niesen. Dies war der Beginn der modernen Allergieforschung.

Zu Bartzschs natürlichen Feinden gehören auch Blütenpollen. Sie lassen seine Schleimhäute anschwellen, verklebte Augen, eine tropfende Nase und eine röchelnde Lunge sind die unausweichlichen Folgen. Im Sommer wagt er nur nach ausgiebigen Regenfällen, wenn die Luft gereinigt ist und der Blütenstaub am Boden klebt, einen Spaziergang. In der vergangenen Nacht hatte es geregnet. Ich begleitete ihn durch den Park, der links und rechts des Flüßchens Wandse fast bis zum Wandsbeker Markt führt. Wandsbek hat entgegen seinem Ruf auch schöne Seiten. Das alte Wandsbeker Gehölz, ein fast waldartiger Park, und der Verlauf der Wandse gehören dazu. Aber natürlich kennen die meisten Hamburger von diesem Stadtteil gerade mal die vierspurige Bundesstraße 75. Darauf durchqueren sie mit überhöhter Geschwindigkeit den Vorort und bedauern die Bewohner der meist häßlichen Randbebauung.

Bartzsch erzählte mir von einer neuen Methode bei Raubüberfällen. Mehrere, meist jugendliche Gangster taten sich zusammen. Einer postierte sich in der Nähe eines Geldautomaten. Kam ein Kunde, stellte er sich hinter ihn, als wollte er ebenfalls Geld abheben. Dabei kennzeichnete er den Rücken seines Vordermanns mit einem Kreidestrich. Zwei andere verfolgten den Gekennzeichneten, bis sich eine Gelegenheit ergab, ihn unbeobachtet unter Vorzeigen eines großen Messers aufzufordern, das Geld herauszugeben.

»Was ich sagen will«, beendete Bartzsch seine Geschichte, »es ist ziemlich intelligent ausgedacht.«

»Bis auf das Messer.«

Er reagierte nicht auf meinen Einwand. »Ich glaube, ich könnte ein erfolgreicher Gangster werden. Ich habe mir eine ganze Reihe perfekter Verbrechen ausgedacht. Alles, was ich bräuchte, um sie auszuführen, wäre eine perfekte Organisation.«

»Willst du mich anwerben?«

Er lachte. »Ich bin Detektiv und kein Gangster.«

»Wo ist der Unterschied?«

»Die Frage ist gar nicht so übel. Auch ein Detektiv muß sich den Ablauf des Verbrechens, das er aufklären will, erst ausdenken – und ihn gedanklich so oft drehen und wenden, bis er mit der Realität übereinstimmt. Dann hat er den Fall gelöst. Ein guter Detektiv wäre ein ebenso guter Gangster. Deshalb bin ich von meiner neuen Methode so überzeugt: Ich denke mir ein Verbrechen aus und versuche es dann in der Realität zu finden. Denn was ich mir ausdenke, kann sich ein Krimineller genausogut ausdenken und durchführen. Die Verbrechen, die ich nur für mich konstruiere, gibt es tatsächlich, oder es wird sie demnächst geben. Sie sind eben nur noch nicht bekannt oder noch nicht ausgeführt worden. Ich bin davon überzeugt. Und ist es nicht genau die Methode, mit der Detektive wie ich vorgehen müssen? Es ist unsere Aufgabe, denn die Polizei kann es sich nicht leisten, ebenso perspektivisch zu arbeiten, also zukünftige Verbrechen im voraus zu klären. Die Polizei kommt immer zu spät. Sie muß zu spät kommen. Sie kann nicht anders. Das ist systemimmanent.«

Bartzsch blieb stehen und beobachtete eine alte Frau, die Enten mit Brotbrocken aus einer Plastiktüte fütterte.

»Gift«, sagte er. »Warum sollte das Brot nicht vergiftet sein. Komm weiter, und sieh dich nicht um, ich glaube, wir werden verfolgt.«

»Von wem?«

»Ein Mann. Er folgt uns schon lange. Wir werden sehen. Laß uns bis zum Einkaufszentrum gehen.«

Ich hielt es für ein Spiel. »Und welches Verbrechen konstruierst du daraus?«

»Ich denke, daß meine Vermutung, die Einbrecher hätten sich organisiert, stimmt. Ich habe mir diese Organisation ausgedacht, indem ich der Frage nachging, wie ich es machen würde. Als erstes die Kerntruppe zusammenstellen. Sagen wir Schlosser, Dachdecker, Glaser. Sie treten als Handwerker auf mit einem entsprechend gestalteten Auto. Eine ideale Tarnung. Sie führen tagsüber die Einbrüche durch, verstehst du, es fällt nicht auf. Das wichtigste aber ist, zu wissen, wo sich ein Einbruch lohnt. Deshalb würde ich per Zeitungsanzeige in allen Stadtvierteln Arbeitslose suchen – davon gibt es ja zur Zeit genug –, die ihre Nachbarschaft nach lohnenden Objekten ausspähen. Die Kundschafter tragen kein Risiko und sind am Umsatz beteiligt. Als möglicherweise Hauptverdächtige besorgen sie sich für den Zeitpunkt des Einbruchs ein Alibi. Ich glaube, genau so wird es schon gemacht. Hier, guck dir das an.«

Bartzsch zog aus seiner Jacke einen Fetzen Papier. Es war ein Stellenangebot aus einer Zeitung. Junge, unabhängige Leute wurden für eine leichte Informationstätigkeit gesucht. Verdienstmöglichkeiten bis zu zehntausend Mark im Monat.

Die Anzeige überzeugte mich nicht. »Da baut jemand ein Netz zur Verteilung von Prospekten oder Warenproben auf.«

Bartzsch wischte meinen Einwand beiseite. »Genau die ideale Tarnung für eine solche Organisation.«

»Und wegen dieser Idee wirst du nun verfolgt? Es weiß doch gar niemand davon.«

Bartzsch zuckte mit den Schultern. »Vielleicht doch. Ich habe mich auf diese Anzeige beworben.«

»Was hast du?«

»Na ja, irgendwo muß man anfangen.«

Ich nahm Bartzsch nicht ernst, trotzdem sah ich mich unauffällig um. In großem Abstand folgte uns ein junger Mann in hellblauer Hose und schwarzer Lederjacke. »Es kann ein Spaziergänger wie wir sein.«

»Er folgt uns, seit wir aus dem Haus gegangen sind.«

»Der Einbruch bei deinem Nachbarn, ist er auch von einer solchen Organisation durchgeführt worden?«

»Kann sein, aber er paßt nicht recht ins Schema.«

»Eines interessiert mich. Mal angenommen, deine Theorie stimmt, was klauen diese Profis, Geld finden sie doch selten. Und, was immer es ist, wie setzen sie es ab? Wenn die permanent einbrechen, müssen sie ja einen schwunghaften Handel betreiben. Wer kauft so was?«

»Fernseher, Videos, Kameras. Seit der Öffnung der östlichen Länder gibt es einen neuen, riesigen Absatzmarkt.«

Wir hatten das Ende des Parks erreicht und hetzten unter Lebensgefahr über eine vierspurige Straße. Bartzsch blieb stehen, hustete trocken. Der kurze Spurt hatte ihn so angestrengt, daß sich sein Gesicht rötete. Er holte eine kleine Spraydose hervor, schob sie sich fast ganz in die Mundöffnung und betätigte den Sprühknopf.

»Wie wär's mit einem Kaffee«, röchelte er.

»Kaffee? Was wird Sylvia dazu sagen?«

»Wird sie es erfahren?«

Wir tranken Cappuccino in dem italienischen Café, das mit seinen Stühlen und Tischen einen Teil der Gänge des Einkaufszentrums erobert hatte. Zwischendurch betätigte Bartzsch erneut seine Spraydose. Er atmete schwer, und jedes Luftholen wurde von seiner Lunge mit mehrstimmigem Pfeifen begleitet. Der Spaziergang war wohl doch nicht gut für ihn gewesen. Aber vielleicht lag es nicht am Blütenstaub. Es kamen mehr als ein Dutzend weitere Stoffe in Frage, die bei Bartzsch eine allergische Reaktion auslösten. Wie auch immer, ich mußte mich auf Vorwürfe von Sylvia gefaßt machen, da ich ihn nicht von dem Spaziergang abgehalten hatte.

»Schade, daß du keine Kamera dabei hast, ich ...« Der Rest des Satzes ging in einem trockenen Hustenanfall unter.

»Was soll ich fotografieren?«

»Da hinten. Da sitzt er. Unser Mann.«

Ich entdeckte ihn in einem Wandspiegel.

»Kein Problem. Kann ich dich allein lassen?«

»Wenn du einen Treueid als Kindermädchen abgelegt hast, mußt du natürlich bei mir bleiben. Hau ab, du Arschloch!«

Ich ging in das mittlere Gebäude des Einkaufszentrums zu einem Fotoladen, kaufte einen Film, handelte eine geringe Leihgebühr für die Kamera aus und hinterließ meine Kreditkarte als Pfand. Mit einer Nikon samt Teleobjektiv schlich ich mich zurück. Es gelang mir, den Verfolger unbemerkt zu fotografieren, allerdings durch eine Schaufensterscheibe hindurch, was die Qualität des Fotos mindern würde. Ich brachte die Kamera zurück und den Film zu einem am anderen Ende des Zentrums eingerichteten Labor, das damit warb, innerhalb einer Stunde fertige Fotos zu liefern. Als ich zum Café zurückkam, war Bartzsch verschwunden. Der Verfolger auch.

Der Kellner kam auf mich zu. »Die Rechnung ist noch offen. Zwei Cappuccino, macht ...«

»Wo ist mein Freund?«

»Ich habe einen Arzt gerufen.«

»Einen Arzt! Was ist passiert?«

»Er bekam keine Luft mehr. Macht sieben Mark.«

»Wie heißt der Arzt?«

»Wittschneider. Im Vorderhaus. Zahlen Sie die Rechnung?«

Ich zahlte.

Bartzsch lag allein in einem kleinen Behandlungszimmer auf einer Liege, die gläserne Halbmaske eines Inhalators auf dem Gesicht. Er nahm sie herunter.

»Alles schon wieder in Ordnung.« Er tippte auf eine Einstichstelle am Arm. »Kortison!« sagte er triumphierend. »Sylvia wird toben.«

6. *Tränen und schwache Füße*

Nichts war in Ordnung. Sylvia war außer sich. Ich wisse doch genau, wie es um Bartzsch stehe, und warum ich dann mit ihm spazierenginge? Sie opfere sich auf, führe Diäten durch, halte Allergene von ihm fern, und dann das! Was wir überhaupt in diesem Café gemacht hätten? Wohl auch noch Kaffee getrunken! Gift sei das für Bartzsch. Ich wüßte doch Bescheid. Und wenn Bartzsch schon nicht vernünftig sei, dann hätte ich doch wohl die Aufgabe, auf ihn aufzupassen. Recht hatte sie.

Bartzsch mußte ihr alles noch einmal bis ins kleinste Detail erzählen. Er war ehrlich. Dann weinte sie. Auch noch Kortison, wo sie es doch geschafft hatte, seine Dosis so niedrig zu halten, daß kaum Nebenwirkungen zu erwarten waren. Und jetzt ein solcher Schuß.

Bartzsch schwor, daß es nicht wieder vorkommen würde. Und ich schwor, in Zukunft auf ihn aufzupassen. Es beruhigte sie nicht. Schließlich begann sie mit dem Hinweis, das müsse jetzt sein, mit großer Energie die Küche zu putzen, so daß Bartzsch und ich uns ins Wohnzimmer zurückzogen. Wir lauschten schweigend dem Scheppern aus der Küche.

»Eine Übersprunghandlung«, sagte Bartzsch und zog sich die Fernsehzeitschrift heran, stieß sie aber kurz darauf wieder von sich und sah mich nachdenklich an.

»Sag mal, was meinst du, hätte unser Verfolger ein Polizist sein können?« Es war das einzige Detail, das Bartzsch in seinem Bericht für Sylvia ausgelassen hatte.

»Ich mache mir Sorgen. Sylvia hat recht, ich hätte dich von dem Spaziergang abhalten sollen.«

»Auch du, mein Sohn, Brutus.«

Ich zog die Fotos hervor, die ich, während Bartzsch in der Obhut des Arztes gewesen war, abgeholt hatte. Sie waren gut, trotz der Spiegelungen in der Schaufensterscheibe.

»Schnauzbart, Lederjacke, Jeans – eigentlich typisch –,

aber das Gesicht? Warum sollte dich die Polizei beobachten?« Ich gab ihm die Bilder.

»Weil sie glauben könnten, daß ich das Geld habe.«

»Aber das hat doch der Komplize des Einbrechers.«

»Wenn es einen gab. Ich hätte ja als erster bei dem toten Einbrecher sein können, und wenn er das Geld noch gehabt hätte, dann könnte ich es jetzt haben. Ist doch klar.«

»Ein Gedanke, der auch anderen Leuten als der Polizei kommen könnte?« Ich spielte sein Spiel mit, obwohl es mir abwegig schien.

»Genau.«

»Was willst du tun?«

»Nichts. Abwarten. Eine wunderbare Situation.«

»Wenn deine Idee stimmt, könnte das gefährlich sein, auf jeden Fall ungemütlich.«

»Nicht für mich. Mir kann doch gar nichts Besseres passieren, als daß irgend jemand glaubt, ich sei in den Fall verwickelt, ich besäße das Geld. Indem er gegen mich vorgeht, liefert er mir Informationen, vielleicht sogar Beweise, um den Fall zu klären.«

Ich verkniff mir die Bemerkung, daß man ein Genie immer an den Idioten erkennt, die sich gegen es verschwören. Ich glaube, es ist ein Gedanke von Jonathan Swift.

»Und«, ergänzte Bartzsch, »auf diese Weise komme ich zu einem Klienten. Ich bin es selbst. Ich bin mein eigener Klient. Eigentlich optimal, was?«

»Bleibt nur noch die Frage, wieviel du dir pro Tag zahlst.«

Der Krach aus der Küche war unüberhörbar. Etwas war zu Bruch gegangen, auf dem Fußboden zersplittert. Bartzsch sprang auf, und ich folgte ihm. Sylvia hockte auf dem Boden und schob apathisch die Scherben eines Tellers zusammen. Sie schluchzte. Bartzsch hockte sich zu ihr, nahm sie in den Arm.

»Sylvia ... «

»Ich halte das nicht mehr aus. Ich ertrage das einfach

nicht mehr. Verstehst du das denn nicht? Ich tue alles, damit du keine Anfälle mehr kriegst, und du gehst damit um, als wäre alles nur Spaß.«

Bartzsch richtete sie auf. Sie schluchzte und drückte ihren Kopf an seine Brust. »Ich kann nicht allein kämpfen. Du mußt es auch wollen.«

»Du bist nicht allein. Ich verstehe schon, daß es manchmal aussieht, als wäre alles Spaß für mich. Ich weiß, wie gefährdet ich bin, wie schnell ein Anfall tödlich sein kann. Aber niemand kann mit einer solchen permanenten Bedrohung leben. Laß sie uns ab und zu ein bißchen verdrängen.«

Sylvia sah mich mit roten Augen an und wechselte von Bartzschs Brust an meine. »Sag du ihm was.«

Sie zog die Nase hoch, und Tränen oder Rotz drangen durch den Stoff meines Hemdes.

»Er liebt dich.«

Ich gab Sylvia an Bartzsch zurück. »Behandle sie anständig, sonst hole ich sie mir.« Dann verließ ich die beiden. Ein Symbol tragischer Liebe. Bartzsch hatte einmal gesagt, es sei unmöglich, mit einer Krankheit wie ihm auf Dauer zusammenzuleben.

Mit der Armaturenbeleuchtung betrachtete der Volvo Sylvias Tränen auf meinem Hemd. Sie schienen ihn zu beflügeln. Er trocknete sie mit einem sanften Luftstrom. Doch plötzlich begann der Motor zu husten. Danach ging alles ganz schnell. Ich konnte den Wagen gerade noch in eine Parkbucht lenken. Er löschte seine Lichter und sank stöhnend in sich zusammen. Ich fluchte nicht, sondern stieg aus und strich ihm liebevoll übers Dach.

»Das wird schon wieder.«

Ich versteckte den Zündschlüssel unter dem Teppich des Kofferraums, ohne ihn abzuschließen. Das hatte ich schon öfter so gemacht, damit ihn jemand aus der Werkstatt abholen konnte.

Er hatte mich weit genug gebracht und mir nur noch einen kurzen Spaziergang bis nach Hause zugemutet.

Ich erklomm die drei Treppen zu meinem Appartement und betrachtete erschrocken die angelehnte Wohnungstür. Ich stieß sie mit dem Fuß auf. Kein Licht brannte. Ohne die Wohnung zu betreten, versuchte ich, den Lichtschalter im Flur zu erreichen.

»Ist da jemand?«

Nichts ist unberechenbarer als ein überraschter Einbrecher. Und ich bin ein Angsthase.

Alles blieb still. Ich betrachtete die beiden Sicherheitsschlösser. Sie schienen nicht aufgebrochen zu sein.

Ich brauchte eine Waffe. Ich ergriff einen Schirm, der an der Garderobe gleich neben der Tür hing, nahm ihn fest in die Hand und tastete in jedem Zimmer, möglichst ohne es zu betreten, nach den Lichtschaltern.

Es war niemand in der Wohnung. Schränke und Schubladen waren geöffnet worden. Meine Kameratasche fehlte.

Ich griff zum Telefon.

»Bartzsch, du wirst es nicht für möglich halten, aber ich komme eben ...«

»Ich weiß, bei dir ist eingebrochen worden.«

»Was heißt, du weißt es schon. Woher?«

»Ich habe es beim ersten Ton an deiner Stimme gehört.«

»Und findest du das nicht merkwürdig?«

»Nein, eher alltäglich. Fehlt was?«

»Ja, meine Kameras. Sonst nichts. Das heißt, ich weiß es noch nicht so genau. Was soll ich jetzt tun?«

»Ruf die Polizei.«

»Scheiße.«

»Na gut, engagiere einen Privatdetektiv. Mich zum Beispiel.«

»Ha, ha.«

»Dann nicht.«

»Das ist das dritte Mal jetzt. Die Versicherung wird mich rausschmeißen.«

»Du hattest doch zwei Schlösser.«

»Ja, einfach aufgeschlossen, nehme ich an.«

»Also Profis. Dann tu mir einen Gefallen, versuche festzustellen, was sie durchwühlt haben. Ich bin sicher, die haben was Bestimmtes gesucht.«

»Was meinst du damit?«

»Die haben das Geld gesucht, das ich dir gegeben habe.«

»Du ... mir Geld gegeben?«

»Ja, ich dir geben Geld von Einbruch bei Nachbar. Du nix verstehen?«

»Was ist das jetzt für eine Theorie?«

»Ich gestehe, eine auf schwachen Füßen.«

Ich rief die Polizei. Es dauerte zwei Stunden, bis sie eintraf. Die beiden Beamten sahen sich kurz um und teilten mir dann mit, daß morgen früh ein Kollege käme, um alles aufzunehmen, von dem bekäme ich auch das Aktenzeichen, wegen der Versicherung. Ich wagte, etwas von Fingerabdrücken zu sagen. Ja, genau, ich sollte möglichst nichts anfassen. Dann waren sie wieder weg.

Wie wohnt man in einer Wohnung, ohne etwas anzufassen?

7. *Eine reine Form von Wahrheit*

Am nächsten Tag wurde in den Morgennachrichten erstmals seit langem nicht über den Krieg in Bosnien berichtet, diese Mischung aus brutalem Landraub, Kreuzzug, Rache für lange zurückliegende willkürliche Teilung, Sicherung von Privilegien aus der Tito-Ära und Suche nach verlorenen Werten. Das Medieninteresse war schon seit einiger Zeit am Abklingen. Wenn ich mich mit meinem vermeintlichen Sarajevo-Foto nicht beeilte, käme ich zu spät. Ich mußte dringend das Abbruchhaus am Stadtrand besichtigen, in dem ich das Bild inszenieren wollte. Aber nun hatte ich kein Auto mehr, meine Kameras waren gestohlen, und ich konnte die Wohnung nicht verlassen, bis die Polizei eintraf.

Ich rief die Werkstatt an. Es ist ein sehr kleiner Betrieb, versteckt in einem Hinterhof, aber wer einen Volvo fährt, kennt ihn. Es gibt nur zwei Mechaniker und einen halbtags arbeitenden Rentner für die Büroarbeiten. Einer der Mechaniker ist eine Frau, und sie wird von allen »Volvo« gerufen. Sie hat das absolute Volvo-Gehör. Sie braucht eines dieser schwedischen Autos nur zu hören und weiß sofort, was daran kaputt ist. Sie ist besser als jedes elektronische Diagnosegerät. Und sie ist sehr hübsch, allerdings ist das nicht auf den ersten Blick zu erkennen, da sie einen unförmigen Arbeitsanzug trägt und ihr blondes Haar unter einer Baseballkappe verbirgt. Leider ernte ich von ihr immer nur ein stummes Grinsen, wenn ich versuche, sie einzuladen. Wahrscheinlich versuchen alle Volvo-Fahrer, die in die Werkstatt kommen, sie einzuladen. Mit ihr auf dem Beifahrersitz könnte man selbst in einem alten Buckelvolvo reibungslos quer durch Europa fahren.

Es meldete sich der Rentner im Büro.

»Kann ich Volvo haben?«

Er stellte mich in die Werkstatt durch.

Sie wußte sofort, wer ich war. »Du bist der 240er GL in Weiß, Baujahr 85, stimmt's?«

Sie versprach, den Wagen abzuholen und mich abends anzurufen.

Die Polizei kam erst gegen elf Uhr. Diesmal waren es zwei Beamte in Zivil. Sie machten nicht den Eindruck, als hielten sie ihre Arbeit für besonders sinnvoll, aber sie waren gründlich, nahmen tatsächlich Fingerabdrücke von allen möglichen Griffen und Klinken und natürlich meine eigenen, wegen des Vergleichs. Sie untersuchten beide Sicherheitsschlösser und wollten wissen, wer alles Schlüssel besäße oder wem ich sie mal geliehen hätte. Ich hatte die Schlüssel nie aus der Hand gegeben. Sie befragten meine Nachbarn, um den Zeitpunkt des Einbruchs einzukreisen. Und sie lobten mich, weil ich ihnen die Gerätenummern der beiden gestohlenen Kameras angeben konnte, das würde ihnen helfen. Ich bezweifelte es und gab Bartzschs Theorie vom Hehlermarkt im Osten zum besten. Sie nickten, das sei wohl möglich und mache die Sache schwieriger. Ich kochte ihnen Kaffee und konfrontierte sie mit Bartzschs Theorie von der Einbrecherorganisation, die in allen Stadtteilen Agenten hätte. Sie lächelten von oben herab. Ja, ja, aber die meisten Einbrüche geschähen spontan, Beschaffungskriminalität und so, das müßte ich doch wissen. Organisierte Profis würden sich größere Objekte suchen, wo mehr zu holen sei als in einer Etagenwohnung.

»Und was halten Sie von dem Einbruch bei mir?«

Sie zogen die Schultern in die Höhe, klappten ihre Mappen zusammen, verstauten ihre Utensilien in einem Pilotenkoffer, überreichten mir eine Visitenkarte und das Aktenzeichen. Man werde sehen. Mahlzeit.

Ich rief die Versicherung wegen des Formulars für eine Einbruchs- und Diebstahlsanzeige an und mußte mir von der Sachbearbeiterin den Vorwurf gefallen lassen, dies sei, wie sie aus meinen Unterlagen ersehen könne, innerhalb von zwei Jahren schon der dritte Einbruch.

»Ich weiß, ich verschicke Einladungen.«

Bartzsch hätte genauso reagiert.

Sie lachte nicht.

Kaum hatte ich aufgelegt, klingelte es. Bartzsch stand vor der Tür.

»Du? Wie kommst du hierher?« Es war erst das zweite Mal, daß er mich besuchte.

»Ich wollte mir den Tatort ansehen und ausprobieren, ob ich immer noch verfolgt werde.«

»Und wirst du es noch?«

»Ich denke schon.«

»Derselbe Mann?«

»Möglich. Der Besuch bei dir gibt mir die Möglichkeit, gleich noch zu überprüfen, ob in meiner Abwesenheit auch bei mir eingebrochen wird.«

»Erwartest du das?«

»Wenn ich von der Polizei beobachtet werde, weil sie annimmt, ich hätte das Geld, dann nicht. Wenn ich von Einbrechern aus demselben Grund beobachtet werde und meine Hypothese stimmt, daß alle Einbrecher glauben, alle Menschen würden wie Einbrecher denken, dann wird bei mir ebenfalls nicht eingebrochen.«

»Kannst du mir das erklären.«

Bartzsch schritt wie vor einer Stunde die beiden Polizisten durch meine Wohnung, jedes Zimmer genauestens inspizierend. Ich hatte die wenigen offensichtlichen Spuren der Einbrecher noch nicht beseitigt.

Bartzsch dozierte: »Ein Einbrecher würde seine Beute niemals in der eigenen Wohnung aufbewahren, das würde ihn bei einer Durchsuchung ja sofort überführen. Wenn also einer von ihnen glaubt, ich hätte das Geld, würde er nicht bei mir suchen, sondern zum Beispiel bei dir.« Bartzsch ging in meine Küche.

»Ich habe das Gefühl, ich begreife nicht, wovon du redest.« Ich folgte ihm.

»War der Kühlschrank geöffnet?«

»Nein.«

Er öffnete ihn. »War darin alles wie immer?«

»Ich habe nicht darauf geachtet.«

»Dann erklär mir mal, warum du deine tiefgekühlten Pommes in der Gemüseschale aufbewahrst?«

»Was?«

»Sie sind schon aufgetaut. Die kannst du wegwerfen.«

Er öffnete das Tiefkühlfach. »Da. Sie haben es ausgeräumt. Das Gefrierfach ist ein beliebtes Versteck.«

Er hatte recht. Ich fragte mich, wie groß ein Geldbündel von vierhundertachtzigtausend Mark ist.

Bartzsch betrachtete inzwischen das Bücherregal im Wohnzimmer. »Ist irgend etwas verändert?«

»Nein ... das heißt doch.« Ich hatte die Veränderung vorher nicht bemerkt. Meine Bücher stehen normalerweise alle am vorderen Rand der Regalbretter.

»Sie haben die Bücher an die Wand gedrückt, um festzustellen, ob etwas dahinter ist!«

»Genau. Die haben sich deine Wohnung angeguckt und nur dort gesucht, wo sie selbst etwas verstecken würden.«

»Auf meine Kameras hatten sie es gar nicht abgesehen?«

»Nein.«

»Aber wer hat das Geld wirklich? Und wieso glauben die, daß du es bei mir versteckt hast?«

»Es gibt zwei Möglichkeiten: Es waren zwei Einbrecher bei meinem Nachbarn. Einer schob Wache, der andere stieg ein. Dem Wachposten dauerte es zu lange, er wollte nach dem Rechten sehen, aber da sah er mich und haute ab.«

»Er sah dich?«

»Na ja, ich gestehe, ich war doch unten bei der Leiche.«

»Hab' ich es mir doch gedacht! Und dann las der geflohene Einbrecher in der Zeitung von dem Geld und denkt, du hast es?«

»Genau.«

»Aber dann müßtest du tatsächlich das Geld haben.«

»Oder es war gar keines da.«

»Keines da? Das verstehe ich nicht.«

»Ich auch nicht. Deshalb die zweite Möglichkeit: Die haben im Auftrag gehandelt. Der eine bricht sich das Genick, der andere nimmt das Geld, versteckt es und behauptet seinem Auftraggeber gegenüber, ich hätte es genommen.«

»Bartzsch, ich weiß nicht, warum ich dir glauben sollte, aber wenn das so war, was sollen wir dann tun?«

»Überlegen, was sie tun werden.« Bartzsch grinste in mein besorgtes Gesicht, klopfte auf das Polster des Sofas und schnüffelte. »Übrigens, deine Wohnung ist eine böse Falle.«

Er setzte sich. »Jedenfalls für einen Allergiker wie mich. Hast du keinen Staubsauger? Dann solltest du ihn regelmäßig benutzen, wenn du mich nicht umbringen willst.«

»Aber solltest du das alles nicht der Polizei erzählen?«

»Was? Daß du mich mit Hausstaub und Milben umbringen willst?«

»Quatsch.«

»Sie würden mir nicht glauben wollen.«

»Nicht wollen?«

»So wie du auch.«

»Na ja.«

Natürlich glaubte ich ihm nicht, er machte die Sache komplizierter, als sie wahrscheinlich war. Er hatte immer Vergnügen daran, aus Indizien eine umständliche Geschichte zu konstruieren. Manchmal dachten wir uns anläßlich einer kurzen Verbrechensmeldung in der Zeitung gemeinsam eine endlose, verwickelte Geschichte aus, bis sie immer absurder wurde und wir in hysterisches Lachen ausbrachen. Einmal hatte Bartzsch dabei einen schweren Asthmaanfall bekommen.

Bartzsch stand auf, ging zum Bücherregal und zog gezielt ein Buch heraus. Es war *Kata* von Andrew Vachss. Er blätterte in dem Nachwort, dann las er laut: »Je unglaublicher etwas erscheint, desto höher ist die Chance, daß es eine reine Form von Wahrheit ist und schon daher nicht geglaubt werden kann.«

8. Ein schwarzer 740er Turbo Kombi

Bartzsch war mit einem Taxi zu mir gekommen. Bei der Taxizentrale kannten sie ihn bereits, denn er forderte immer einen bestimmten Wagen an, einen vierzehn Jahre alten Mercedes 200. Eine Vorsichtsmaßnahme, denn die Leim-, Lösungsmittel- und Kunststoffausdünstungen eines neuen Wagens konnten bei Bartzsch Asthmaanfälle auslösen. Ich bestellte denselben Wagen, um Bartzsch nach Hause zu bringen und dem Abbruchhaus, meinem Sarajevo, einen Besuch abzustatten. Zuvor wollte ich die Polaroidkamera aus dem Handschuhfach meines Wagens holen. Mit ihr konnte ich ein paar Probeaufnahmen in dem Haus machen, um dann zu entscheiden, welche Requisiten ich noch brauchte oder welche Veränderungen ich im Haus selbst vornehmen mußte.

Das Taxi kam, aber Bartzsch wollte nicht nach Hause. Er bestand darauf, mich zu begleiten. Er könne sich ja probehalber schon mal als Leiche betätigen. Wir kamen zu der Stelle, an der ich den Volvo abgestellt hatte, aber der Wagen war nicht mehr da. Ich gab dem Taxifahrer die Adresse der Werkstatt.

Bartzsch zog die Brauen hoch. »Wie heißt der Inhaber?«

»Es sind zwei. Ein Mann, ziemlich dick, etwa fünfzig, und eine Frau, so um die Dreißig. Beide Mechaniker. Die Frau nennen alle Volvo, weil ...«

»Nachnamen haben die nicht?«

»Frag mich nicht so was.«

Wir ließen das Taxi warten und gingen durch die Toreinfahrt zur Werkstatt. Mein Wagen stand im Hof. Der Mechaniker kam aus der Werkhalle, stutzte überrascht und grinste Bartzsch an. »Lange nicht gesehen.«

»Ich hatte keinen Bedarf. Immer noch im Geschäft mit den schnellen Wagen?«

»Und wie! Unser Spezialangebot ist das sogenannte ...« Der Mechaniker sah mich an und dann wieder zu Bartzsch. Bartzsch nickte. »Er ist in Ordnung. Ein guter Freund.«

Ich fragte mich, wer eigentlich der gute Kunde dieser Werkstatt war, Bartzsch oder ich.

»Wir nennen das Ding Rettungsboot«, fuhr der Mechaniker fort. »Ist in einer halben Stunde eingebaut. Molotows Wagen hat es übrigens auch. Ich mache dir einen Sonderpreis, wenn du willst.«

»Ich habe immer noch keinen eigenen Wagen. Aber was ist das, ein Rettungsboot?«

»Ein Spezialvergaser mit einer Gasflasche dran. Wenn du die einmal einschaltest, fährst du allen davon. Aber spätestens nach zehn Kilometern ist der Motor im Arsch. Manchem fliegt er schon früher um die Ohren. Es funktioniert eben nur einmal. Komm mit, ich zeig' dir das Ding mal.«

Der Mechaniker legte einen Arm um Bartzsch, und beide gingen durch die Werkstatt in das kleine abgeteilte Büro. Ich war abgemeldet und machte mich auf die Suche nach Volvo. Ich entdeckte ihre Beine. Sie ragten unter einem Wagen hervor.

»He, Volvo!«

Sie lag auf einem flachen Rollwagen, stieß sich ab und kam unter dem Wagen hervor.

»Oh, hallo.« Sie trug Kriegsbemalung in Form von Ölstreifen quer über der Stirn und erhob sich. »Ich hätte dich noch angerufen.«

»Ich bin nur gekommen, um etwas aus dem Wagen zu holen.«

»Der sieht nicht gut aus.« Sie fuhr sich mit der Hand übers Gesicht, um eine blonde Strähne, die unter der Baseballkappe hervorkam, zur Seite zu streichen, und hinterließ auf der Wange einen neuen Ölstreifen. Er machte sie für mich nicht weniger hübsch.

»Es ist die Zylinderkopfdichtung, außerdem hat die Lichtmaschine einen Kurzschluß, und der Zündverteiler muß erneuert werden. Die Wasserpumpe muß auch raus, und wenn mich nicht alles täuscht, sind die Bremsbeläge am Ende, und über kurz oder lang brauchst du neue Radlager.« Sie steckte die Hände tief in die Taschen und kniff ihre Lippen zu einem breiten Grinsen zusammen. Trotz der schlechten Nachrichten hätte ich sie am liebsten geküßt.

»Das hört sich wahrhaftig nicht gut an.«

»Wäre vielleicht der richtige Augenblick, sich nach einem anderen umzusehen.«

»Genau. Sollten wir das nicht bei einem gemütlichen Abendessen besprechen. Meine Einladung steht noch.«

Sie ging nicht darauf ein. »Wolltest du nicht immer einen Kombi?«

»Schon.«

Sie führte mich über den Hof zu einer Garage und schob die Tür hoch. Es war ein schwarzer 740er Turbo Kombi. Sie wußte, wofür ich schwärmte.

»Kann ich mir den leisten?«

»Ist gut in Schuß. Steht mit fünfzehn in der Liste. Du kriegst ihn für dreizehn. Und für deinen geb' ich dir noch drei. Bleiben zehn. Setz dich mal rein.«

»Machst du mit mir eine Probefahrt?«

Sie schüttelte den Kopf. »Keine Zeit. Überleg es dir. Ich bin drüben.«

Ich sah ihr nach und versuchte mir vorzustellen, wie sie in einem Kleid und ohne die Baseballkappe aussah. Genausogut konnte ich mir jedoch vorstellen, daß sie den schmutzigen Overall nach der Arbeit nur gegen einen sauberen austauschte, ihr Abendessen an einer Frittenbude einnahm und in einer Ecke der Werkstatt auf einer Matratze schlief, um immer in der Nähe ihrer Autos zu sein. Nach heutigen Maßstäben war sie keine Schönheit. Ihre Nase war zu groß, und ihre blauen Augen bewegten sich nicht ganz auf parallelen Achsen. Jedesmal, wenn ich ihr meinen Wagen zur Reparatur brachte, verliebte ich mich neu in sie. Vielleicht gelang es mir, ihr über den Autokauf näherzukommen. Ich setzte mich in den Volvo und träumte, wie wir beide ein edles Restaurant betraten. Sie in ihrem öligen Anzug, rechts und links ragten ein paar Schraubenschlüssel aus den Taschen. Die entsetzten Augen des Kellners. »Tut mir leid, alle Tische besetzt.« Das wollen wir doch mal sehen! Ob fünfzig Mark Bestechungsgeld reichen würden?

Bartzschs trockener Husten scheuchte mich aus meinen Träumen.

»Was ist? Können wir?«

Ich holte meine Polaroidkamera aus dem Auto und ging noch mal zu Volvo in die Werkstatt. Ihre Beine ragten wieder unter einem Wagen hervor.

»Wie wär's mit vier für meinen? Und selbstverständlich ein grandioses Abendessen für dich.«

Sie kam nicht hervor.

»Mal sehen, was ich machen kann. Ich ruf' dich heute abend an. Ich hab' dann auch die Reparaturkosten für deinen alten zusammengestellt. O.k.?«

»O.k.«

Sie würde sich nicht mehr zeigen.

Ich ging mit Bartzsch über den Hof. Der Mechaniker erwartete uns an der Durchfahrt zur Straße.

»Ich habe mir den Mann angesehen. Du meinst doch den mit dem Schnauzbart?«

»Ja.«

»Na ja, ich kenne ihn. Man nennt ihn Aldi. Er erledigt kleine Aufträge, mal für diesen, mal für jenen.«

»Und für wen zuletzt?«

Der Mechaniker zuckte die Schultern. »Aber sein Wagen hat ein Rettungsboot, das weiß ich genau.« Er grinste und rieb sich die Hände.

Wir überquerten die Straße und stiegen in das wartende Taxi.

»Ging es um unseren Verfolger?«

Bartzsch nickte und blieb stumm. Ich versuchte, in seinem Gesicht zu lesen, aber unsere Kultur hat auch mich auf dem Gebiet der physiognomischen Erkenntnis zu einem Legastheniker gemacht. Ein Gedanke aus Peter Sloterdijks *Kritik der zynischen Vernunft*, wenn ich mich recht erinnere. Es könnte allerdings auch aus dem Standardwerk *Antlitzanalyse* von W. H. D. Paldis sein.

9. *Anführungsstriche zählen nicht*

Bartzsch schwieg während der Fahrt, und ich starrte auf den Nacken des Taxifahrers. Irgend etwas störte mich daran. Der Mann war ungefähr sechzig, hatte dichtes blondes Haar und trug ein hochgeschlossenes kariertes Hemd. Sein Gesicht war, soweit ich es im Rückspiegel sehen konnte, unbewegt. Er schien sich für seine Fahrgäste nicht zu interessieren und war erstaunlich schweigsam für seinen Beruf. Dann ging mir auf, was mich an ihm irritierte: Er trug eine Perücke.

Plötzlich, wir hatten unser Ziel gerade erreicht, sagte Bartzsch: »Falsch an deiner Arbeit ist, daß du sie als Kunst inszenierst, aber alles tust, damit sie als Dokument gilt.«

Ich bat den Taxifahrer zu warten. Die Rechnung würde am Ende alles bisher Dagewesene überbieten. Wir stiegen aus und näherten uns dem Gebäude. Ein schlichtes Einfamilienhaus aus den fünfziger Jahren. Es war vom Besitzer unbewohnbar gemacht worden. Türen und Fenster waren herausgerissen. Teile der Heizungsanlage lagen im Vorgarten. Wahrscheinlich hatte er Angst vor Hausbesetzern gehabt.

»Hast du gemerkt, daß der Taxifahrer eine Perücke trägt?«

Bartzsch nickte.

»Das Haar ist künstlich, aber er tut alles, damit es als wirklich angesehen wird. Was sagst du dazu?«

Bartzsch lachte. »Natürlich können wir über die Funktion des Designs an alltäglichen Gegenständen wie Kleidung oder Perücken diskutieren. Vorausgesetzt, du stimmst der Definition zu, daß deine Fotos Gebrauchsgüter sind, die ebenso wie ein Bügeleisen, ein Gartengrill oder ein Klodeckel eines Designs bedürfen.«

Am Gartentor hing ein Schild, das auf Einsturzgefahr hinwies: »Betreten verboten. Eltern haften für ihre Kinder«.

Die Nachbarn nutzten das Grundstück, um ihre Gartenabfälle abzuladen. Über den Zaun gekippte frische Heuberge. Wir stiegen über einen Haufen abgesägter Zweige und betraten das Haus. Die meisten Räume waren für mein Vorhaben zu klein.

»Was denkst du, was Kunst ist?«

»Ich kenne mich damit nicht aus.« Bartzsch zog die Stirn in Falten. »Vielleicht etwas, das zweckfrei ist?«

»L'art pour l'art?«

Das ehemalige Wohnzimmer war der größte Raum; er hatte wenig Licht, die beiden Fensterhöhlen waren sehr klein, aber er schien mir geeignet. Ich würde allerdings eine Lichtanlage mitbringen müssen. Mit ihr konnte ich den Raum so ausleuchten, als käme das Licht durch ein von einer Granate aufgerissenes Dach.

»Weißt du, Bartzsch, Kunst heißt für mich, eine ethische Pflicht zu erfüllen. Niemals darf das unverbindlich Dekorative im Vordergrund stehen, es muß eine Beziehung eingehen zur Politik. Nur so kann man den falschen Romantizismus des L'art pour l'art überwinden.«

»Hört sich an, als hätte es ein Hochschulrevoluzzer von 1968 gesagt.«

»Es ist von Broch oder von Hofmannsthal, nein, von dem nicht, das ist Quatsch. Wahrscheinlich ist es von Walter Jens, als er über Broch sprach. Oder es ist doch von Broch, als er über Hofmannsthal sprach oder ... Scheißhalbbildung.«

»Schon gut, schon gut. Es hat was für sich.«

Ich machte einige Aufnahmen vom Wohnzimmer. Bartzsch bot sich als Leiche an, und ich ließ ihn probehalber seine Rolle spielen. Zuvor hatten wir alte Zeitungen gefunden und ausgebreitet, damit Bartzsch sich auf den Boden legen konnte. Ich hoffte, der Staub würde ihn nicht allzusehr angreifen.

Die Fotos überzeugten mich von dem Raum. Ich würde ihn allerdings noch mit Brandflecken und Einschußlöchern präparieren müssen. Vielleicht wäre es auch gut, einige Fußbodenbretter zu entfernen. Wichtig war auch die richtige Kleidung für Bartzsch. Und ich brauchte Blut, viel Blut.

»Trotzdem sind deine Fotos keine Kunst.« Bartzsch gab nicht auf.

»Ob etwas Kunst ist, bestimmt heute der, der sie produziert ...«

»Kenne ich, ist von Warhol ... oder war es Beuys? Oder hat es Beuys über Warhol gesagt oder umgekehrt. Du hast recht, Scheißhalbbildung.« Bartzsch klopfte sich den Staub ab.

»... der Kritiker, das Publikum können das Kunstwerk nur noch interpretieren und natürlich subjektiv als schlechtes oder gutes Kunstwerk bewerten.«

Wir verließen das Haus, und ich öffnete Bartzsch die Taxitür.

Er stieg nicht ein, sondern tippte mir mit dem Zeigefinger hart auf die Brust. »Gut, nehmen wir an, deine Fotos sind Kunst. Wie wäre es dann mit folgendem Vergleich: Ein begabter Maler imitiert einen Picasso und gibt sein Werk als Original aus. Das Bild kann ohne Zweifel ein Kunstwerk sein, und trotzdem ist es eine Fälschung. Ist es nicht genau das, was du tust?«

»Ich habe diese Fernsehsendung mit dem Kunstfälscher auch gesehen. Der Vergleich hinkt. Aber wenn ich unter das Bild, das in diesem Haus entstehen soll, Sarajevo schreibe, dann schreibe ich es in Anführungsstrichen.«

»Jeder Richter der Welt würde danach urteilen, was der unbedarfte Mensch dabei denkt, nämlich, daß das Foto in Sarajevo entstanden ist. Deine Anführungsstriche zählen nicht.«

»Immerhin habe ich eine positive Absicht, und zwar die, Wirklichkeit erfahrbarer, fühlbarer zu machen. Meine erfundenen Wirklichkeiten können nur so lange bestehen, wie sie von der tatsächlichen Wirklichkeit getragen werden.«

»Erfundene Wirklichkeiten? Ha! Den Satz leih' ich mir aus, wenn ich mal ein Detektivlehrbuch schreiben muß über die Rekonstruktion von Verbrechen.«

Bartzsch stieg endlich ein, und wir fuhren zurück. Ich hatte weder ihn überzeugt noch mich selbst.

Seit ich diese spektakulären Fotos mache, habe ich ein schlechtes Gewissen dabei.

Als Bartzsch vor seinem Haus ausstieg, wandte er sich noch einmal um.

»Meinst du, du hast deinen Wagen morgen wieder?«

»Kaum.«

»Schade, du hättest mich begleiten können. Ich habe einen neuen Klienten.«

»Was? Du ... du hast einen Klienten. Seit wann?«

»Ich gebe ja zu, daß es selten geschieht, aber seit heute morgen habe ich einen. In einem Einbruchsfall.«

»Ist es dein Nachbar?«

Bartzsch schüttelte den Kopf.

»Ich will unbedingt mitkommen.«

»Gut.«

»Warte, Bartzsch. Wer ist es?«

»Hast du jemals gesehen oder gehört, daß ein Privatdetektiv seinen Klienten preisgibt?«

»Scheißkinodetektive.« Bartzsch hörte es nicht mehr. Er war schon auf dem Weg ins Haus. Der Taxifahrer grinste zum ersten Mal. Sein Taxameter übersprang jubelnd die Neunzig-Mark-Grenze.

10. *Der Beginn eines neurotischen Zusammenspiels*

Ich war wütend auf Bartzsch. Er fuhr mit mir den ganzen Tag im Taxi herum, ließ sich über meine Arbeit aus, aber erzählte nichts davon, daß er einen Auftrag bekommen hatte – was schließlich nicht jeden Tag vorkam. Der Ärger über diese Geheimniskrämerei rumorte so sehr in mir, daß ich Bartzsch sofort anrief, als ich nach Hause kam.

»Schrei nicht so. Kann ja jeder mithören.«

»Ich bin sauer, Bartzsch. Und dies ist ein Telefon, da kann nicht jeder zuhören.«

»Doch, du brüllst so laut, daß ich den Hörer einen halben Meter vom Ohr entfernt halten muß. Sämtliche Nachbarn haben ihre Ohren an die Wände gelegt.«

»Sylvia weiß es auch noch nicht, was?«

»So ist es.«

»Sie würde dir verbieten, den Fall anzunehmen, nicht wahr?«

»Das ist zu befürchten.«

»Warum?«

»Seit ich in dieser Werkstatt war, versucht eine Bataillon Quaddeln meine Unterarme zu erobern.«

»Ach du Scheiße. Ich glaube, die haben da lackiert. Wahrscheinlich die Lösungsmittel.«

»Wie auch immer, holst du mich morgen um neun Uhr ab?«

»Vielleicht solltest du auf Sylvia hören.«

Es klingelte an meiner Wohnungstür. »Ich muß Schluß machen, Bartzsch.«

Ein verschmitzt lächelndes Mädchen stand vor meiner Tür.

»Das ist ein Service, was?« sagte es.

»Volvo?!«

Sie war kaum wiederzuerkennen. Sie trug enge Jeans, ein weißes T-Shirt, und ihr Haar fiel glatt über die Schultern herab. Keine Spur von Wagenschmiere.

»Hast du jemand anders erwartet?«

»Komm rein, kneif mich, gib mir eine Ohrfeige, tritt mir gegen das Schienbein, damit ich weiß, daß ich nicht träume.«

»Dein Traum steht unten vor dem Haus. Ich habe ihn mitgebracht. Wenn du willst, kann die Probefahrt gleich losgehen.«

»Komm erst mal rein. Entschuldige die Unordnung, aber bei mir ist gerade eingebrochen worden.«

Sie warf den Kopf zurück, und ein ungläubiges Grinsen wurde sichtbar. Sie hielt es wohl für einen Trick, sie reinzulocken.

»Wirklich!«

Sie betrat die Wohnung; selbst ihr Gang hatte sich verändert, war nicht mehr so schlurfend wie in der Werkstatt. Statt schwerer Schnürstiefel trug sie leichte weiße Tennisschuhe. Ich überlegte blitzschnell, welchen Platz ich ihr anbieten konnte. Mit einem Mal kamen mir alle Zimmer verdreckt und ungemütlich vor. Sie setzte sich im Wohnzimmer in den Sessel. Und für einen Moment befürchtete ich, der Staub würde auf ihrem T-Shirt dunkle Flecken hinterlassen, die abgestandene Luft würde ihr Haar zum Kräuseln bringen und die Unordnung das Lächeln in ihrem Gesicht auslöschen. Aber nichts davon geschah. Sie lächelte mich an, so daß ich mich fragte, ob vielleicht jemand anders hinter mir stand. Aber ich wagte nicht, mich umzudrehen.

»Was ist nun?« Sie meinte mich! Ich mußte sie eine ganze Weile angestarrt haben. Verdammt, was tat ich? Mußte ich ihr nicht etwas anbieten? Was gab mein Kühlschrank her? Joghurt, Ketchup, Milch, tiefgefrorene Pommes frites?

»Joghurt, ich meine, Kaffee ... Möchtest du vielleicht ... kann ich machen?«

Sie lachte und schüttelte kleine glitzernde Sterne aus ihren Haar. Ihr Lachen verwandelte mich in eine verwachsene, bucklige Gestalt mit sinnlos herabhängenden Gliedmaßen. Ich sank ihr gegenüber auf dem Sofa zusammen, meine Knochen lösten sich auf, Schweineborsten stachen mir durch die Haut, mein Gesicht verzerrte sich und legte mein Raubtiergebiß frei.

Sie neigte sich vor, betrachtete mich mit wissenschaftlichem Interesse.

»Entschuldige«, stieß ich grunzend und sabbernd hervor, »du bringst mich ganz durcheinander.«

Warum nur sah sie so schön aus. Hätte sie nicht in ihrem Overall kommen können mit all den Ölflecken im Gesicht? Jetzt hatte ich das typische Die-Schöne-und-das-Biest-Syndrom und mußte auf Erlösung warten.

»Kaffee«, sagte sie, »wär' ganz nett.« Es löste ein wenig den Bann. Es gelang mir, aufzustehen und in die Küche zu gehen. Einmal aus ihrem Gesichtskreis, war es mir sogar möglich, meine Bewegungen wieder zu koordinieren und normal mit ihr zu sprechen.

»Weißt du«, rief ich, »was mich so irritiert, ist deine Verwandlung. Ich kenne dich doch nur in dem Monteuranzug und mit der Mütze.« Ich füllte die Kaffeemaschine mit Wasser und löffelte Kaffee in den Filter.

»Ich weiß«, sagte sie, und ich spürte ihren Atem in meinem Nacken und fuhr herum. Sie war mir gefolgt. »Es geht allen so. Und glaube mir, es gibt viel schlimmere Fälle als dich. Es gibt Männer, die für den Rest ihres Lebens zu Stotterern und Bettnässern werden, wenn sie mich plötzlich in normaler Kleidung sehen.«

»Du, du scheinst es darauf anzulegen.«

Sie antwortete nicht, betrachtete mich belustigt und neigte ihren Kopf nach vorn. Sie war mir so nah, daß mein Atem aussetzte.

»Luft holen!« sagte sie.

»Ich kann nicht«, preßte ich hervor. »Du mußt mich beatmen.«

»Das würde dir so passen.« Sie boxte mich in den Bauch, ich schnappte nach Luft, und sie schwebte wieder ins Wohnzimmer.

Nachdem das Wasser schnorchelnd durch die Maschine gelaufen war, servierte ich zitternd den Kaffee.

»Kommen wir zum Geschäft.«

Sie wußte, daß ich zu allem ja sagen würde. »Ja.«

»Was machst du eigentlich? Ich meine, wovon lebst du?«

»Ich bin Fotograf.«

»Und was fotografierst du?«

Bloß nicht die Wahrheit sagen!

»Ach, so Reportagen.«

»Pornos?«

»O Gott, nein. Aktuelle Sachen, Unfälle, Verbrechen.«

»Bringt das viel ein?«

»Es geht so.«

Sie sah sich um. »Reich bist du nicht, was? Also, ich biete dir dreifünf für deinen Wagen. Was sagst du dazu?«

Für einen Moment tauchten ihre Ohrspitzen aus dem Haar hervor, und sie erinnerte mich an eines dieser naiv-raffinierten Katzenmädchen aus Robert Crumbs *Fritz the Cat*.

»Toll.«

»Du könntest vier verlangen.« Sie hob den Kopf, legte das Kinn auf ihre Daumenspitze und war die Schlange aus Walt Disneys Film *Dschungelbuch*.

»Ich kann dir nichts abschlagen«, sagte Mogli.

»Gut dann vier für deinen, bleiben neun für den neuen. O.k.?«

»Toll.«

»Ist ein anständiger Preis.« Sie beugte sich vor und grinste breit. »Was ist mit dir los?«

»Ich bin verliebt.«

»Und zu keinem klaren Gedanken mehr fähig?«

»Doch, doch. Ich weiß, daß, folgt man dem Schweizer Psychologen Jürg Willi, bereits bei der ersten Begegnung der Grundstein für ein neurotisches Zusammenspiel gelegt wird. Und folgt man Erich Fromm, ist fast jede Partnerbeziehung neurotisch, wenn die Menschen im Kapitalismus sozialisiert wurden.«

Sie lachte. »Wie schrecklich.«

»Ja, es besteht die Gefahr, daß wir einander zerstören.«

»Dann fahr mich schnell nach Hause. Ich werde mir unterwegs überlegen, ob du mir dann zum Abschied einen Kuß geben darfst, weil ich den Preis des Wagens für dich ausgehandelt habe und nicht einmal Provision bekomme.«

Sie stand auf, und ich umarmte sie.

»Vorsicht«, sagte sie, »diese Beziehung zerstört sich innerhalb acht Sekunden selbsttätig.« Sie zählte bis acht, nahm meine Hand und zog mich aus der Wohnung.

11. Sehr gut, Dr. Watson

Wenn man mit der Hand das Brustbein abtastet, kann man an dessen unterem Ende das Zentrum aller Gefühle entdecken. Es ist nicht wie das Herz oder das Gehirn durch Knochen geschützt, sondern es liegt direkt unter der Haut. Selten ist es völlig ausgefüllt, meist ist noch Platz für alles mögliche darin. Gestern nachmittag war da bei mir noch die Wut auf Bartzsch. So oft, wie wir uns in letzter Zeit gesehen, so intensiv, wie wir miteinander diskutiert hatten, hatte ich angenommen, ihm so eine Art Assistent geworden zu sein. Aber er hatte es nicht für nötig gehalten, mir von seinem neuen Klienten zu berichten. Ich war enttäuscht gewesen. Jetzt aber war dafür in meinem Gefühlszentrum kein Platz mehr. Es war zum Bersten gefüllt mit meiner Liebe zu Volvo. Sie hatte mir einen Abschiedskuß gewährt und meine Einladung zum Essen angenommen. Ich war so voller Liebe, daß ich Bartzsch am liebsten umarmt und geküßt hätte, als ich ihn abholte. Einen Augenblick schwankte ich, ob ich ihm von Volvos Besuch erzählen sollte. Es war seltsam: Seine Beziehung zu Sylvia hatte auf ähnliche Weise begonnen. Nachdem er ihr in einer Arztpraxis begegnet war, hatte sie plötzlich vor seiner Tür gestanden. Sylvia und Volvo waren einander auch im Wesen ähnlich, so wie zwischen mir und Bartzsch eine Seelenverwandtschaft bestand. Wenn uns beiden daraufhin das gleiche geschehen mußte, dann konnte ich nur hoffen, daß ich wenigstens von Allergien verschont blieb.

Bartzsch stieg grimmigen Gesichts in meinen neuen Wagen. Ich schlug ihm auf die Schulter.

»Mensch, Bartzsch, die Welt ist schön, und du machst ein solches Gesicht.«

Er brummte nur.

»Ich hoffe, der Wagen macht dir keine Probleme. Er ist nicht so alt wie der vorige, könnte also noch Ausdünstungen haben.«

Er schnüffelte und schüttelte den Kopf. Dann gab er mir unsere Zieladresse an. Wir mußten dazu quer durch die Stadt. Bartzsch schwieg, und ich versuchte, ein Lied zu pfeifen. Ich kann nicht pfeifen, und Bartzsch sah mich strafend an.

»Was ist mit dir los?« fragte ich.

»Ärger. Ärger mit Sylvia.«

»Und?«

»Nicht wichtig jetzt.« Er verschränkte die Arme und sank in sich zusammen.

»Dann eben nicht.«

Je näher wir unserem Ziel kamen, desto mehr richtete Bartzsch sich wieder auf, grinste mich plötzlich an und begutachtete das Auto. Er öffnete das Handschuhfach, probierte die Sitzverstellung und klopfte auf das Armaturenbrett. »Wieviel PS?«

»Hundertdreizehn.«

Er interessierte sich nicht wirklich dafür. Es war nur eine Art Wiedergutmachung für seine schlechte Laune. Endlich berichtete er auch von seinem Klienten. Jemand aus der Werbebranche, schwul, aber verheiratet. Bartzsch hatte diesen Klienten auf Vermittlung seines Freundes Gerd bekommen, auch schwul und sterbenskrank. Ein Allergiker und Asthmatiker wie Bartzsch und gerade noch lebendes Beispiel für das, was Kortison im speziellen und Medikamentensucht im allgemeinen aus einem Menschen machen können.

Wir stiegen aus.

»Der Typ heißt Michael Steinbach. Der Einbruch bei ihm war schon vor vier Tagen. Die Polizei ist eingeschaltet. Entweder der Typ weiß etwas über die Einbrecher, was er der Polizei nicht sagen kann, oder ihm ist etwas so Wertvolles gestohlen worden, daß es ihm keine Versicherung ersetzen kann, sonst würde er mich nicht beauftragen. Wir werden sehen.«

Steinbachs Wohnung lag im dritten Stock eines alten Mietshauses mit Jugendstilfassade. Wahrscheinlich beherbergte das Gebäude heute nur noch Eigentumswohnungen. Solche Mietshäuser sind bei der Umwandlung besonders gewinnbringend. Der gesamte Eppendorfer Stadtteil besteht vermutlich aus nichts anderem mehr. Denn hier wohnt man als erfolgreicher Werber.

»Bartzsch, wie der Kindermörder, nur mit z.« Wenn Bartzsch sich so vorstellte, hatte er gute Laune. Er zeigte auf mich: »Und das ist Dr. Watson.«

Michael Steinbach hatte uns erwartet. Er war Mitte Dreißig und mit dem Dreitagebart, dem schwarzen Seidenanzug und der feuerroten Lederkrawatte ganz Werbemann. Er führte uns in die Wohnung, eine Designausstellung aus Glas und rohem Metall, und kam schnell zur Sache. »Sehen Sie, mir ist etwas gestohlen worden, was mir Sorgen bereitet. Ein Fotoalbum.«

»Weiß die Polizei davon?«

»Nein. Sehen Sie, es sind Bilder von mir und meinen Freunden darin ... manche vielleicht ... vielleicht etwas eindeutig.«

»Befürchten Sie, daß man Sie erpressen will?«

»Mich nicht, ich mache keinen Hehl aus meiner Neigung, aber vielleicht einige meiner Freunde.«

Die Einbrecher waren tagsüber gekommen und hatten kräftig abkassiert. Eine Sammlung silberner Miniaturen, Schmuck, Bargeld, Fotoapparate waren in ihrem Sack verschwunden. Das hatte zusammen einen Wert von rund achtzigtausend Mark. Und alles war gut dokumentiert und versichert gewesen.

Bartzsch war aufgestanden und beobachtete durch die Lamellen der schwarzen Jalousie die gegenüberliegende Häuserreihe.

»Und könnte einer ihrer Freunde ...«

»Nein.«

»Wieso sind Sie so sicher?«

»Es war nie einer in dieser Wohnung. Hier wohne ich mit meiner Frau. Für mein Privatleben gibt es eine kleine Eigentumswohnung.«

»Wic weit sind die polizeilichen Ermittlungen?«

»Nichts. Keine verwertbaren Spuren. Man hofft, daß

einige der Wertsachen wieder auftauchen, damit man die Spur zurückverfolgen kann.«

»Und was, stellen Sie sich vor, soll ich tun?«

»Finden Sie das Fotoalbum, bevor die Polizei es findet. Gerd sagte, Sie hätten Verbindungen. Versuchen Sie es zurückzukaufen.«

»Vielleicht. Geben Sie mir die Anschriften Ihrer Freunde.«

»Nein.«

Die Honorarverhandlungen begannen. Steinbach wollte nur im Erfolgsfall zahlen. Bartzsch trieb das Honorar überraschend hoch, dann verlangte er die Hälfte vorab. Er bekam schließlich ein Drittel der Summe als Scheck.

Jemand hantierte an der Wohnungstür, Michael Steinbachs Frau. Sie war wahrscheinlich zehn bis fünfzehn Jahre älter als er. Eine strenge schwarzhaarige Schönheit. Sehr schlank, mit einem Herrenhaarschnitt. Wir lehnten alle Getränkeangebote ab und gingen.

»Die Ehe der beiden«, sagte ich im Hauseingang, »ist ein Geschäft auf Gegenseitigkeit, was?«

Bartzsch legte den Finger auf den Mund und zeigte auf die Gegensprechanlage. Ich folgte ihm über die Straße. Er notierte sich die Namen der Bewohner des gegenüberliegenden Hauses ab dem dritten Stockwerk.

»Die Theorie von den Informanten?«

Bartzsch legte wieder den Finger auf den Mund. Auch hier gab es eine Gegensprechanlage.

Im Auto wurde er redselig: »Es riecht förmlich nach einer Schwulengeschichte. Ein Einbrecher, der von Steinbachs Doppelleben nichts weiß, hätte das Fotoalbum nicht mitgenommen, nicht einmal hineingeschaut. Nur ein Eingeweihter konnte den Wert des Albums erkennen. Vielleicht wurden die Wertsachen nur gestohlen, um das Album nebensächlich erscheinen zu lassen. Andererseits: Ein wirklich cleverer Einbrecher hätte das Album mitgenommen, um genau diese Spur zu legen. Und daß ein Einbrecher die Möglichkeit der Erpressung erkennt, mag ja sein, aber es ist nicht sein Job. Sein Job ist es, jeden Kontakt mit seinen Opfern zu vermeiden. Ein Erpresser muß diesen Kontakt dringend suchen. Und dann gibt es noch eine Möglichkeit: seine Frau. Du hast recht, die beiden haben eine rein geschäftliche Beziehung. Aber auch dabei kann sich einer betrogen fühlen und Rache wollen.«

Jetzt war Dr. Watson dran: »Eine Möglichkeit hast du übersehen.«

Bartzsch hob die Augenbrauen in die Stirnmitte und zog sie dann über der Nasenwurzel zusammen.

»Ein Einbrecher könnte die Möglichkeit der Erpressung erkennen und, weil das nicht sein Job ist, das Album an jemanden, dessen Job Erpressung ist, weiterverkaufen. Wir brauchen doch nur mal anzunehmen, da ist irgendein Prominenter abgelichtet, dem das Foto sehr schaden könnte.«

»Sehr gut. Wirklich, sehr gut, Dr. Watson!« Bartzsch drehte sich im Autositz um. »Und nun, Dr. Watson, versuchen Sie bitte, unseren alltäglichen Verfolger loszuwerden, ich möchte bei einem Hotel abgesetzt werden, in das er mir nicht folgen soll.«

Ich sah in den Rückspiegel. Zwei Wagen weiter tauchte ein grüner Golf auf.

12. *Alles geträumt*

Es gelang mir nicht, dem grünen Golf zu entkommen, aber ich konnte immerhin so viele Wagen zwischen uns bringen, daß Bartzsch bei einem kleinen Stau, nicht weit vom Hotel entfernt, gebückt aus dem Auto huschen und zwischen geparkten Wagen verschwinden konnte. Wenn es unserem Verfolger dann auffiel, daß Bartzsch nicht mehr im Wagen saß, würde er ihn kaum wiederfinden.

Bartzsch hatte sich auf die Anzeige beworben, in der Mitarbeiter für eine leichte Informationstätigkeit gesucht wurden. Die Bewerbungsgespräche fanden in dem Hotel statt. Für Bartzsch war der anonyme Treffpunkt ein weiterer Beweis dafür, daß hier Informanten für eine Einbrecherorganisation rekrutiert werden sollten.

Ich fuhr zu einem großen Secondhandshop und erstand eine russische Soldatenjacke, ein gestreiftes Hemd, eine zerrissene Jeans und ein Paar alte Schnürstiefel, von denen ich nur hoffen konnte, daß sie Bartzsch paßten. Er sollte die Klamotten auf meinem Sarajevo-Foto tragen. Dann fuhr ich zum Abbruchhaus. Der grüne Golf folgte mir.

Mit Hammer und Meißel produzierte ich an der Wohnzimmerwand Einschußlöcher, eine primitive Kreuzform bildend: Symbol des Kampfes von Christen gegen Moslems. Für das notwendige Blut besaß ich eine gute Verbindung zur Requisite der Fernsehstudios. Ich würde zwei Liter bestellen. Ich hatte den Wagenheber mitgenommen, um damit die Fußbodendielen aufzustemmen. Ich brauchte ihn gar nicht. Sie saßen so locker, daß ich sie mit bloßen Händen anheben und aushebeln konnte. Meinen Plan, ein Loch in den Fußboden zu schlagen, mußte ich jedoch aufgeben. Das Haus hatte keinen Keller. Ich schaffte es auch nicht, die Tapete abzulösen, um sie anzubrennen. Ich würde mir eine Lötlampe besorgen müssen. Aus dem Garten holte ich etwas Erde und beschmierte damit die Tapete. Ich verbrannte Zeitungspapier, dekorierte damit die untere Kante der Wand, an der Bartzsch liegen sollte. Dann machte ich erneut Polaroidfotos von meinem Werk.

Als ich das Haus verließ, war der grüne Golf nicht zu sehen. Auf der Rückfahrt entdeckte ich ihn jedoch bald hinter mir. Ich hielt an einem Copy-Shop und vergrößerte die Aufnahmen in mehreren Stufen, bis sie die Größe eines DIN-A4-Bogens hatten. In Schwarzweiß und in der hart wirkenden Reproduktion der Fotokopie sahen die Aufnahmen des mißhandelten Wohnzimmers bereits so aus, als stammten sie aus einem Kriegsgebiet.

Es war erst vierzehn Uhr. All meine Aktivitäten waren darauf ausgerichtet gewesen, die Zeit bis zum Wiedersehen mit Volvo herumzubringen. Sie hatte erst in zwei Stunden Feierabend. Ich wollte das Geld für den neuen Wagen in der Werkstatt vorbeibringen, durfte dort jedoch nicht vor sechzehn Uhr auftauchen, wenn ich Volvo gleich mitnehmen wollte. Ich setzte mich in einen Imbiß neben dem Copy-Shop, aß eine Currywurst und trank einen Kaffee. Die Zeit verging damit auch nicht schneller, und ich beschloß, zu den Fernsehstudios zu fahren, obwohl es dann mit der Werkstatt knapp werden könnte.

Ich hatte Wilhelm, der in der Requisite und im Fundus arbeitete, vor langer Zeit kennengelernt. Wir beide waren damals Komparsen am Theater. Ich, um mein Fotostudium an der Kunstakademie zu finanzieren, und er, weil er die Hoffnung noch nicht aufgegeben hatte, als Schauspieler entdeckt zu werden. Er wurde es nicht.

Er freute sich, mich zu sehen, und zeigte mir voller Stolz eine auf dem Tisch ausgebreitete Waffensammlung.

»Haben wir ganz billig von der Roten Armee. Wir haben die Dinger schon unbrauchbar gemacht. Weißt du, von denen kannst du jetzt alles haben. Panzer, Flugzeuge für einen Apfel und ein Ei. Die sind jetzt im Original billiger als unsere Nachbildungen aus Pappe.«

Ich bestellte bei ihm zwei Liter Blut. Früher habe ich mit Schweineblut gearbeitet, das ich mir im Schlachthof besorgte. Aber ich bin davon abgekommen. Es wirkt auf Fotos nicht echt genug. Das Theaterblut ist besser. Ich wollte gerade gehen, als mir eine Idee kam.

»Sag mal, kann ich so eine Maschinenpistole ausleihen?«

»Die Kalaschnikow?«

»Ist es eine?«

»Ja, dazu mußt du allerdings unterschreiben.«

»Dann reservier eine für mich. Ich hol' sie zusammen mit dem Blut.«

Je näher ich der Werkstatt kam, desto mehr packte mich die Angst, mir Volvos Zuneigung nur eingebildet zu haben: Volvo spielte nur mit mir, sie war an Autos interessiert, nicht an mir. Ich war ein Idiot. Natürlich, so war es gewesen: Sie hatte mir ein Auto verkaufen wollen und war deshalb ein bißchen nett zu mir gewesen. Ich war nichts weiter als einer ihrer Kunden. Einer von denen, die man über den Tisch zog, denen man zuviel Geld abknöpfte, um sich hinterher darüber zu amüsieren.

Was konnte ich als Beweis ihrer Zuneigung anführen?

Sie hatte mich zum Abschied geküßt! Aber bevor der Kuß allzu intensiv geworden war, hatte sie sich mir entzogen. Also war es eher ein Gegenbeweis.

Sie hatte meine Einladung zum Abendessen angenommen. Aber gehen Geschäftsleute, die einen Verkaufsabschluß getätigt haben, nicht oft anschließend essen?

Es gab keinen Beweis.

Ich, Fotograf der Illusionen, war einer Illusion erlegen!

Nun gut, zum Glück war ich darauf gekommen, bevor ich sie wiedersah. Ich hatte es in der Hand. Ich konnte es vermeiden, wie ein verliebter Gockel aufzutreten.

Ich fuhr in den Hof der Werkstatt, schlug die Wagentür fester als sonst zu und ging mit eiserner Miene und festem Schritt über den Hof. »Son pas retentit; il marche sur son cœur«, sagt André Breton.

Ohne mich umzusehen, betrat ich das kleine Büro. Der Mechaniker blickte von den Papieren auf.

»Ah, du kommst, um zu bezahlen.« Er lächelte. Natürlich, er freute sich über die viel zu hohe Summe.

»Was macht Bartzsch denn so? Arbeitet er an einem Fall?«

»Der erzählt mir nichts.«

Ich legte das Geld auf den Tisch und bat um eine Quittung.

»Guter Wagen«, sagte er wenig später und schob mir die Quittung zu. »Und wenn mal was ist, wir sind die Spezialisten.«

»Klar.« Ich faltete die Quittung und steckte sie ein. »Ist Volvo nicht da«, fragte ich beiläufig.

»Ist heute früher weg. Hatte noch was vor.«

Natürlich, Volvo war nicht da. Wozu auch? Zum ersten Mal hatte ich Schwierigkeiten, rückwärts durch die Toreinfahrt zu fahren. Ich fuhr zu Bartzsch, aber vor seinem Haus verließ mich der Mut zu klingeln.

Ich würde ihm nur vorjammern, wie schlecht die Welt sei.

Ich fuhr weiter stadtauswärts bis zu einer Autobahnauffahrt. Vielleicht sollte ich für ein paar Tage verschwinden, um mich abzulenken. Ich könnte meine Schwester besuchen. Eine gute Idee. Ich wendete. Ich würde zurückfahren und meinen kleinen Koffer packen. Kaum war ich zu Hause, klingelte es. Wahrscheinlich Bartzsch, der mir von seinem Abenteuer im Hotel erzählen wollte. Ich öffnete die Tür. Er war es nicht.

»Volvo?« Sie sah verändert aus.

»Wo warst du? Ich habe tausendmal angerufen, und schließlich habe ich gedacht, ich fahr' einfach zu dir.«

»Was hast du ...«

»Gefällt es dir. Ich war beim Friseur. Wir gehen doch essen?«

Ihr Haar war etwas kürzer geschnitten und leicht gewellt. Ich nickte stumm. Sie machte einen Schritt auf mich zu, umarmte und küßte mich.

»Was ist mit dir?«

»Oh, verdammt, Volvo, ich dachte, ich hätte alles geträumt.«

»Dummkopf.« Sie küßte mich erneut und drängte mich dabei gegen die Wand des Wohnungsflurs. Am liebsten hätte ich geheult.

»Hör zu, ich will nicht, daß Bartzsch das Haus verläßt. Ich weiß nicht, was ihr gestern gemacht habt, aber es geht ihm schlecht. Ich verlange, daß du als sein Freund auf ihn aufpaßt, und ich denke nicht daran, länger zuzusehen, wie ihr zunichte macht, was ich sorgsam aufbaue.«

»Sylvia, bist du das?« Sie wetterte mit dem Gewitter in meinem Telefonhörer um die Wette.

»Ich habe für euren Humor im Augenblick überhaupt keinen Draht. Ich messe regelmäßig seine Lungenfunktion, sie hat sich in den letzten Tagen weiter verschlechtert. Dabei habe ich die Dosierung seines Medikaments schon erhöht. Wenn jetzt noch Streß dazukommt, wird er einen Anfall bekommen. Also laß ihn in Ruhe.«

»Kann ich ihn sprechen.«

»Nein, er schläft. Ich will auch nicht, daß du ihn besuchst. Damit das klar ist. Ich will, daß er diese Detektivspiele aufgibt. Und wenn er damit nicht aufhört, dann mache ich nicht mehr mit, dann gehe ich. Dann kann er sehen, wie er zurechtkommt.«

»Sylvia ...«

»Ich bitte dich ja nur um Verständnis und Unterstützung. Das ist doch wohl nicht zuviel verlangt – von einem Freund.«

»Natürlich, Sylvia.« Es hatte keinen Sinn, mit ihr darüber zu diskutieren, daß Bartzschs Detektivspiel genauso ein Überlebensmittel war wie das Kortison.

Ich versprach wiederholt Wohlverhalten, dann hängte sie ein. Es war sieben Uhr morgens, und ich lag noch im Bett. Schwach erinnerte ich mich an einen Kuß im Dunkeln, ein geflüstertes Abschiedswort. Mit der Hand prüfte ich, ob das Bett neben mir noch warm war. Es war kalt. Volvo war seit langem gegangen.

Ich zog die Decke über den Kopf und wollte weiterschlafen, aber sobald ich die Augen schloß, sah ich Volvos Körper vor mir: die schön geschwungenen Schlüsselbeine, die niedliche Drosselgrube, die beiden hübschen Grübchen am Ende ihres Kreuzes, die glatte Haut ihrer Oberschenkel ... Der letzte Satz aus Patrick Süskinds *Parfum* fiel mir ein: »Sie hatten zum ersten Mal etwas aus Liebe getan.« Er bezieht sich allerdings auf ein kannibalistisches Mahl. Ich sprang aus dem Bett, es war mir unmöglich, zu schlafen.

Ich durchsuchte die Wohnung nach Spuren von Volvo. Sie hatte nichts hinterlassen ... doch, auf dem Küchentisch lag ein Zettel: »Guten Morgen, du Langschläfer«. Darunter ein gezeichnetes Herz mit zwei schrägen Streifen wie auf dem Kühler eines Volvos. Der Zettel ließ mich pfeifend unter die Dusche gehen.

Danach frühstückte ich ausgiebig und überlegte, ob ich Bartzsch anrufen sollte. Sylvia dürfte inzwischen das Haus verlassen haben. Er kam mir zuvor.

Das Telefon klingelte, und lange bevor Bartzsch zu sprechen begann, hörte ich, daß er es war.

»Es geht mir nicht gut.«

»Ich höre es. Was ist passiert?«

»Im Hotel. Ich war dort. Wohl alles nichts.«

»Was?«

»Nur Verteilen von Warenproben. Und Befragung.«

»Also bist du nicht Mitglied einer Einbrecherorganisation geworden?«

»Trotzdem. Gebe nicht auf. Habe nur noch nicht die richtigen Leute gefunden.« Bartzsch machte beim Sprechen lange Pausen und röchelte stark.

»Heute solltest du aber zu Hause bleiben. Sylvia hat mich schon angerufen. Sie macht sich Sorgen.«

»Natürlich. Kann heute alles ... am Telefon machen.«

»Bartzsch, leg dich hin.«

Er würde es nicht tun. Ich wußte, wie Kortison, das zur Gruppe der Steroide gehört, auf ihn wirkte. Und er hatte mit Sicherheit eine hohe Dosis drin. Sie machten ihn euphorisch. Eine verteufelte Nebenwirkung, wenn es einem schlechtging.

»Hör zu, Bartzsch. Diese Geschichte in dem Hotel, das

hätte ich für dich machen können. Da hast du dir ja wahrscheinlich was weggeholt. Du kannst mich ruhig ein bißchen mehr einspannen. Ich kann im Augenblick sowieso nichts tun.«

»Du könntest was tun. Für mich.« Ein langer Hustenanfall unterbrach ihn. »Dieser Verfolger. Aldi soll er heißen. In dem grünen Golf.«

»Er ist mir bis zum Abbruchhaus gefolgt.«

»Ich muß wissen, für wen er arbeitet. Der Mechaniker weiß es. Sagt es mir nicht. Selbstschutz. Verstehst du? Aber du kennst doch Volvo. Vielleicht kann sie ...« Für einen Moment dachte ich, mein Telefon hätte wieder eine der typischen Störungen, aber Bartzsch räusperte nur den Schleim aus seiner Lunge. »Sie könnte es auch wissen.«

»O.k.«

»Noch was. Zeitung von heute. Seite elf. Rechts unten. Ruf da mal an. Du weißt schon.«

»O.k., Bartzsch. Pfleg dich. Ich melde mich wieder.«

Seite elf. Stellenangebote. Rechts unten:

»Arbeitslos?

Geldverdienen im Spazierengehen! Handwerksbetrieb sucht Mitarbeiter ohne Vorkenntnisse. Sie spüren für uns renovierungsbedürftige Einzelhäuser auf. Zum Beispiel: Fenster-, Türen-, Dach- und Anstricherneuerungen, Gartenanlagen und Reparaturbedürftigkeit aller Art. Sie geben unser Angebot ab. Provisionen bis zu DM 15 000 monatlich leicht erreichbar.«

Es folgte eine Telefonnummer.

Ich rief an. Ein Mann meldete sich mit dem Firmennamen »Maxibau«.

»Es ist wegen Ihrer Anzeige. Ich bin seit zwei Jahren arbeitslos. Und ich hätte da gleich ein paar Objekte für ...«

Er unterbrach mich, verlangte meinen Namen und meine Anschrift. Ich war vorbereitet, nannte den Namen, den ich auf der zertrümmerten Tür des Abbruchhauses gelesen hatte, und die Adresse des Hauses. Der Mann begann etwas umständlich davon zu sprechen, daß ich zuerst geschult werden müßte. Und ich bekam den Verdacht, an eines jener Unternehmen geraten zu sein, die Arbeitslosen eine Anstellung in Aussicht stellen, um ihnen damit die letzten Groschen aus der Tasche zu ziehen.

»Sie meinen, ich muß einen Kursus machen? Und der kostet was, oder?«

»Nein, nein. Es geht einfach darum, Reparaturbedürftigkeit von Einfamilienhäusern richtig einschätzen zu können. Sehen Sie, es genügt ja nicht, zu erkennen, daß irgendwo die Fenster ausgewechselt werden müssen. Sie sollen auch einschätzen, ob die Besitzer eine solche Maßnahme überhaupt bezahlen können. Das kann man sehr schnell lernen. Ein paar Tips, ein paar Tricks. Die Schulung ist gratis. Wir rufen Sie in ein, zwei Tagen wieder an, wegen eines Termins.«

»Mein Telefon ist leider abgestellt.«

»Dann melden Sie sich in zwei Tagen bitte wieder bei uns.«

Wenn Bartzsch mit seiner Theorie recht hatte, konnte ich auch versuchen, einen größeren Köder auszuwerfen.

»Da wäre noch etwas.«

»Ja?«

»Ich habe leider ein halbes Jahr im Gefängnis gesessen. Wissen Sie, eine Verwechslung. Ich war eigentlich nicht schuld.«

»Ah ... das Vorleben unserer Mitarbeiter interessiert uns eigentlich nicht, wenn sie tüchtig sind.«

»Danke. Ich melde mich dann wieder.«

»Warten Sie. Ich sehe gerade, daß ich Ihnen gleich morgen einen Termin anbieten kann. Wenn Ihnen zehn Uhr im Elysée-Hotel recht wäre.«

Ich sagte zu, und zum ersten Mal hatte ich das Gefühl, daß an Bartzschs Theorie etwas dran sein könnte.

Der zweiten Aufgabe, die mir Bartzsch aufgetragen hatte, wandte ich mich mit großer Liebe zu.

14. Die Kraft der Waschpulver

»Ich kann nicht lange Pause machen.« Volvo gab mir einen vorsichtigen Kuß und zog sich sofort zurück. »Komm mir nicht zu nahe. Ich bin schmutzig und färbe ab.« Sie hatte ihre ölverschmierten Hände flach gegen mich erhoben und hielt mich so auf Distanz, küßte mich mit vorgestrecktem Kopf erneut und versuchte meine Lippen mit ihrer Zungenspitze ein wenig zu öffnen. Bevor ich darauf reagieren konnte, hatte sie sich aufs neue zurückgezogen. »Komm, ich habe Hunger.«

Ich folgte ihr über den Hof zur Straße, wäre aber am liebsten mit ihr in einer der dunklen Garagen verschwunden. Wenn man der modernen Waschmittelwerbung Glauben schenken durfte, hatte ich mich vor Volvos ölverschmierter Kleidung nicht in acht zu nehmen. Volvo zeigte auf eine Imbißbude an der nächsten Ecke. Ich mußte mich beeilen, um mit ihr Schritt zu halten.

»Ich muß dich was fragen«, erinnerte ich mich an Bartzschs Auftrag.

»Meine Antwort ist: Ja!«

»Nein, etwas anderes.«

»Gibt es noch etwas anderes?« Sie grinste.

»Ich will Bartzsch ein bißchen helfen. Es geht ihm dreckig. Er glaubt, Helmut, dein Partner da in der Werkstatt ...«

»Ich will eigentlich mit dem, was Helmut macht, nichts zu tun haben.« Ihr Lächeln war verschwunden. »Ich weigere mich auch, diese Rettungsboote einzubauen. Das ist allein sein Ding, sind seine Kunden. Ich will gar nicht wissen, wer die sind. Ich habe meine eigenen.«

»Ich dachte, ihr seid Partner.«

»Wir trennen strikt. Jeder rechnet für sich ab. Helmut bekommt fünfzehn Prozent von meinen Aufträgen für die Werkstattnutzung. Und dein Bartzsch ist ein Kunde von Helmut. Ach Scheiße, warum reden wir nicht über etwas anderes?«

Sie war stehengeblieben und hatte die Stirn in Falten gelegt. Ich versuchte, sie mit der Hand zu glätten. Es gelang nicht. Dann küßte ich sie glatt.

»Es hört sich an, als hättest du Probleme?«

»Es stinkt mir, daß Helmut diese illegalen Dinger macht. Es ist immer mehr geworden. Und irgendwie hänge ich eben doch mit drin. Wenn ich mir eine eigene Werkstatt leisten könnte ... Weißt du, ich kenne ein paar Frauen, die gut sind. Die würden mitmachen. Uns fehlt bloß das Geld. Eine reine Frauenwerkstatt, die würde brummen, was?«

Wir hatten die Imbißbude erreicht, bestellten Currywurst und Pommes frites mit Ketchup und Mayonnaise. Volvo schlang alles in sich hinein. Zu den Ölstreifen in ihrem Gesicht kam Currysoße. Sie wischte sich mit einer Serviette um den Mund, grinste. »Manchmal fühl' ich mich richtig süchtig nach diesem Fraß. Jetzt geht's mir besser. Nun frag schon, was willst du wissen.«

»Liebst du mich?«

»Das weißt du doch schon. Ich meine deine andere Frage.«

»Erst diese beantworten.«

»Ja.«

»Kommst du heute abend zu mir?«

»Ja. Du lenkst ab.«

»Alle meine Fragen sind beantwortet. Jetzt frage ich mich nur noch, wie ich es so lange aushalten soll, bis du kommst.«

»Wenn du jetzt nicht die andere Frage stellst, werde ich böse.«

»Gut, aber ich hoffe, du kannst sie nicht beantworten.«

Sie nickte. Ich beschrieb ihr den grünen Golf und den Mann darin.

»Den kenne ich leider. Ich weiß nicht genau, wie er heißt, aber er wird Aldi genannt.«

»Wir wollen wissen, für wen er arbeitet.«

Sie zuckte mit den Schultern. »Ich habe seinen Wagen mal abgeschleppt, und dazu mußte ich den Schlüssel in einer Wohnung abholen.« Sie wußte Namen und Adresse noch. Wir gingen schweigend zur Werkstatt zurück. Ich hatte das Gefühl, daß plötzlich etwas zwischen uns stand. Sie hatte die Schultern nach vorn gebeugt und die Hände tief in den Taschen vergraben. Im Hof blieb sie stehen. Ihr Gesicht war traurig. Sie war weit weg. Zwischen uns ein breiter Fluß. Sie, umgeben von einem magischen Kreis, eingeschlossen in einen Turm.

»Ich liebe dich.« Eine zu harmlose Beschwörung. Ich konnte sie nicht erreichen. Nur sie kannte die Zauberworte.

»He, ich bin der junge Königssohn. Laß dein Haar herunter, damit ich zu dir gelangen kann.«

Ein Lächeln und müde Augen.

»Es ist alles falsch, gelogen. Natürlich kenne ich alle diese Gangster, und natürlich bin ich Helmuts Partnerin, ich baue diese Rettungsboote ein und spritze Wagen über Nacht um, übertrage Steuerstempel auf neue Nummernschilder und all dieser Scheiß und noch viel mehr. Was ich dir erzählt habe, war nur ein Wunschtraum.« Sie hatte den Kopf gesenkt. Ich nahm sie in die Arme, drückte sie an mich.

»Liebe mich«, flüsterte sie. »Jetzt!«

Sie löste sich von mir, zog mich in eine der Garagen, schloß das Tor und fiel auf einem ausgebauten Autositz über mich her.

Heute noch würden die zu achtundneunzig Prozent abbaubaren Tenside in meinem phosphatfreien Waschpulver ihre Kraft ohne optische Aufheller und Bleichmittel beweisen müssen. Aber vielleicht würde ich Volvos Spuren auf meinem Hemd in Ehren halten, das Hemd unter Glas legen, einrahmen und in meinem Wohnzimmer für alle Zeiten aufhängen.

15. Blütenstaub

Die Liebe kostet Kraft. Ich war auf meinem Sofa eingenickt. Das Telefon schreckte mich hoch. Ich wußte, daß es Bartzsch war, bevor ich abhob. Er brachte kein Wort heraus.

»Bartzsch?«

Husten und Röcheln.

»Bartzsch, hast du einen Anfall?«

Die polyphone Melodie seines Versuchs, Luft zu holen, war alles, was durch die Leitung kam. Bei mir ging das Blaulicht an.

»Ich komme!«

Ich stürzte zum Auto, überschritt jede Geschwindigkeitsbeschränkung und jagte bei Spätgelb über die Kreuzungen.

Unterwegs machte ich mir Vorwürfe: Warum hatte ich nicht zuerst einen Krankenwagen gerufen? Er hätte dann mit mir eintreffen können.

Ich hetzte in Bartzschs Haus die Treppen hinauf, wollte gegen seine Tür hämmern, aber sie war offen. Bartzsch kniete im Badezimmer. Auf dem Boden eine leere Spritze. Sein Kopf war rot, seine Augen geweitet. Er konnte nicht sprechen, bekam kaum Luft. Ich griff ihm unter die Arme, schleppte ihn ins Schlafzimmer und legte ihn aufs Bett.

»Soll ich den Krankenwagen rufen?«

Er schüttelte energisch den Kopf, versuchte die wenige Luft, die er bekam, gleichmäßig durch die Kehle strömen zu lassen. Ein Hustenanfall warf seine Brust in die Höhe. Einen Augenblick lang dachte ich, er würde ersticken, aber dann kriegte er sich in den Griff. Er hatte reichlich Erfahrung mit asthmatischen Anfällen, und ich vertraute darauf, daß er selbst am besten wußte, wann er die Sauerstoffmaske des Notarztwagens brauchte.

»Hast du ... mal ... durch einen ... Strohhalm ... geatmet? ... Dann weißt du ... wie's mir geht.«

»Brauchst du irgend etwas?«

»Hab's schon.«

Das Röcheln blieb, der Atem wurde gleichmäßiger.

»Koch Tee.«

Ich setzte in der Küche Teewasser auf und kam zurück. Bartzsch hatte sich halb aufgerichtet.

»Staubsauger. Die Schleuse saugen. Machst du?«

Ich suchte den Sauger, fand ihn und schloß ihn an. Auf dem Boden der Allergieschleuse lag gelbes Pulver. Ich tippte etwas davon mit dem Finger auf, betrachtete es genau, roch daran. Es war Blütenstaub. Die Spuren waren eindeutig: Jemand hatte es durch den Briefkastenschlitz in die Wohnung rieseln lassen. Ich schaltete den Sauger ein und reinigte den kleinen Flur gründlich. Gerade war ich fertig, da pfiff der Wasserkessel.

Ich ließ ihn pfeifen und steckte zuerst meinen Kopf durch die Schlafzimmertür. Bartzsch grinste bereits wieder. Dann goß ich das kochende Wasser über Sylvias getrocknete Kräutermischung, stellte Tassen und Kanne auf ein Tablett, verzichtete auf Zucker und brachte Bartzsch alles ans Bett. Er hatte inzwischen zu inhalieren begonnen. Ich schenkte ihm ein.

»Kannst du sprechen? Was war los?«

Er nahm die durchsichtige Maske des Inhalators nicht ab. »Geduld«, tönte es dumpf. Erst jetzt fielen mir seine Arme auf. Sie waren bis zu den hochgekrempelten Hemdsärmeln mit roten Quaddeln bedeckt. Die Pusteln zogen sich vermutlich über den gesamten Oberkörper, denn oben am Hemdkragen guckten die ersten wieder hervor.

»Du mußt in Behandlung. Am besten rufe ich Sylvia an.«

Er nahm die Maske herunter, um mir ein scharfes Nein mit etwas Husten entgegenzusetzen. »Es war ein Attentat.«

Er griff zur Teetasse, nahm kleine Schlucke.

»Jetzt ist mir auch klar, daß es nicht das erste Mal war. Wer weiß, womit sie es zuvor versucht haben? Die machen das schon seit Tagen. Einfach durch den Briefkastenschlitz. Die kennen mich genau. Die wissen alles über mich. Gestern hätte ich es schon merken müssen. Dieser Geruch! Wahrscheinlich Lösungsmittel. Heute Blütenstaub. Morgen Katzenhaar. Einfach durch die Tür.« Das Orchester in seinen Bronchien begleitete jedes Wort mit einer Kakophonie.

»Wer macht so was?«

»Jemand, der genau weiß, worauf ich reagiere. Das grenzt ein.«

»Feindliche Nachbarn?«

»Möglich, aber in meinem Fall unwahrscheinlich. Dies ist eine Drohung: Wir bringen dich um, wenn du nicht ...«

»Wenn du nicht was?«

»Genau. Ich warte auf die zweite Hälfte der Botschaft.« Bartzsch rutschte wieder in die liegende Position.

»Und wenn die erste Hälfte bereits die ganze Botschaft ist?«

»Pech. Ich muß mich so oder so verbarrikadieren. Andererseits denke ich, die beste Verteidigung ist, die Rolle, die einem zugedacht wird, nicht anzunehmen, sondern genau entgegengesetzt zu handeln.« Die letzten Worte hatte er nur noch geflüstert. Er unterbrach sich mit einem langen Räuspern. »Wenn man verfolgt wird, darf man sich niemals der Logik der Verfolger unterwerfen.«

»Pfadfinderhandbuch des Fähnleins Fieselschweif. Seite 66.«

Bartzsch lachte kontrolliert, einen erneuten Hustenanfall vermeidend. »Ich bin mit Micky Maus aufgewachsen. Tick, Trick und Track haben mich mehr beeinflußt als jedes Buch. Im Alter werde ich nostalgisch heulend über alten Micky-Maus-Heften sitzen.«

»Vielleicht sollten wir erst einmal dafür sorgen, daß du dieses Alter erreichst.«

»O Gott, Sylvia! Wir müssen ihr diese Attentate unbedingt verschweigen, versprichst du mir das?«

»Sie kümmert sich um deine Gesundheit.«

»Eben drum. Sie würde mich aus der Gefahrenzone schleppen, isolieren, einmauern. Auch eine Art von Tod.«

»Oder Liebe.«

»Bereiten wir uns lieber auf die nächsten Angriffe vor. Überlegen wir, mit welcher Handlung wir sie ausgelöst haben könnten, dann können wir herausfinden, wer dafür in Frage kommt.«

»Gehen wir weiter nach dem Pfadfinderhandbuch vor?«

»Wir sollten die Donaldisten fragen, ob es dieses Handbuch wirklich gibt. Es wäre eine ausgezeichnete Lebenshilfe. Vielleicht hat sich jemand die Mühe gemacht, es aufgrund der Zitate in den Donald-Duck-Geschichten zusammenzustellen.«

Bartzsch begann sich zu kratzen, bemerkte, was er tat, verschränkte die Arme und klemmte seine Hände unter die Achselhöhlen.

Daß Bartzsch beobachtet, verfolgt und angegriffen worden war, konnte ein und dieselbe Ursache haben: den Einbruch bei seinem Nachbarn und Bartzschs scheinbare Verstrickung in diesen Fall. Aber auch der Auftrag des Werbemannes mußte als Ursache in Betracht gezogen werden. Denn zumindest die Attentate hatten unmittelbar danach begonnen. Schließlich bestand die Möglichkeit, daß der Einbrecher von Bartzschs Beauftragung wußte. Oder war es ein Racheakt für zurückliegende Taten?

Wir gingen alles durch. Wir überlegten sogar, ob die Mieter in Bartzschs Haus in Frage kämen. Schließlich berichteten die Zeitungen oft von schwelenden Feindschaften unter Nachbarn. Aus nichtigen Anlässen entwickelten sich Blutbäder. Mord, weil zum Beispiel ein Mieter beim Betreten seines Wohnblocks die Fußmatte nicht benutzt hatte.

Doch keine der Überlegungen brachte uns weiter. Bartzsch war nicht beunruhigt. Er vertraute darauf, daß es einen zweiten Teil der Botschaft gab, der ihn bald erreichen würde.

Ich berichtete ihm von meiner Bewerbung auf die Anzeige. Er schimpfte mit mir wegen des Tricks mit dem Gefängnisaufenthalt. Eine solche Rolle würde ich seiner Meinung nach nicht durchhalten. Dazu hätte ich zu wenig Ahnung von Gefängnissen und Menschen, die darin einige Zeit verbracht haben.

Daß ich Aldis Adresse herausbekommen hatte, freute ihn. »Wir werden den Spieß umdrehen. Den Verfolger zum Verfolgten machen.« Dann stutzte er. »Mist, wenn ich mir nicht großen Ärger mit Sylvia einhandeln will, werde ich es nicht machen können. Könntest du ...«

»Sicher.«

»Du hast wenig Erfahrung.«

»Ich krieg's schon hin.«

Bartzsch schwieg und schloß die Augen. Sein Brustkorb hob und senkte sich jetzt gleichmäßig. Er hatte den Mund leicht geöffnet, und die Melodie seiner Bronchien war leiser geworden. Ich dachte schon, er würde einschlafen, als er plötzlich die Augen öffnete.

»Übrigens, meinen Glückwunsch. Du und Volvo, ihr beide paßt gut zusammen.« Er schloß die Augen wieder.

»Woher weißt du ...«

»Ich bin Detektiv, mein Lieber. Vor mir kann man nichts verbergen. Du wirst sie aus unserer Sache raushalten müssen, wenn du sie nicht verlieren willst.«

Ich spürte, daß Bartzsch mich loswerden wollte, aber da ein weiterer Anfall nicht auszuschließen war, schien es mir richtiger, zu bleiben, bis Sylvia von der Arbeit kam.

Ich machte mich nützlich, indem ich die Spuren von Bartzschs Selbsthilfeaktion beseitigte. Einwegspritze und leere Kortisonampulle mußte ich auf seine Anweisung hin zwischen Küchenabfällen im Mülleimer verstecken, damit Sylvia nichts entdeckte.

»Meinst du nicht, es wäre besser, ihr von den Attentaten zu erzählen?«

Bartzsch gab keine Antwort. Seine Beziehung zu Sylvia mußte sich geändert haben.

Ich setzte nach: »Sie liebt dich doch.«

»Liebe?« hustete er. »Ich bin der Tod. Sie ist das Leben.«

»Na, dann räume ich lieber noch ein bißchen in der Küche auf.« Pfeifend begann ich die Teetassen zusammenzustellen.

Er polterte los: »Immer diese frisch Verliebten! Was meinst du, was nach dem rosaroten Zustand kommt? Der Rest ist Schweigen.«

Er richtete sich im Bett auf. »Jetzt kommt ein Tip für's Leben: Wenn du eine Beziehung über die Phase der ersten Liebe hinaus retten willst, mußt du deinem Partner gegenüber beginnen, vieles von dir zu verschweigen.«

»Ich dachte immer, Liebe sei Offenheit.«

»Illustriertenquatsch. Liebe ist reduzierte Wahrnehmung. Liebe ist erfundene Realität – wie deine Fotos.«

»Du bist ein frustrierter alter Sack! Du hast nur Angst, Sylvia zu verlieren. Und statt dich um sie zu bemühen, versuchst du, die Liebe als etwas zu definieren, auf das du keinen Einfluß hast.« Ich machte mich auf den Weg in die Küche.

»Ich bin ein Krüppel, mein Lieber, wenn ich Liebe gebe, bekomme ich Mitleid.«

»Klar, keiner hat dich richtig lieb.«

Ich wusch die Teetassen ab und horchte, aber Bartzsch sagte nichts mehr. Alles deutete darauf hin, daß sich seine Schwierigkeiten mit Sylvia beziehungsweise mit sich selbst zu einer ernsthaften Krise ausweiteten. Plötzlich hörte ich Bartzsch schimpfen, und wenig später stand er in der Küchentür.

»Ich bin ein Hornochse, ein Dummkopf, ein blöder Hammel.«

»Kannst du das nachher vor Sylvia wiederholen?«

»Ich habe einen Fehler gemacht, der nicht einmal einem Anfänger passiert. Ich habe die Detektivregel Nummer eins vergessen: Verdächtige deine Auftraggeber!«

»Wovon sprichst du? Von dem schwulen Werbemann?«

»Michael Steinbach. Genau.«

»Er soll sich selbst beklaut haben?«

»Was weiß ich. Aber den Auftrag habe ich im Grunde durch Gerd. Kannst du mich fahren?«

»Jetzt willst du zu ihm? Ruf ihn doch einfach an.«

»Zwecklos. Komm mit.«

Bartzsch führte mich zum Telefon, wählte und überreichte mir grinsend den Hörer. Ein Anrufbeantworter schaltete sich ein:

»Leider kann ich Ihren Anruf nicht persönlich entgegennehmen. Ich liege im Sterben. Ich würde mich deshalb freuen, wenn Sie persönlich vorbeikommen, damit ich Sie noch einmal sehen kann.«

Bartzsch nahm mir den Hörer aus der Hand. »Fahren wir?«

»Und Sylvia?«

»Komm, laß uns fahren.«

»Aber in deinem Zustand ...«

Es war nicht weit. Bartzsch war wegen der Medikamente zwar in euphorischer Stimmung, aber die Treppen zu Gerds Wohnung hinauf machten ihm doch zu schaffen. Er mußte auf einem Treppenabsatz eine Pause einlegen.

Gerds Wohnungstür stand weit offen. Ein handgemaltes Schild hing daran: Bitte Tür nicht schließen – eilige Arzneimittellieferung!

Ein Stimme dröhnte uns entgegen: »Herein, wenn's ein Asthmatiker ist!«

Bartzschs geräuschvoller Atem hatte uns angekündigt.

Gerd lag auf einem Sofa, den grindigen Kopf auf der Lehne. Über seinem mächtigen Oberkörper lag eine Wolldecke, an deren unterem Ende dünne Beinchen herausguckten. Der Tisch vor dem Sofa war übersät mit Arzneimittelpackungen, zwischen denen Mineralwasserflaschen herausragten. Gerd drehte uns stöhnend den Kopf zu.

»Beim nächsten Besuch bricht mir das Genick. Aber darauf habe ich es ja angelegt.«

Bartzsch ergriff Gerds schlaff herabhängende Hand. »Bleib liegen.«

»Als wenn ich aufstehen könnte, du Witzbold. Ich hatte mich schon gefragt, wann du endlich kommst. Morgen hätte ich dich aus meinem Testament gestrichen.« Gerd sah zu mir. »Du machst mir Freude, Bartzsch, was für einen hübschen Jungen hast du da mitgebracht? Ist er ein Geschenk für mich? Oder haben dich meine missionarischen Ansprachen endlich von der schwulen Lebensweise überzeugt? Ich hoffe, es ist eins von beidem. Darf ich ihm in den Schritt fassen? Komm näher, mein Süßer, und frag mich, warum ich einen so großen Mund habe und warum ich ...«

Bartzsch ergriff das Wort und stellte mich vor. Die Unterbrechung bremste Gerds Redeschwall jedoch nur kurz. »Ein Hetero, pfui Deibel, aber noch ist nichts verloren, teilen wir ihn uns, Bartzsch, und zeigen ihm, was eine Frau ihm niemals bieten kann. Ach, hätten mich Ritter Kortison und die räuberische Pharmabande nicht niedergeworfen, ich würde uns drei zu Musketieren machen, die ihre Schwerter kreuzen.«

Gerd hielt inne, drehte den Kopf wieder zur Zimmerdecke und schloß die Augen. Sein Atem war fast so geräuschvoll wie der von Bartzsch.

»Ut desint vires, tamen est laudanda voluntas. Bartzsch, übersetzen!«

»Keine Ahnung.«

»Es ist von Ovid. Wenn auch die Kräfte fehlen, ist dennoch der Wille zu loben. Der Wahlspruch aller Impotenten. Setzen!«

Wir setzten uns brav und schwiegen.

Gerd griff sich eine Pillenschachtel, drückte mit einer Hand zwei Tabletten aus der Folie und warf sich die bläulichen Kugeln in den Mund. Es war eine langgeübte Bewegung. Bartzsch schenkte ihm dazu Mineralwasser ein.

Gerds körperlicher Zustand war schlimmer, als Bartzsch ihn mir beschrieben hatte. Über seine Haut verteilten sich Wunden, die scheinbar nicht mehr heilten. Seine Augen waren trübe und von weißlichen Ausscheidungen gerahmt, sein Mund eine einzige Wunde. Er stank.

»Gerd, warum hast du mir diesen Auftrag bei Michael Steinbach vermittelt?« Bartzsch schob einige der Medikamentenpackungen mit dem Finger so auseinander, daß er ihre Aufschrift lesen konnte, und schüttelte den Kopf.

»Weil du so spät gekommen bist, sollte ich dich bestrafen und kein Wort sagen. Ich bin enttäuscht, Bartzsch. Ich hätte in der Zwischenzeit sterben können. Vor sechs Monaten gab mir der Arzt noch drei Monate. Vor einem Monat gab er mir allerdings noch einmal sechs Monate. Der Mann weiß nicht, was er will.« Gerds Stimme hatte ihre Kraft verloren. Er schien den größten Teil seiner Energie mit der Begrüßungsrede verbraucht zu haben.

»Michael Steinbach ist – im Sinne des Wortes – ein stadtbekanntes Arschloch. Die schwule Szene wollte ihm einen Denkzettel verpassen. Er hat ein Appartement in dem Hochhaus am Ende der Reeperbahn. Dort sind die meisten der Fotos aus seinem Album ohne Wissen der Beteiligten aufgenommen worden. Deshalb beauftragte man jemanden, das Album zu vernichten.«

Gerd versuchte seine Lage auf dem Sofa zu verändern. Er stemmte seine Ellbogen in die Polster, aber es gelang ihm kaum, den Oberkörper zu bewegen. Die kleine Anstrengung machte ihn atemlos und ließ sein Gesicht rot anlaufen. Er brauchte einige Minuten, bis er fortfahren konnte.

»Und damit begann das Unglück: Dieser Jemand stahl nicht nur das Album, sondern auch einige Wertsachen und verschwand spurlos. Eigentlich wollte die Szene dich beauftragen, den inzwischen spurlos verschwundenen Dieb und das Album zu finden, da kam ich auf den Trick, Michael Steinbach selbst dafür zahlen zu lassen. Ich hoffe, du hast ein anständiges Honorar ausgehandelt.«

»Warum hast du mir das alles nicht gleich gesagt.« Bartzschs Gesicht hatte sich während Gerds Bericht verwandelt. Seine Augen waren unter den Brauen kaum noch zu sehen, und seine Lippen hatten sich in die Mundhöhle zurückgezogen. Es war Bartzschs typisches Gesicht kurz vor einem Wutausbruch.

»Du hast mich nicht gefragt.«

»Scheiße, Gerd, Scheiße.« Bartzsch sprang auf, warf eine der Tablettenschachteln auf den Tisch, so daß zwei andere herunterfielen. »Eine linke Sache, die ihr mit mir abzieht. Ich gehe ohne diese Information zu dieser Tunte Steinbach ...«

»Eine Tunte ist er nicht, wenn ich dir mal den Unterschied ...«

»Scheißegal. Ihr laßt mich zu ihm gehen wie der letzte Blödmann, dabei wißt ihr ganz genau, wer den Bruch gemacht hat. Und ich Idiot handel' ein Honorar für den Fall aus, daß er das Album zurückkriegt, und euch Säcken kommt es nur darauf an, das Album zu vernichten. Macht doch euren Scheiß allein – ohne mich!«

»Beruhige dich.«

»Nein, ich will mich nicht beruhigen. Wenn ihr so was ausheckt, bringt es auch allein zu Ende. Ich bin doch nicht ...« Ein Hustenanfall unterbrach ihn, warf ihn in den Sessel zurück. Er schnappte nach Luft, wühlte roten Gesichts in seiner Jackentasche, riß einen kleinen Inhalator heraus und pumpte sich hektisch das Spray in den Mund.

Gerd schaffte es jetzt unter großer Anstrengung, seinen Oberkörper hochzuziehen, und für einige Minuten sahen die beiden einander mit roten Gesichtern an und rangen nach Luft. Die Orchester in ihren Bronchien wetteiferten um die schrillsten Töne. Ein Duell unter Asthmatikern. Doch plötzlich grinsten beide, lachten einander an, husteten, und ihre Atemnot begann von neuem.

Der Empfangschef des Hotels sah mißbilligend auf mich herab. In diesem Moment wurde mir bewußt, daß ich bei der Auswahl meiner Kleidung einen Fehler gemacht hatte. Ich hatte so übertrieben, wie es für die Darstellung eines Arbeitslosen auf einem meiner Fotos notwendig gewesen wäre. In der Realität brauchte es diese überdeutlichen Zeichen nicht. Ich versuchte das alte Jackett etwas zu glätten und verdeckte mit der Hand die abgescheuerte Kante.

»Maxibau? Ich will zu Maxibau. Bin bestellt.«

Sein Gesicht wurde etwas freundlicher.

Das Konferenzzimmer am Ende des Ganges war sehr klein. Ein Tisch in der Mitte mit Platz für acht Personen. Zwei Stühle waren besetzt. Zwei Männer um die Dreißig in dunkelgrauen Anzügen, Seidenhemden und schmalen Lederkrawatten. Der eine, rotblond, stand nicht auf, stellte sich nicht vor und sah mir nicht in die Augen. Er hielt den Kopf gesenkt, aber ich spürte, daß er mich intensiv beobachtete, wenn ich nicht in seine Richtung sah. Der andere, dunkelhaarig, mit langem Nackenhaar wie ein Fußballspieler oder Schlagersänger, gab mir die Hand und stellte sich als Max Bauer vor.

Ich lachte. »Das ist gut: Maxibau – Max Bauer. Gute Idee.« Ich war in meiner Rolle. Er nickte und grinste zurück. Ich durfte mich setzen, bekam einen Kaffee. Sie registrierten jeden Quadratzentimeter an mir, jede Bewegung. Das Verhör begann. Ich hielt mich strikt an Bartzschs Anweisung: Gab mich wortkarg, wenn es um meine Vergangenheit ging, und versuchte immer wieder durch die Betonung meines Arbeits- und Einsatzwillens von peinlichen Fragen abzulenken. Der Rotblonde machte sich ein paar Notizen.

Dann kamen sie zum eigentlichen Thema. Sehr detailliert erklärten sie Reparatur- und Renovierungsmaßnahmen an Einzelhäusern. Es gab für mich keinen Zweifel, sie waren wirklich vom Fach. Ich hatte nichts anderes zu tun, als entsprechende Objekte ausfindig zu machen. Der kritische Punkt dabei wurde von ihnen selbst angesprochen. Max Bauer erklärte:

»Natürlich müssen Sie Hinweise finden, daß unsere Angebote auf fruchtbaren Boden fallen. Wir suchen Hausbesitzer, die die Maßnahmen auch bezahlen können. Also versuchen Sie herauszufinden, was für ein Wagen in der Garage steht, wie die Wohnung eingerichtet ist. Gibt es große Fernseher, Stereoanlagen, teure Möbel, sind die Bewohner gut gekleidet? Und versuchen Sie das unauffällig zu machen. Machen Sie sich keine Notizen, denn wie Sie vielleicht wissen, ist die Weitergabe solcher persönlicher Daten nach dem Datenschutzgesetz verboten. Aber ich frage Sie, wie kann heutzutage ein Geschäftsmann noch ein Geschäft machen, wenn er nichts über seine Kunden weiß.«

Ich nickte. Mit den Angeboten der Firma Maxibau hatte ich dann nichts mehr zu tun. Das würde ein anderer Mitarbeiter übernehmen. Ich bekäme zehn Prozent von den abgeschlossenen Aufträgen – bar auf die Hand. Max Bauer rechnete mir vor, daß dies sehr viel sein könnte. Einen Vertrag könne er mir natürlich nicht geben, schließlich sei die Aufgabe ja etwas heikel. Welche Sicherheiten ich denn hätte?

»Machen Sie ein erstes Objekt ausfindig, und Sie wissen, daß es funktioniert – das ist die beste Sicherheit für Sie!«

Bartzschs Verdacht schien mir bis zu diesem Zeitpunkt nicht gerechtfertigt. Die beiden verstanden etwas vom Baugeschäft, sie kannten Fachausdrücke, konnten spezielle Reparaturen präzise beschreiben. Eine Einbrecherorganisation hätte sich damit nicht aufgehalten. Und ihre Methode, an Aufträge zu kommen, entsprach ganz der Mentalität von Baulöwen. Als aufmerksamer Zeitungsleser wußte ich, daß in dieser Branche viel getrickst, geschoben und bestochen wird. Erst am Ende bekam das

Gespräch Ähnlichkeit mit einer Szene aus einem Agentenfilm: Ich bekam keine Adresse, denn das Baugeschäft läge in der Nordheide. Die Hamburger Telefonnummer, unter der ich mich deshalb melden sollte, mußte ich mir selbst notieren. Einen Namen gab es dazu nicht.

Ich war schon aufgestanden, als mich der Rotblonde noch einmal zurückhielt. »Übrigens, wenn Sie sich ungeschickt anstellen und Schwierigkeiten bekommen, werden wir leugnen, Sie zu kennen.« Er sah mir zum ersten Mal in die Augen. Er schielte, und ich konnte nicht erkennen, mit welchem Auge er mich wirklich ansah. Während des Gespräches hatte ich eine Abneigung gegen ihn entwickelt, jetzt erschien er mir plötzlich sympathisch.

18. *Alte Bekannte*

Bartzsch stand hilflos inmitten seiner zertrümmerten Wohnungseinrichtung. Er erinnerte mich an ein Foto, auf dem ein Pinguin so ähnlich verloren in einer Packeislandschaft stand.

Schon der Zustand der Wohnungstür hatte mich in Schrecken versetzt. Sie war halb ausgehebelt, hing nur noch in einer Angel. Ich hatte sie ein wenig aufgeschoben, mich hindurchgezwängt, war über Schuh- und Kleiderhaufen im Flur hinweggestiegen und hatte Bartzsch im Wohnzimmer gefunden. Mit glasigen Augen betrachtete er das Chaos. Die Einbrecher waren mit Akribie ans Werk gegangen. Kein Möbelstück stand mehr an seinem Platz, Polster und Betten waren aufgeschlitzt, Bilder aus den Rahmen gedrückt, Schränke vollständig ausgeräumt, selbst die Rückwand des Fernsehers und der Verstärker der Stereoanlage waren aufgebrochen worden. Auch unter dem Bodenbelag hatten sie nachgesehen. Im Badezimmer rauschte das Wasser. Die Spülung der Toilette war bei der Durchsuchung zerstört worden.

Bartzsch schien mich nicht zu bemerken. Er stieg über die Trümmer hinweg und murmelte vor sich hin: »Wie konnte ich das vergessen? Natürlich mußten sie zu mir kommen. Wie soll ich das Sylvia erklären? Warum bin ich bloß aus dem Haus gegangen? Es geschieht mir recht. Ich bin ein Idiot. Sie mußten kommen. Ich hätte es wissen müssen.«

»He, Bartzsch!« Ich rüttelte ihn an der Schulter. Er sah durch mich hindurch. »Wie konnte ich meine Wohnung auch nur einen Moment außer acht lassen? Es war sonnenklar, daß sie kommen mußten. Was für ein Stümper bin ich eigentlich, daß ich das vergessen konnte? Sylvia wird heulen. Wie krieg' ich das bloß wieder hin? Ich bin selber schuld. Selber schuld. Das hätte mir nicht passieren dürfen.«

»He, Bartzsch!«

Endlich nahm er mich wahr.

»Und weißt du, was irre ist: Sie haben nichts gestohlen. Nichts. Es fehlt garantiert nichts.«

Er bückte sich, hob ein Buch auf, wollte es irgendwo hinstellen und ließ es wieder fallen.

»Warum warst du nicht da, Bartzsch? Wer macht so was? Hast du die Polizei gerufen? Wo warst du denn?«

»Ach, ich bin ein Idiot, ein verdammter Idiot. An drei Fingern hätte ich es mir abzählen können, daß sie bei mir einbrechen werden.«

»Wer denn?«

»Zuerst haben Sie versucht, mich mit ihren Attentaten ins Krankenhaus zu schaffen, um die Wohnung sturmfrei zu kriegen, als das nicht gelang, gaben sie sich mit zwei Stunden zufrieden, um hier alles auf den Kopf zu stellen. Aber sie haben nichts gefunden. Es war umsonst. Nichts gefunden.« Bartzsch kicherte. »Alles umsonst. Für nichts.«

Ich suchte das Telefon, fand es unter einer Schublade. Auch seine Rückseite war entfernt worden, aber es funktionierte noch. Bartzsch nahm es mir weg und ließ es achtlos auf einen Bücherhaufen fallen. »Ich habe die Polizei schon gerufen – von den Nachbarn aus. Die haben nichts gehört und nichts gesehen. Guck dir das Chaos an – und die haben nichts gehört und gesehen!«

Er stellte den Couchtisch wieder auf und setzte sich müde darauf.

»Du meinst, die haben das Geld gesucht, die halbe Million?«

»Nachdem sie es bei dir nicht gefunden haben, mußten sie zu mir kommen. Wie konnte ich das bloß vergessen.«

»Und wo warst du?«

»Dafür weiß ich jetzt, wer mir das alles eingebrockt hat. Ein schwacher Trost.« Er hob eine Vase auf und versuchte das herausgebrochene Stück zu finden. »Ich war bei Molotow, einem alten Freund und Hehler, der die Branche kennt. Ich zeigte ihm dein Foto von dem toten

Einbrecher, und er wußte sofort, mit wem der zusammengearbeitet hat.«

»Der zweite Einbrecher. Der Mann, der während des Einbruchs bei Fenger Schmiere stand?«

»Genau. Das ist derjenige, der glaubt, ich hätte das Geld. Und während ich herausbekomme, wer er ist, bricht der bei mir ein. Ein Witz ist das.«

»Dann kannst du ja der Polizei den Täter nennen.«

Bartzsch lachte. »Und wenn die mich fragen, woher ich das weiß?«

Ich zuckte mit den Schultern und sah mich ebenfalls nach einer Sitzgelegenheit um. Ich richtete einen Sessel auf, aber das Polster war zerschnitten, und eine Sprungfeder guckte heraus. Ich setzte mich auf die schmale hölzerne Lehne. »Eines begreife ich nicht, wie kommst du darauf, daß der zweite Mann das Geld nicht hat. Wieso bist du so sicher?«

»Ich habe ihn an dem Morgen verjagt.«

»Er könnte es trotzdem haben.«

»Mein Gefühl sagt mir, er hat es nicht, oder er behauptet seinen Auftraggebern gegenüber, es nicht zu haben. Nur dann paßt alles zusammen. Seit ich gemerkt habe, daß ich verfolgt werde, wurde mir das immer klarer. Warum habe ich das nicht ernst genommen. Ich weiß doch, daß meine Theorien die Wirklichkeit meist treffen.«

»Und wer hat das Geld?«

»Ich will dich ja nicht verwirren, aber es gibt drei Möglichkeiten. Entweder es ist noch da, wo es immer war, oder der Komplize des toten Einbrechers hat es oder aber der große Unbekannte.«

»Der große Unbekannte?«

»Ja, stell dir vor, du planst einen Einbruch. Und wenn du hinkommst, ist dort schon eingebrochen worden.«

»Das ist wohl eher eine Idee für einen Film. Könnte ich mir gut mit Stan Laurel und Oliver Hardy vorstellen. Glaubst du das wirklich?«

Bartzsch antwortete mir nicht. Er betrachtete die

Trümmer seiner Habe und schob mit dem Fuß den Bücherhaufen auseinander. Schließlich bückte er sich, hob ein Buch auf. Ich erkannte den Schutzumschlag. Es war Oliver Sacks' *Der Mann, der seine Frau mit einem Hut verwechselte*. Bartzsch vertiefte sich in den Klappentext. Ich überlegte, was Sylvia wohl sagen würde, wenn sie jetzt nach Hause käme.

»Die Realität ist verrückter als jede Fiktion«, zitierte Bartzsch plötzlich. Dann ließ er das Buch fallen und sah mich an. Seine Gesicht war jetzt voller Energie. »Weißt du, jeder Einbrecher versucht, den Bruch seines Lebens zu machen, die Beute soll so groß sein, daß er davon in Ruhe leben kann. Ein Einbrecher, der im Auftrag von jemandem arbeitet und dabei zufällig auf vierhundertachtzigtausend Mark stößt, ist in großer Versuchung, das Geld zu behalten.«

»Immer noch die Theorie von der Einbrecherorganisation?«

Bartzsch nickte. »Unser Mann hat das Geld, aber tut so, als hätte er es nicht.«

»Und was machen wir jetzt?«

»Aufräumen. Wir fangen am besten in der Küche an. Vielleicht gelingt es uns, einigermaßen Ordnung zu schaffen, bevor Sylvia kommt.«

»Müßten wir nicht alles so liegen lassen, bis die Polizei kommt.«

»Die Polizei interessiert mich nicht.«

Jemand räusperte sich. Zwei Polizisten standen im Flur. Ihre Sorgenfalten auf der Stirn waren reine Schauspielerei. Wenig später kamen die beiden Männer von der Spurensicherung. Wir begrüßten einander wie alte Bekannte. Wir wußten es, und sie wußten es auch: Sie würden nichts finden.

19. Sex und Video

Volvo hatte eine Überraschung für mich. Ich schloß den Kühlschrank, den ich gerade daraufhin untersucht hatte, ob er für uns beide an diesem Abend genug zu essen zu bieten hätte. Sie überreichte mir ein Päckchen in der Größe eines Buches und versuchte ihre übermütige Freude über das Geschenk hinter vorgehaltenen Händen zu verbergen. Sie konnte die bewußte Langsamkeit, mit der ich das gestreifte Papier entfernte, kaum aushalten.

»Mach schon auf. Mach auf!«

Es war ein Videoband. Ein Film in reißerischer Aufmachung. Ich stutzte.

»Das gibt es doch gar nicht. Ich wußte gar nicht, daß es das als Film ... Woher hast du das?« Ich hatte Volvo von meinem Lieblingskrimi *Billy-ze-Kick* von Jean Vautrin mehrmals vorgeschwärmt. Die meisten Krimiautoren stellen die Welt des Verbrechens als eine von unserem Leben unabhängige dar. Vautrin beschreibt Täter und ihre Taten so surreal, daß alles umkippt und die Verbindung zur Realität wieder hergestellt wird.

Ich hatte nicht geahnt, daß das Buch jemals verfilmt worden war.

»Wo hast du das aufgetrieben?« Ich umarmte sie, küßte ihr Gesicht, das vor Freude heiß und rot war. Sie drängte sich an mich, spazierte mit ihrer Zunge zu meinem Ohr, fuhr mir in die Ohrmuschel, zuckte zurück, um grinsend »Bitter!« zu sagen und sich gleich darauf mit den Zähnen an mein Ohrläppchen zu hängen.

»Au, laß mich.«

Sie ließ nicht los, brummte und flüsterte dann mit dem Ohrläppchen zwischen ihren Zähnen: »Du kannst jetzt den Film nicht sehen.«

»Du bist gemein.« Es war nicht ernst gemeint, denn ihre Hände hatten bereits einen Weg unter mein Hemd gefunden und inszenierten einen wohligen Schauer auf meinem Rücken.

»Ich ergebe mich. Halt ein.«

Sie schüttelte den Kopf, zog den Gürtel meiner Hose auf und schob ihre Hände hinein. Dann kletterten ihre Hände wieder in die Höhe, knöpften mein Hemd auf. Sie rieb ihr Gesicht an meiner Brust, während meine Hose auf die Knie rutschte. Ich steckte meine Nase in ihr Haar und küßte mich an ihrem Scheitel entlang. Sie kicherte, ging in die Knie und entdeckte mit ihrer Zunge die Höhlung meines Bauchnabels.

»Hör auf, da bin ich kitzelig.«

Sie kam hoch, und meine Hose rutschte hinunter auf die Knöchel. Sie zog ihr T-Shirt über den Kopf, und ihr Blick wanderte lächelnd zu meinen Füßen. »So einfach ist es, einen Mann zu fesseln.«

Ich versuchte die Hose von den Füßen zu schütteln, aber sie würde sich nicht entfernen lassen, solange ich die Schuhe anbehielt.

»Bleib einfach so«, sagte sie. Sie zog sich nackt auf den Küchentisch hinauf und strahlte mich an. »Komm!«

Ich hüpfte wie ein Kaninchen zu ihr. Sie zog mich zwischen ihre Schenkel, strich mir übers Fell und formte meine Ohren zwischen Daumen und Zeigefinger nach. Still lobte ich Jean Vautrin.

Wir hatten unsere erhitzten Körper unter Bademänteln versteckt, saßen einander am Küchentisch gegenüber und aßen Rührei mit Krabben. Das Haltbarkeitsdatum der tiefgefrorenen Schalentiere war vor einer Woche abgelaufen. Es war uns egal. Ich spießte eine Krabbe auf und ließ meine freie Hand über den Tisch wandern. Ich versuchte den Abdruck von Volvos Po auf der Tischplatte zu fühlen, aber es war nichts zu ertasten. Sie grinste mich übermütig an und griff nach meiner Hand. Sie wußte, was ich suchte.

»Ich habe morgen frei.«

»Was? Wieso?«

»Ich habe mir freigenommen. Die Werkstatt stinkt mir.« Ihre Augenbrauen zogen sich für einen Moment bedrohlich zusammen, kehrten jedoch wenig später an ihren alten Platz zurück und unterstützten einen strahlenden Blick. »Wir können den ganzen Tag im Bett bleiben.«

»Was war los?«

»Helmut. Er läßt sich immer mehr auf die krummen Dinger ein. Am besten, du weißt nichts davon.« Sie stocherte mit der Gabel in ihrem Rührei. »Ich glaube, ich suche mir eine andere Werkstatt, bevor ich zu sehr mit drinhänge.«

»Wäre es nicht sehr einfach für dich, was anderes zu finden?«

»Nee. Weißt du, ich hab' das nicht gelernt. Ich habe mir alles selbst beigebracht.«

»Alles?«

Sie stutzte, dann bemerkte sie den Doppelsinn. »Klar. Und ich kann noch viel mehr.«

»Ich weiß.«

Sie stand auf. »Komm in meine Werkstatt!«

Ich stellte die Teller zusammen, spülte sie ab und folgte ihr ins Schlafzimmer. Sie hatte die Videokassette eingelegt und drückte mir die Fernbedienung in die Hand. »Film oder Realität?«

»In dieser Reihenfolge.«

Wir krochen ins Bett. Volvo schlang ihren Arm um meinen Bauch und legte den Kopf auf meine Brust.

»Ich fürchte, ich kann morgen nicht den ganzen Tag im Bett bleiben. Ich habe Bartzsch versprochen, eine kleine Verfolgung durchzuführen.«

»Dann nimm mich mit.«

Ich drückte auf die Fernbedienung. Der Film *Billy-ze-Kick* nahm seinen Lauf. Volvo war nach zehn Minuten eingeschlafen. Ich hielt bis zum Ende durch. Es tröstete mich wenig, daß Jean Vautrin in einer Nebenrolle auftrat. Der Film war schlecht.

20. Befinden wir uns im Krieg?

Bartzsch war schweigsam, sein Blick finster. Er stieg in den Fond des Volvos und brummte etwas, was »Guten Tag« heißen konnte. Er schien sich nicht einmal zu wundern, daß Volvo hinter dem Steuer saß. Er ließ sich in das Polster sinken und schien sich für uns nicht zu interessieren.

Ich hatte ihn in seiner Wohnung abgeholt. Die Tür hatte wieder in den Angeln gehangen, und die Zimmer waren, soweit ich es mit einem Blick hatte sehen können, einigermaßen in Ordnung gewesen. Wahrscheinlich hatte er die halbe Nacht lang gemeinsam mit Sylvia aufgeräumt.

Volvo schien sich über Bartzsch zu amüsieren und wartete darauf, daß er ein Fahrziel angab. So saßen wir einige Minuten schweigend im Wagen, bis Bartzsch laut »Scheiße« sagte. Wir drehten uns beide um. Bartzsch sah nicht auf, sondern kratzte mit den Fingernägeln ein Muster in den Stoff seiner Hose. Dann sagte er: »Sie ist weg.«

»Wer ist weg?«

»Sylvia. Sie hat ihre Koffer gepackt. Braucht Abstand, sagt sie. Kann mich nicht mehr ertragen. Hau doch ab, hab' ich gesagt. Hab' doch nicht gedacht, daß sie Ernst macht. Weg ist sie. Scheiße.« Seine Stimme erstickte. »Alles geht schief.«

Plötzlich sah er uns an und begann zu poltern: »Was glotzt ihr so? Fahrt endlich los. Wir haben Besseres zu tun, als gemeinsam zu heulen. Los, zu Aldis Wohnung. Wir haben nicht viel Zeit. Um zehn Uhr haut er ab.« Tränen standen ihm in den Augen.

Volvo sah mich fragend an. Ich hob die Schultern, und sie startete den Wagen. Bartzsch schimpfte vor sich hin: »Natürlich weiß ich, daß ich ein Arsch bin. Streckenweise unerträglich. Und meine depressiven Phasen. Die sind auch nicht gerade aufmunternd. Aber ich bin krank. Bin krank an der Welt. Und ich leide. Leide wie ein Hund. Wer weiß denn schon, wie das ist, wenn einen die Umwelt krank macht. Wenn man Schritt für Schritt in einen anderen Giftnapf tritt. So ist es doch. Soll ich euch aufzählen, auf was ich alles allergisch reagiere: Blütenstaub, Hunde- und Katzenhaare, Waschmittel, Erdbeeren, Tomaten, Hausstaub, Bratfett, Kaffee, Kunststoffe, Milben, Konservierungsstoffe, Lösungsmittel, Formaldehyd, Chlor – hab' ich noch was vergessen? Bestimmt habe ich was vergessen – und es wird mich dafür umbringen! Gut, ich habe alles getan, was Sylvia von mir verlangte. Die Rotationsdiät, die Isolierung, das Pulstestverfahren, die Desensibilisierungsversuche, was weiß ich, wie viele Eliminationsdiäten. Und so weiter und so weiter. Ich habe es sogar zeitweilig geschafft, mit dem Kortison unter die Cushing-Schwelle zu kommen. Ich wollte ein braver Junge sein. Ich habe nicht mehr gelebt vor lauter Vorsichtsmaßnahmen. Ich habe es getan, weil ich Sylvia liebe. Und doch habe ich sie manchmal betrogen, heimlich meine Kortisondosis erhöht, bei Gerd ein paar Tranquilizer abgestaubt, mich Allergenen ausgesetzt und verbotene Lebensmittel genossen. Ja, genossen, denn was ist das für ein Leben, für das man auf das Leben verzichten muß? Für sie war jede Regelübertretung der Beweis dafür, daß ich sie nicht liebe. Ich konnte ihr nicht sagen, wodurch in den vergangenen Tagen die Anfälle ausgelöst wurden. Sie hätte mich noch mehr isoliert, mir den letzten Rest Freiheit und Spaß – oder soll ich sagen, Leben – genommen. Aus Liebe natürlich. Aus Liebe. Was für eine Beziehungskiste haben wir uns da gezimmert, eine Art Sarg, in dem wir beide eng aneinanderliegen und sich keiner mehr rühren kann, ohne dem anderen weh zu tun?«

Er verstummte, und mir fiel ein anderes, vielleicht passenderes Bild ein. »Seid ihr nicht eher wie zwei Segler in einem Boot. Jeder von euch legt sich zur anderen Seite des Bootes hinaus, und keiner von euch beiden wagt sich zur Mitte des Bootes zurück, weil er Angst hat, es dann zum Kentern zu bringen. Dabei ist die Lösung ganz einfach: Einer von beiden muß das scheinbar Unsinnige tun und sich zur Mitte des Bootes begeben, der andere müßte ihm dann nämlich ebenfalls entgegenkommen, denn auch er will ja nicht ins Wasser fallen.«

»Watzlawick!« sagte Bartzsch verächtlich. »Ich hab' dir das Buch *Lösungen* selber empfohlen.«

»Du hast es mir damals als deine Bibel verkauft.«

»Unsere Situation ist anders. Und woher will der verdammte Watzlawick wissen, daß keiner von beiden daran interessiert ist, das Boot zum Kentern zu bringen?«

»Klar ist ein Risiko dabei.«

»Nein, nein, unser Problem ist, sie will mich gesund machen, aber ich bin nicht zu heilen. Und jeder neue Hautausschlag, jeder Asthmaanfall ist für sie der Beweis, daß ich sie nicht liebe. Sie ist das Problem. Sie will die Wahrheit nicht sehen, die nämlich, daß alle ihre Bemühungen versagen müssen. Ich wußte von Anfang an, daß genau diese Situation irgendwann eintreten würde. Die Liebe einer Krankenschwester zu einem chronisch Kranken, das kann niemals gutgehen. Ich wußte das alles. Und ich weiß, daß ich sie gehen lassen muß. Ich kann sie nicht zur Gefangenen meiner Krankheit machen. Es ist nur ... daß ... ich ... sie ... immer noch liebe.«

Volvo fuhr in eine Parklücke. Wir waren in der Straße angelangt, in der Aldi wohnte.

»Wo ist Sylvia jetzt?« fragte sie.

»Sie ist zu einer Freundin gezogen.«

Ich hielt nach dem grünen Golf Ausschau. »Da vorn, das könnte sein Wagen sein.« Niemand interessierte sich für meine Entdeckung.

»Sie sagt, für ein paar Tage, um Abstand zu gewinnen.«

Ich versuchte erneut, seine Aufmerksamkeit auf unsere Aufgabe zu lenken: »Bartzsch, woher weißt du, daß Aldi um zehn Uhr aus dem Haus geht?«

Er hörte mir nicht zu.

»Aber warum sollte sie zurückkommen?«

Volvo: »Vielleicht tut es euch wirklich gut, und ihr könnt anschließend besser über eure Beziehung sprechen.«

Bartzsch: »Wenn es ein Anschließend gibt. Ich glaube es nicht. Es ist vorbei.«

Ich: »Verdammt, warum sind wir hier.«

Volvo: »Es klingt so, als würdest du es selbst nicht wollen.«

Bartzsch: »Ich liebe sie, aber ich weiß, daß diese Liebe nicht funktionieren kann. Ich habe kein Recht, jemanden an mich zu binden.«

Ich: »Verdammt, ihr beiden, da kommt Aldi.«

Volvo: »Ist das nicht zuviel Selbstmitleid?«

Bartzsch: »Nein, nur die Anerkennung der Tatsache, daß ich mich immer in Lebensgefahr befinde.«

Ich: »Hört endlich auf. Diese ganze Diskussion hatten wir doch schon, und wir können sie gern ein anderes Mal fortsetzen. Da vorn steigt Aldi in seinen Wagen, und wenn wir nicht aufpassen, ist er weg.«

Volvo: »Und deshalb hat niemand das Recht, dich zu lieben?«

Bartzsch: »Es kommt mir vor, als wolltest du auf eine dieser Blitzhochzeiten im Krieg hinaus. Der Soldat heiratet, fährt am nächsten Tag an die Front, und dann ist er tot. Nichts als eine schäbige Methode, in Zeiten des Massenmordes das Bild von der individuellen Leiche aufrechtzuerhalten, also Helden zu produzieren, um über die fehlende Moral hinwegzutäuschen.«

Ich: »O.k., vergessen wir unser Vorhaben, und begeben wir uns in psychiatrische Behandlung.«

Volvo: »Ist nicht eher der Soldat, der nicht heiratet, weil er weiß, daß er sterben muß, ein Held.«

Ich: »Befinden wir uns im Krieg?«

Bartzsch: »Ja, wir führen gegen die Natur einen Krieg mit chemischen Waffen. Und die Natur schlägt zurück.«

Ich: »Ich dachte immer, wir seien Bestandteil der Natur.«

Bartzsch: »Das war einmal.«

Volvo: »He, er fährt weg.« Sie ließ den Motor an, wartete, bis sich Aldi weit genug entfernt hatte, und folgte ihm dann. Ich atmete auf.

»Eines möchte ich noch wissen, Bartzsch. Woher wußtest du, daß Aldi nicht vor zehn Uhr das Haus verläßt?«

»Ich habe ihn im Namen der Hausverwaltung angerufen und gefragt, ob er heute morgen zu Hause bleiben könnte, weil Handwerker das Wasserleitungsnetz wegen eines Rohrbruches überprüfen. Wenn sie bis zehn Uhr nicht gekommen seien, könne er gehen, dann hätten sie die Ursache bereits gefunden.«

»Und er hat deine Stimme nicht erkannt?«

»Das ist es ja. Ich habe Sylvia anrufen lassen. Damit begann unser Streit. Ich mußte ihr erzählen, was ich vorhatte.«

Eine Ampel schaltete auf Rot. Volvo fluchte. »Ich hätte doch dichter dran bleiben sollen. Hoffentlich verlieren wir ihn nicht.«

»Und natürlich wollte Sylvia, daß ich zu Hause bleibe.«

Die Ampel gab den Weg wieder frei.

»Da ist er. Er biegt rechts ab.«

Volvo strapazierte den Wagen, wechselte riskant die Fahrspuren und schnitt einem Mercedes den Weg ab.

»Du hast Sylvia nicht alles erzählt?«

»Nein.«

»Das hättest du vielleicht tun sollen.«

Wir holten Aldi ein und hielten an einer Ampel plötzlich unmittelbar hinter ihm. Bartzsch und ich rutschten tief in die Polster, damit er uns nicht entdeckte.

Volvo versuchte wieder einige Wagen dazwischen zu lassen. Aber als Aldi zum zweiten Mal um denselben Häuserblock fuhr, ahnte ich, daß er uns bemerkt hatte.

»Hat er uns entdeckt?«

Volvo machte uns hinter einem Kleinlaster unsichtbar. »Ach was, er sucht einen Parkplatz.«

»Außerdem«, hustete Bartzsch, »ist es scheißegal, ob er weiß, daß wir ihm folgen.«

21. *Ein Streich*

Aldis Golf war in einem Parkhaus an der Rückfront des Wandsbeker Einkaufszentrums verschwunden.

»Wenn ich einen Verfolger loswerden will, würde ich auch da hinein fahren.« Volvo zog einen Parkschein aus dem Automaten, aber Aldi war noch zwei Wagen vor uns gewesen. Er hatte genug Zeit gehabt, sich vor uns zu verbergen. Wir fuhren bis zum obersten Parkdeck hinauf. Der grüne Golf war nicht zu entdecken.

»Mist. Entweder er ist bereits draußen oder im Keller.«

Wir fuhren nach unten. Volvo entdeckte den Wagen im untersten Parkdeck. »Wo soll ich parken?«

»Neben ihm«, sagte Bartzsch.

»Neben ihm?«

»Er soll ruhig wissen, daß wir ihm folgen.«

»Und was soll das?«

»Es wird der Bande zu denken geben. Du parkst am besten so dicht neben ihm, daß er nicht in sein Auto kommt. Er soll sich über uns ein bißchen ärgern.«

Bartzsch und ich stiegen aus, und Volvo rangierte dicht an die Fahrertür des Golfs. Dann kam sie lachend zu uns.

»Ich könnte jetzt einfach seine Motorhaube öffnen und ihn lahmlegen. Was meint ihr?«

Bartzsch schüttelte den Kopf. »Das nächste Mal.«

Wir gingen in das Einkaufszentrum. Selbst wenn Aldi uns nicht bemerkt hatte, würden wir ihn hier kaum finden. Das Wandsbeker Einkaufszentrum war durch die Verbindung mehrerer Gebäude entstanden. Diverse Ebenen und Rundgänge sorgten für Unübersichtlichkeit.

Was mir Sorgen machte, war, daß Aldi Volvo vielleicht erkannt hatte. Dadurch, daß sie mit Bartzsch zusammen gesehen wurde, war sie gefährdet. Ich hätte gern mit Bartzsch darüber gesprochen, aber nicht in Volvos Anwesenheit.

»Sollten wir nicht lieber nach Hause fahren. Wir werden hier nichts mehr ausrichten.«

Bartzsch nickte. »Ich lade euch noch zu einem Kaffee ein.«

Ich legte die Stirn in Falten, und Volvo übernahm Sylvias Rolle. »Du trinkst doch wohl keinen Kaffee!«

»Natürlich nicht.«

Bartzsch suchte einen Tisch am Geländer des Rolltreppenschachtes aus. Es war eine strategisch gute Position. Wahrscheinlich hatte er es doch nicht aufgegeben, Aldi zu entdecken. Er bestellte sich Eis. Ich nahm an, Sylvia hätte ihm auch dies verboten, und sagte es ihm. Volvo zog die Brauen hoch, und Bartzsch machte einen Hundeblick.

Für einen normalen Wochentag war recht viel Betrieb in dem Einkaufszentrum. Wahrscheinlich hatten die Kaufhäuser irgendwelche Aktionswochen. Im Café saßen mehrere Frauen, die reichlich mit Einkaufstüten eingedeckt waren. Kleine Kinder krochen unter den Tischen herum und versuchten, einen weißen Hund einzufangen. Ein etwa acht- oder neunjähriger Junge näherte sich uns. Er hielt eine kleine Wasserpistole in der Hand. Er betrachtete uns neugierig und stellte sich vor Bartzsch auf.

Bartzsch sagte lächelnd: »Ich ergebe mich.«

Der Junge zielte auf sein Gesicht, drückte ab und lief davon. Bartzsch schrie auf, schnappte nach Luft, versuchte hektisch, sich die Flüssigkeit aus dem Gesicht zu wischen. Ich sah ihn verständnislos an. Volvo sprang auf. »Das war kein Wasser!«

Es dauerte ein paar Sekunden, bis ich begriff. Der Junge rannte auf einen der Ausgänge zu. Ich hetzte hinter ihm her. Er ließ seine Pistole fallen. Ich hob sie auf und folgte ihm die Rolltreppe hinunter. Er war schneller als ich, konnte sich an Personen vorbeischieben, die mir keinen Platz machten. Doch im Erdgeschoß bekam ich seine Jacke zwischen die Finger, bevor er den Hinterausgang des Einkaufszentrums erreichte. Der Junge stolperte und fiel. Ich stellte ihn auf die Füße und brüllte ihn an: »Warum hast du das gemacht.«

Tränen schossen ihm in die Augen. Er konnte nicht sprechen.

»Ist ja gut, nicht so schlimm.« Ich nahm ihn in die Arme, aber die Tränen versiegten nicht so schnell, und er schluckte so heftig, daß er kein Wort herausbekam. Ich brauchte lange, um ihn zu beruhigen. Doch dann erzählte er stockend, daß ihm ein Mann die Wasserpistole gegeben habe, um damit auf Bartzsch zu schießen. Es sollte nur ein Spaß, ein Streich sein. Zehn Mark habe ihm der Mann dafür gegeben. Draußen heulte die Sirene eines Krankenwagens.

»Wie hat der Mann ausgesehen?«

Er konnte es nicht sagen, nur daß er einen Schnurrbart gehabt hatte.

Ich ließ den Jungen laufen.

Als ich zurückkam, wurde Bartzsch bereits im Laufschritt auf einer Trage abtransportiert. Ein Notarzt drückte ihm eine Maske aufs Gesicht. Volvo und ich folgten.

Während Bartzsch in den Rettungswagen gehoben wurde, roch ich an der Pistole. »Irgendein Lösungsmittel.«

Ich reichte Volvo die Pistole.

»Es ist besser, ich fahre mit und du bringst den Wagen zurück.«

Sie nickte und wartete, bis ich in den Wagen gestiegen war und die Türen sich schlossen.

Bartzschs Augen waren zugeschwollen. Der Notarzt wechselte die Maske gegen eine aus, die an einer Sauerstoffflasche hing.

»Er ist Allergiker und Asthmatiker«, erklärte ich ihm. »Man hat ihm irgendwas ins Gesicht gespritzt. Wahrscheinlich ein Lösungsmittel.« Der Arzt antwortete nicht. Er wußte es wohl schon.

Der Wagen fuhr mit Blaulicht und Sirene an. Der Arzt zog eine Spritze auf und machte Bartzschs Arm frei. Dann beobachtete er ihn. Bartzschs Gesicht war rot und blau angelaufen. Es machte mir angst. Ich wußte nicht, ob er noch atmete.

22. *Kein Vertrauen in die Medizin*

Ich wartete, gab einer Krankenschwester Auskunft über Bartzsch, betrachtete den blutigen Kittel eines Arztes, den Kopfverband eines Arbeiters, den in Gips gelegten Arm einer Hausfrau, die gebrochene Nase eines Betrunkenen, ein Kind mit einem Hundebiß am Bein und einen Rentner mit einer Kreislaufschwäche. Alles Eindrücke einer Stunde in der Notaufnahme. Dann durfte ich zu Bartzsch in den zweiten Stock. Zimmer zweihundertundzwölf.

Zuvor steckte ich den Kopf ins Schwesternzimmer und fragte nach dem behandelnden Arzt. Ein Mann mit kurzem grauem Haar und hängenden Schultern. Er ging mit mir auf den Flur. Er wirkte müde.

»Sind Sie verwandt?« Es war wie die Frage nach einer Krankheit.

»Ja, sein Bruder.« Ich hoffte, daß die Lüge eine annähernd wahrheitsgemäße Auskunft sichern würde.

»War das ein Unfall.« Wahrscheinlich füllte er im Geist ein lästiges Formular aus.

»Ja, ihm ist Lösungsmittel ins Gesicht gespritzt worden.« Bloß keine Polizei. Er fragte nicht nach.

»Sie wissen, daß er Asthmatiker ist.« Er fuhr sich mit der Hand übers Gesicht, als wollte er die Müdigkeit hinwegstreichen.

»Nicht nur das.«

»Wie meinen Sie das.«

»Er ist hochgradiger Allergiker. Und ... wie geht es ihm?«

»Dann können Sie sich ja denken ...«

»Daß Sie solchen Menschen nicht helfen können?«

Er lächelte, schloß fast die Augen. »Eine Frage der Perspektive.«

»Wenn man noch eine hat.«

Der Arzt strich sich über den Kittel, richtete sich auf,

drehte den Kopf zur Wand, als würde er dort den Text ablesen: »Wir werden Ihren Bruder einige Tage hierbehalten. Es geht ihm gut, aber es ist besser, er bleibt noch unter Beobachtung.«

»Sollte da irgend etwas sein, das Sie nicht heilen können?«

»Sie haben kein großes Vertrauen in die Medizin?« Er richtete den Blick auf mich und führte eine Augendiagnose durch.

»Haben Sie es?« fragte ich zurück.

»Nein.« Er wandte sich zum Gehen. »Sie entschuldigen mich.«

»Immer.«

Beinahe hätte ich Bartzsch nicht erkannt. Seine Augen waren geschwollen, und auf seinem Gesicht zeichnete sich ein roter Fleck ab, dessen Umriß dem des afrikanischen Erdteils nicht unähnlich war. Er atmete ruhig. Er schlief. War vielleicht ein auf den Rücken gefallener Käfer, der nach langen hilflosen Versuchen, auf die Beine zu kommen, nun den Tod erwartete. Neben seinem Bett befand sich die fahrbare Sauerstoffflasche, eine durchsichtige Halbmaske hing daran herunter.

Ich beugte mich über ihn. Er schlief nicht. Ich konnte nicht erkennen, ob er mich wahrnahm.

»Scheiße«, flüsterte er gedehnt, in dem Tempo, das ein Beruhigungsmittel zuließ.

Ich sah mich in dem Zimmer um. Es waren zwei weitere Betten darin, beide mit Männern belegt, die schweigend zur Decke starrten. Ich holte mir den Stuhl, der am Waschbecken stand, und setzte mich neben Bartzschs Bett.

»Wenn du irgendwas brauchst? Du wirst ein paar Tage hierbleiben.«

Bartzsch drehte den Kopf nicht. Es schien in diesem Zimmer üblich zu sein, die Decke zu beobachten, vielleicht, um rechtzeitig aus dem Bett zu springen, sollte sie sich plötzlich senken.

»Sag Sylvia nichts.«

»Ist das dieses nette Mädchen, das sich immer um dich gekümmert hat?«

»Arschloch.« Er drehte den Kopf in meine Richtung. In diesem Moment wurde die Tür aufgestoßen, eine dicke Schwester schleuderte ein schrilles »Mahlzeit« in den Raum und schob einen Servierwagen herein. Sie half den beiden anderen Patienten, das obere Betteil hochzustellen, und stellte ihnen jeweils ein Tablett mit dem Mittagessen auf den Bauch. Sie kam zu uns.

»Geht's denn schon?«

Bartzsch nickte, ließ sich ebenfalls aufrichten.

»Ich helfe ihm«, sagte ich und nahm ihr das Tablett ab. Sie war zufrieden und verschwand mit einem gesungenen »Guten Appetit«.

»Iß du«, sagte Bartzsch. Seine Augen hatten sich etwas geöffnet. Ich betrachtete den Kartoffelbrei, das zerkochte Gemüse und die Scheibe Fleisch in der schleimigen Soße und schüttelte den Kopf.

»Du mußt. Es sieht dann aus, als hätte ich es gegessen. Komme dann schneller raus.«

Ich schnupperte angewidert an dem Teller. »Irgendwo hört die Freundschaft auf.«

»Ich muß hier schnell raus.«

»Sicher, pack schon mal deine Sachen. Ich zahle inzwischen an der Rezeption die Rechnung.«

Er lächelte. »Ich muß dir was sagen.« Er winkte mich näher zu sich heran. »Die zweite Hälfte der Botschaft. Ich habe sie.«

Ein schwacher Hustenanfall unterbrach ihn. »Hab's dir nicht gesagt. Ein Anruf. Gestern. Sie wollen das Geld.« Er flüsterte.

Ich beugte mich zu ihm, und er senkte seine Stimme so sehr, daß sie fast mit der Melodie seiner Bronchien verschmolz. »Morgen schon. Ich soll es bei mir tragen. Morgen nachmittag in der Innenstadt.«

»Wer hat angerufen?«

»Ein Mann.« Bartzsch grinste. »Er war nicht zu erkennen. Er trug eine Strumpfmaske. Selbst am Telefon!«

»Es gibt zwei Gründe, nicht hinzugehen. Erstens, du hast das Geld nicht, und zweitens bist du buchstäblich ans Bett gefesselt.«

Er schüttelte den Kopf.

»Wir können nicht davon ausgehen, daß es dieselben sind. Die einen sind hinter dem Geld her, die andern hinter mir.«

»Es müssen dieselben Leute sein, Bartzsch!«

»Das gilt es herauszufinden. Also: Ich muß gehen.«

»Nur über deine Leiche!«

»So lange wendet sich der Glaube dem Leben zu, dem Zerbrechlichsten im Leben, im realen Leben, versteht sich, bis dieser Glaube am Ende verlorengeht.«

»Woher kenne ich das?«

Bartzsch wandte sich ab. »Soviel zu meiner Leiche.«

Austausch schlechter Nachrichten in meiner Küche: Ich berichtete von Bartzsch. Volvo wartete mit der Nachricht von einer Beule in meinem Wagen auf.

»Ich dachte erst, die sei von Aldis Wagentür, weil wir zu dicht neben ihm geparkt haben, aber es sieht mehr nach einem Fußtritt aus. Ist es dir recht, wenn ich Spaghetti koche?«

»Er muß sehr wütend gewesen sein, wenn er sein Auto herausfährt und eigens zurückgeht, um gegen die Wagentür zu treten. Ich bin nicht hungrig.«

»Ich beule es dir aus.«

»Mir macht etwas anderes Sorgen: Ich glaube, Bartzsch hat sich übernommen. Er kann nicht alles ohne Polizei machen.«

»Er kann sie aber auch nicht einschalten. Wirklich keinen Hunger?« Sie stöberte in meinen Vorräten, räumte Dosen mit Gemüse und Fertiggerichten auf den Küchentisch und versuchte, das Verfallsdatum zu entdecken.

»Bartzsch ist in ernster Gefahr. Und wir mit ihm. Es geht nicht mehr ohne Polizei. Diese Leute wollen das Geld, und sie schrecken vor nichts zurück, wie wir gesehen haben. Ich habe schon was gegessen.«

»Wie stellst du dir das vor: Bartzsch bei der Polizei. Er müßte zugeben, daß er als erster bei der Leiche in Goldschmieds Garten war. Und er müßte eine Erklärung haben, warum er das bisher nicht gesagt hat. Moment mal. Du hast schon gegessen? Wo? Ich denke, du warst im Krankenhaus?«

»Natürlich hätte er einige peinliche Fragen zu beantworten. Andererseits kann Bartzsch der Polizei einen Verdächtigen präsentieren: Aldi. Die wahrscheinlich direkte Verbindung zu dem Einbruch.«

»Wo hast du gegessen? Ohne mich!« Sie hatte sich vor mir aufgebaut und eine Dose Ravioli zum Schlag erhoben. Ich hob abwehrend die Hände.

»Gnade. Im Krankenhaus. Bartzschs Mittagessen.«

»Das muß ja was Tolles gewesen sein!« Sie drehte sich um und setzte die Suche nach verwertbaren Lebensmitteln fort. »Übrigens glaube ich nicht, daß Aldi zu den Einbrechern gehört. Und ich denke auch, daß es besser ist, die Polizei außen vor zu lassen.«

Fast ihr ganzer Oberkörper verschwand im Speiseschrank.

»Hast du keine Angst? Schließlich stecken wir irgendwie mit drinnen. Wir brauchen die Polizei.«

Volvo kam aus dem Schrank hervor, ein Glas Gewürzgurken in der Hand. Sie hockte sich auf den Boden, nahm das Glas zwischen die Knie und drehte an dem Deckel.

»Ich glaube, ich muß dir was sagen. Es gibt noch einen Grund, die Polizei nicht zu informieren.« Sie hatte das Glas geöffnet und betrachtete die Gurken, als könnte man daraus die Zukunft deuten. Dann tauchte sie langsam einen Finger ins Gurkenwasser, führte ihn an die Lippen und leckte daran. »Ich kenne Aldis Adresse nicht nur, weil ich sein Auto mal abgeschleppt hab', sondern ... er hat mich mal abgeschleppt. Ach, Scheiße.« Sie sank in sich zusammen, sah mich nicht an, führte den Zeigefinger nochmals ins Gurkenglas und anschließend in den Mund.

Ich brauchte etwas länger, bis ich verstand, was sie gesagt hatte.

»Du ... und Aldi? Wann war das?« Die Frage zischelte aus mir heraus. Es war die reine Eifersucht. Sie loderte mir eiskalt und flammengelb die Kehle hinauf. Von oben versuchte die Vernunft mit Spucke zu löschen. Es war zuwenig. Ich schluckte trocken.

Volvo umklammerte das Gurkenglas.

»Ist das jetzt schon das polizeiliche Verhör? Es ist mir peinlich. Es war eine blöde Laune. Es war überhaupt blöd.« Sie stellte das Glas auf den Boden und hielt sich die Hände schützend vors Gesicht.

Die Eifersucht leistete gründliche Arbeit, trocknete meinen Mund aus. Ich konnte nicht sprechen. Volvo nahm die Hände vom Gesicht, hob ihren Kopf und sah mich traurig an.

»Ach, Scheiße.« Sie schob das Gurkenglas zur Seite und rutschte auf Knien zu mir heran, umarmte meine Beine und legte ihren Kopf auf meinen Schoß.

»Ich ...« Sie sprach nicht weiter.

Es war mir unmöglich, sie zu berühren.

»Du mußt mir alles erzählen.« Mein eiskalter Atem wirbelte drei ihrer blonden Haare in die Höhe. Vergebens kämpften Liebe und Vernunft gemeinsam gegen die Lähmung in meinen Armen. Wenn ich noch länger so dasaß, würde die Eifersucht vollends siegen und eine Katastrophe auslösen. Schon erreichten die ersten züngelnden Flammen mein Gehirn und lösten eine schreckliche Bilderfolge aus: Aldi und Volvo als Gangsterpärchen. Eine Bettszene! Ich stöhnte, und der Horrorfilm riß. Langsam beugte ich mich herab und legte meinen Kopf auf ihren.

»Ich will nichts wissen. Erzähl mir nichts. Ich liebe dich.«

Enttäuscht zogen sich die eisigen Flammen aus meiner Kehle zurück, rutschten die Speiseröhre hinunter, und es blieb nichts als ein weiches, warmes Gefühl in meinem Magen. Volvo richtete sich auf, küßte mich, verwuschelte mein Haar, küßte mich noch mal, knabberte an meinem Ohr, leckte mir die Nase und schrieb »Ich liebe dich« mit dem Zeigefinger auf meine Stirn. Er war noch feucht von Gurkenwasser. Dann zog sie sich ein wenig zurück, erzählte, ohne mich anzusehen.

»Ich war mit ihm zusammen an dem Tag ... in der Nacht, als bei dem Goldschmied eingebrochen wurde. Er hatte mich eingeladen. Wir sind durch ein paar Kneipen auf St. Pauli gezogen. Lehmitz, La Paloma, Silbersack und so weiter. Ich war ziemlich betrunken. Ich glaube, so gegen fünf Uhr morgens sind wir zu ihm in die Wohnung. Ich, ich habe nicht mit ihm geschlafen. Wirklich nicht. Du glaubst mir doch?«

Ich nickte stumm. Sie zupfte an meinem Hemd, als wäre es voller Fusseln.

»Er ... er war noch viel betrunkener als ich. Verstehst du? Er stank. Ich bin so gegen sieben aufgewacht, habe mich vor ihm geekelt und vor mir selbst und bin leise davongeschlichen. Verstehst du, ich bin sein Alibi.«

Sie schwieg, kniete sich wieder auf den Boden und holte sich das Gurkenglas zum Spielen zurück. Und ich erinnerte mich daran, daß ich sie so schon vor vielen Jahren in der Sandkiste des Spielplatzes hatte sitzen sehen. Die anderen Kinder hielten sich von ihr fern. Niemand wollte mit ihr spielen. Sie verdarb immer alles.

Was sollte ich ihr sagen? Was sollte ich machen? Konnte ich ihr überhaupt glauben? Vielleicht verwandelte sich ihre Geschichte mit jedem weiteren gemeinsamen Schritt in immer neue, immer andere Geschichten.

Nein, ich wollte Volvo bei mir behalten, selbst wenn sie eine Lügnerin war – eine schöne Lügnerin. Ich ließ mich auf die Knie herab, griff nach Volvos Handgelenk. »Also keine Polizei«, sagte ich langsam und las in ihren Augen eine wunderbare Botschaft: Alles wird gut!

Kaum zu glauben.

24. *Arm sind die nicht*

»Hallo?«

Eine Frauenstimme hatte ich nicht erwartet. Wie war das zahlenmäßige Verhältnis von Männern und Frauen unter Einbrechern? Ich wußte es nicht. Bisher waren Einbrecher in meiner Vorstellung ausschließlich männlich gewesen.

»Mit wem spreche ich?«

»Wen wollen Sie denn sprechen?«

»Ja, also, ich, ich rufe wegen Maxibau an.«

»Ja, bitte?«

»Bin ich da richtig?«

»Ja.«

»Sind Sie Frau Bauer?«

»Nein. Sie wünschen?« Sie ließ sich nicht provozieren, ihren Namen preiszugeben. Ich nannte meinen Namen und verlangte Max Bauer. Sie ließ sich nicht darauf ein, sagte, sie wüßte Bescheid. Ich sollte mit ihr sprechen. Meine Möglichkeiten, etwas herauszufinden, waren damit erschöpft, sonst würde ich auffallen.

»Also, ich hab' da was für Sie. Ein Haus. Es liegt im Stadtteil Marienthal. Ich kenne mich ja nicht so aus, aber ich denke, es braucht ein neues Dach. Sieht ziemlich alt aus. Jedenfalls sind die Dachrinnen kaputt, und der Putz hat Risse. Ich denke, da könnten Sie was machen. So genau weiß ich das natürlich nicht.«

Sie fragte nach der Adresse und dem Namen der Besitzer und ob ich den Eindruck hätte, daß sie die Reparaturen bezahlen könnten.

»Arme Leute sind das nicht. Es stehen immer zwei BMWs in der Einfahrt. Ich weiß ja nicht, ob Sie so was auch bauen, aber eine Garage könnten die auch gebrauchen. Den kleinen BMW fährt die Frau, und da ist noch eine Tochter, die scheint zu reiten. Ich hab' mal durch die Fenster geguckt, weil da am Wochenende, wissen Sie, da ist da meist keiner. Die haben wohl noch ein Landhaus oder so. Ich meine, das ist ja nicht mein Stil, aber die Wohnung, alles so Leder und Metall und Glas. Also ziemlich ungemütlich, aber sieht nach Geld aus. Arme Leute sind das wirklich nicht. Also, ich hab' da so durch die Fenster gucken können, weil eine Alarmanlage oder so etwas Ähnliches oder automatisches Licht, Sie wissen schon, das ist da alles nicht am Haus. Trotzdem, wenn ich mich nicht total täusche, die haben Geld.«

Der Köder war ausgelegt. Ich hoffte, Bartzsch hatte unrecht und Maxibau war wirklich Maxibau und nicht Maxiklau. Denn das Haus, das ich beschrieben hatte, gehörte Freunden von mir. Ich wußte, daß sie Dach und Fassade bisher nicht hatten renovieren lassen, weil sie im Dachgeschoß eine kleine abgeschlossene Wohnung für ihre sechzehnjährige Tochter einbauen wollten. Nur in einem Punkt hatte ich gelogen. Es gab eine Alarmanlage. In den Zimmern im Erdgeschoß waren Bewegungsmelder installiert.

Trotzdem würde ich meinen Freunden in Marienthal wohl Bescheid sagen müssen.

Mußte ich?

Ich hätte sie wohl besser vorher fragen sollen.

Und jetzt?

Wie sagt man Freunden, daß man jemandem den Tip gegeben hat, bei ihnen einzubrechen?

Man sagt es ihnen lieber nicht.

Nein, lieber nicht.

Es wird schon alles gutgehen.

25. Er weiß genau, wo es ist

Einer mußte mit ihr reden, auch wenn Bartzsch es nicht wollte. Ich fuhr nach Altona zu der Praxis, in der Sylvia arbeitete. Sie war am Empfangstresen über Papiere gebeugt, und es dauerte eine Weile, bis sie bemerkte, daß ich es war.

»Haben Sie einen Termin? ... Du?« Sie lächelte nicht, ahnte wohl, daß mein Kommen dasselbe signalisieren sollte wie eine entrollte Parlamentärflagge, und blickte in den Terminkalender.

»Ich habe jetzt keine Zeit.«

»Ich dachte, du hättest jetzt Schluß.«

»Es sind noch zwei Patienten da. Aber du kannst dich ja ins Wartezimmer setzen. Ich schätze, es dauert noch zwanzig Minuten.«

Im Wartezimmer saß ein alter Mann. Ich mußte über seine Beine hinwegsteigen. Er entschuldigte sich, er könne sie wegen der Schmerzen nicht anziehen. Ich nickte, setzte mich in eine Ecke, umrankt von einer halbvertrockneten Schlingpflanze.

»Wissen Sie«, sagte der Alte, »es sind die Schmerzen hier so in der Leistengegend. Haben Sie das auch manchmal?«

»Vielleicht ist es der Blinddarm?«

»Ha, habe ich doch gar nicht mehr.«

»War nur so eine Idee.«

»Sie haben das nicht?«

»Nein, tut mir leid.«

»Wissen Sie, es geht so von der Leiste nach oben.« Er drückte seinen Hosenbund etwas herunter. »Bis hierher ungefähr. Manchmal auch hier drüben.« Er zog das Hemd aus der Hose und taste mit zwei Fingern seinen Bauch ab. »Komisch, so ein bißchen hart ist es auch. Zieht sich hier so lang. Wenn ich hier so drücke, spüre ich es ganz genau. Wollen Sie mal fühlen.«

»Lieber nicht.«

Er öffnete seine Hose und legte seinen Bauch frei. »Sieht doch sonst ganz normal aus, finden Sie nicht auch.«

»Ja, ganz normal. Ziehen Sie sich lieber wieder an.«

»Sie haben es ja noch gar nicht gesehen.«

»Ich bin kein Arzt.«

»Ach, nicht.«

Er rollte sich das Hemd unter die Achseln und zog die Hose bis zum Schamhaaransatz herunter. »Ich frage mich, was das ist. Manchmal ist es plötzlich weg. Aber jetzt kann man es deutlich spüren.«

Er legte die Hände flach auf den Bauch. »Es bewegt sich! Doch, ich bin ganz sicher: Es bewegt sich. Ich kann mir gar nicht vorstellen, daß andere Menschen das nicht auch haben. Es würde mich wirklich interessieren, ob Sie das auch spüren. Ich werde sonst noch ganz verrückt. Ich bilde mir das doch nicht ein.«

»Sicher nicht. Sie sollten sich anziehen. Sie sind doch gleich dran.«

Seine Hände strichen über den Bauch. »Wissen Sie, ich habe den Verdacht, da ist was drin. Da wächst was. So etwas wie ein Tier.«

»An was denken Sie?«

»An ein Eichhörnchen.«

»Ein Eichhörnchen?«

»Natürlich. Da, es bewegt sich wieder! Jetzt kommen Sie her. Sie müssen es fühlen. Ich bitte Sie, nur einmal. Kommen Sie! Legen Sie Ihre Hände auf meinen Bauch. Ich muß Gewißheit haben. Ich dreh' sonst durch. Tun Sie mir nur einmal den Gefallen.«

»Na gut.« Ich stand auf, beugte mich über ihn und legte vorsichtig meine Hände auf seinen Bauch. »Ich spüre nichts.«

»Wirklich nicht?«

»Nein, nichts.«

Sylvia öffnete die Wartezimmertür und stutzte. Ich nahm schnell meine Hände von dem fremden Bauch. Ich glaube, ich wurde rot.

»Sie sind dran, Herr Lange.«

Er erhob sich, hielt sich die Hose fest und folgte Sylvia. An der Tür drehte er sich zu mir um. »Vielen Dank. Ich bin wirklich erleichtert. Ich dachte schon, es wäre ein Eichhörnchen.«

Sylvia kam zurück.

»Was hast du mit ihm gemacht?«

»Ein Verrückter. Ich versuchte, ihn zu beruhigen.«

Sie setzte sich, streckte die Beine von sich und stieß die Luft aus. »Ziemlich anstrengend heute. Ich bin kaputt.«

»Hast du jetzt Schluß? Ich muß mit dir über Bartzsch reden.«

Sie nickte müde. »Muß nur warten, bis der letzte Patient gegangen ist.«

»Ihr habt euch getrennt.«

Sie lehnte sich zurück und schloß die Augen. »Sagt er das?«

»So ungefähr.«

Sie legte die Hände auf ihr Gesicht, als wollte sie es kühlen. »Ich weiß nicht, ich habe es nicht mehr ausgehalten mit Bartzsch. Ich brauche jetzt mal ein bißchen Zeit für mich allein.«

Es klang nach einem verdammten Klischee. Sie kam wieder vor, zog die Beine heran, stützte die Ellbogen auf die Knie und legte ihren Kopf in die Hände. »Bartzsch ist ziemlich anstrengend und ...«

Sie sprach nicht weiter. Ihre Augen waren mit einem Mal hellwach und leuchteten, als würden sie von einem Scheinwerfer angestrahlt. Es war ein Film. Mir fielen jede Menge Regisseure ein, aber kein Titel.

»Ich will ihm helfen, aber je mehr ich mich um ihn sorge, um so mehr legt er die Verantwortung für sich selbst ab. Es ist wie eine Spirale, die sich immer höher schraubt.«

Ich kannte meine Rolle nicht. Wenn dies kein Film war, half nur die Technik des aktiven Zuhörens, um einen spärlichen Dialog zu entwickeln.

»Du fühlst dich ausgenutzt?«

»Ja, je größer meine Ängste um seine Gesundheit werden, um so sorgloser geht er selbst damit um. Er weiß ja, ich bin da, um auf ihn aufzupassen, ihn wieder hochzupäppeln. Immer wenn ich glaube, einen Erfolg verbuchen zu können, macht er ihn rücksichtslos zunichte. Ich entwickele eine Diät, und er geht hinter meinem Rücken eine Currywurst essen. Was soll das? Ich bringe ihn von den Medikamenten runter und entdecke, daß er sich heimlich einen Vorrat kortisonhaltiger Präparate zulegt. Warum tut er das?«

»Es klingt in meinen Ohren wie ein Betrug aus Liebe.«

Sie schüttelte den Kopf. »Ich werde nicht weinen.«

»Was ich meine, ist, daß er dir vielleicht nicht alles sagt, weil er dich liebt und dich nicht verletzen will.«

»Was ist das für eine Liebe?«

»Die Liebe eines Menschen, der Angst hat, seine Geliebte zu verlieren.«

»Hast du jemals seinen Zynismus erlebt. Er glaubt, er dürfe niemanden an sich binden, weil er krank ist. Er kokettiert damit, eine lebende Leiche zu sein, wie sein Freund Gerd. Und wer ihn liebt, den verdächtigt er, es aus Mitleid zu tun. Bei Bartzsch erlebst du eine Art Inquisition. Er foltert dich so lange, bis du wider besseres Wissen gestehst, daß deine Liebe nur Mitleid ist. Erst dann gibt er Ruhe. Frag ihn mal, wie er eure Freundschaft sieht. Er wird sagen, daß du ihm aus Mitleid hilfst.«

»Du meinst, er will gar keine Liebe?«

»Die Frage ist, wie kann man jemanden lieben, für den es die Liebe nicht gibt?«

»Kann man jemandem treu sein, für den es die Treue nicht gibt?«

»Du verlangst sehr viel.«

»Ich bin nicht hergekommen, um euch wieder zusammenzubringen. Ich wollte dir nur das sagen, was er dir verschwiegen hat. Seine Asthmaanfälle in letzter Zeit sind die Folge von Attentaten auf ihn. Er ist vollkommen schuldlos daran. Einige Gangster sind hinter ihm her. Und wir wissen nicht, wer die sind.«

»Das ist es ja. Das Detektivspiel ist auch so eine Rücksichtslosigkeit. Warum läßt er sich immer wieder auf so etwas ein. Mitten in der Nacht trifft er sich mit diesem Molotow in einer Kneipe. Kennst du den? Das ist doch selbst ein Gangster.«

Sie legte die Hände in den Schoß und betrachtete das Spiel ihrer Finger. Ich hätte gern mit einem Zitat von Robert Warshow geantwortet: Der Gangster ist das, was wir sein möchten und was zu werden wir uns fürchten. Aber Filmtheorie gehörte nicht hierher.

»Dann kommt er zurück, und seine Kleidung stinkt gegen den Wind nach Zigarrenqualm und Schnaps. Ein Auftrag! Ein Auftrag, seine Gesundheit zu ruinieren! Nein, das mache ich nicht mehr mit. Es ist eine Manie. Du solltest ihn sehen, wie er jeden Abend mit dem Fernglas an seinem Schlafzimmerfenster sitzt und in die Wohnung des Nachbarn glotzt.«

»Die Wohnung des Goldschmieds?«

»Ja. Es geht ihn doch gar nichts an, was da geschehen ist. Aber er muß sich einmischen.«

»Immerhin glauben die Gangster, er hätte die halbe Million.«

»Er hat doch bewußt den Verdacht auf sich gelenkt. Du kannst Bartzsch sagen, wenn er damit nicht aufhört, komme ich nicht zurück.«

»Er liegt im Krankenhaus.«

»Was?« Sie zuckte erschrocken.

»Jemand hat ihm Lösungsmittel ins Gesicht gespritzt.«

»Wie geht es ihm?«

»Ich weiß es nicht genau.«

»Und wer hat das getan?«

»Jemand, der weiß, wie man ihn außer Gefecht setzen kann. Sie wollen das Geld von ihm.«

»Oh, mein Gott, dann soll er es ihnen geben.«

»Er hat es doch nicht.«

»Aber er weiß doch genau, wo es ist.«

»Bist du sicher?«

Sie nickte und stand auf.

Ich wußte, sie würde so schnell wie möglich ins Krankenhaus fahren wollen.

Bartzschs Hand lag auf dem Buch und verdeckte so den Titel. Als ich mich an sein Bett setzte, nahm er das Buch wieder auf und las mir langsam vor:

»Viele lieben sich erst, wenn es zu spät ist, wenn der andere schon in einem anderen Raum ist oder wenn der andere nicht mehr liebt und schon in anderen Zeiten lebt. So geht's. Immer Probleme mit Zeit und Raum. Dieser Spruch ›Zwei Parallelen schneiden sich im Unendlichen‹ ist auch ein Liebesgedicht.«

Er ließ das Buch auf die Bettdecke sinken und schob es in meine Richtung. Es trug den Titel *Land mit lila Kühen*. Ich sah in seine Augen, er stand unter legalem Drogeneinfluß.

»Sylvia hat es mir mitgebracht.«

»Sylvia war hier?«

Ich erwartete Vorwürfe ob meiner Einmischung und betrachtete betont aufmerksam den Buchumschlag. Eine Zeichnung: Zwei Männer stehen einander gegenüber. Der linke fragt: Alles klar? Und der rechte antwortet: Nee, wieso?

»Es ist doch seltsam, daß wir so unterschiedliche Vorstellungen davon haben, warum unsere Beziehung scheitern mußte.«

»Muß sie das?«

»Ich danke dir für deine Mühe.«

Ich betrachtete Bartzschs Gesicht. Der rote Fleck war noch da. Und am Hals zeigte sich Neurodermitis.

»Es hat wohl keinen Sinn.«

»Was?«

»Mit Sylvia und mir.«

»Sagt sie das auch?«

»Zwei Parallelen schneiden sich im Unendlichen, das gefällt mir. Ein Liebesgedicht. Überhaupt, die Geometrie.«

»Als Wissenschaft der Illusion?«

»Jede Wissenschaft dient der Realität und der Fiktion.«

»Wann kommst du hier raus?«

Er schüttelte den Kopf. »Ich bleibe einfach hier. Genaugenommen bin ich ein vorzügliches Forschungsobjekt. Jemand könnte mich zum Gegenstand seiner Doktorarbeit machen. Einen wissenschaftlichen Wert haben, ist das nicht das Größte, was ein Mensch erreichen kann?«

»Zwanzig Jahre sind vorbei, und nichts für die Ewigkeit getan?«

»Eines Schattens Traum ist der Mensch.«

»Welche Ironie, die Vergangenheit als Perfekt zu bezeichnen.«

Bartzschs Gesicht verzog sich zu einem Grinsen. »Hör auf. Mehr als drei Zitate halte ich nicht aus.«

Ich notierte Überschwenglichkeit durch Einnahme von Steroiden und dazu verlangsamtes Sprechen aufgrund von Antidepressiva.

»Bartzsch, warum hast du mir nicht gesagt, daß du weißt, wo das Geld ist?«

»Erinnerst du dich an Robinson Crusoe. Er findet in einem Wrack Geld und lacht darüber, weil er nichts damit anfangen kann.«

»Trotzdem nimmt er es mit, wenn ich mich recht erinnere, als er an die Zukunft zu denken beginnt.«

»Was willst du?«

»Dich hier rausholen.«

»Es geht mir gut hier. Ich habe ein sauberes Bett. Eine Tablette zu jeder Gelegenheit. Man versorgt mich. In einem Krankenhaus herrscht ewige Gegenwart. Hierher gehöre ich. Menschen wie ich haben keine Zukunft.«

»Die Vergangenheit erlegt Pflichten auf.«

»Ich hab' gesagt, du sollst aufhören. Von wem ist das?«

»Von mir.«

»Es könnte von Shakespeare sein. Ich bin ein miserabler Held. Laß mich träumen, schlafen.«

»Ich komme wieder.«

Ich verließ Bartzsch, tappte mit klebrigen Sohlen durch die frisch gebohnerten Krankenhausflure, überlegte, wie ich ihn motivieren konnte, und ahnte nicht, wie schnell ich wieder an seinem Bett sitzen sollte. Ich betrat den Fahrstuhl. Ein alter Mann in abgewetztem Bademantel begleitete mich schweigend fast bis zum Ausgang.

Ich ging die Reihen geparkter Wagen vor dem Krankenhaus entlang, als mich ein grüner Blitz durchzuckte. Ich blieb stehen, drehte mich um. Er war es! Aldis grüner Golf. Niemand drin. Ich reckte meinen Kopf, niemand zu sehen, ging näher heran, zur Seitentür, und trat mit aller Kraft eine wunderschöne Beule hinein. Dann hetzte ich zurück, die Treppen hinauf. Der Fahrstuhl war mir zu langsam.

Bartzsch hob erstaunt den Kopf. »Was ist?«

Ich war außer Atem. »Nichts. Schlaf. Ich passe ein bißchen auf dich auf.«

27. *Schlechtes Gewissen*

Es waren Menschen für weniger als vierhundertachtzigtausend Mark umgebracht worden. Aber man ließ mich nicht im Krankenhaus bleiben.

»Könnten Sie nicht eine Ausnahme machen.«

Der Arzt schüttelte den Kopf. »Es besteht keine Notwendigkeit.«

»Es stört doch nicht. Ich sitze nur neben seinem Bett.«

»Wozu?«

Wie sollte ich dem Arzt meine Ängste erklären. Auch Bartzsch hatte keine Angst.

Er lächelte, als ich ihm von Aldis Wagen erzählte.

Als ich zum zweiten Mal an diesem Tag zum Parkplatz kam, war der grüne Golf verschwunden. Ich fuhr meinen Wagen in eine Parklücke, von der aus ich den Krankenhauseingang im Blick hatte. Ich hatte die Absicht, Bartzsch auf diese Weise die ganze Nacht zu bewachen. Nach einer Stunde, Hunderte Menschen waren hinein- und hinausgegangen, wurde mir die Unsinnigkeit meines Vorhabens bewußt. Es mußte ja nicht Aldi sein, jeder kam in Frage. Ich war möglicherweise genau in dem Zustand, den die andere Seite provozieren wollte. Ich war in Panik geraten.

Ich startete und fuhr langsam die Autoreihen des Parkplatzes ab. Dann beschloß ich, wenigstens eines meiner unguten Gefühle aufzulösen, und schlug den Weg zu meinen Freunden nach Marienthal ein. Es ist ein Teil von Wandsbek, und er gilt als etwas feiner. Sieht man sich die Immobilienanzeigen in den Hamburger Tageszeitungen an, so findet man das Wort »Marienthal« immer besonders hervorgehoben. Wobei es die Makler mit den Grenzen den Viertels nicht so genau nehmen. Schon im 19. Jahrhundert zogen reiche Hamburger hierher. Doch dafür gab es außer dem angrenzenden Wandsbeker Gehölz noch einen anderen Grund: Wandsbek war eine eigene Stadt, konkurrierte mit Hamburg und bot deshalb

Kaufleuten Zuflucht vor ihren Gläubigern. Heute wohnt hier die obere Mittelschicht mit Kind. Meine Freunde gehören dazu. Sie waren zu Hause. Beide BMWs parkten in der Einfahrt, ein Jaguar stand dahinter und blockierte sie.

Ich klingelte. Maria öffnete und sah mich irritiert an.

»Oh, du?«

Ich kam ungelegen.

»Werner bespricht sich gerade mit seinem Chef. Er hat morgen früh eine Präsentation.«

»Kann ich trotzdem kurz reinkommen.«

Sie führte mich durch den blauen Flur direkt in die rosafarbene Küche. Jedes Zimmer hatte eine bestimmte Farbe, die nicht nur an den Wänden, sondern auch auf den Einrichtungsgegenständen wiederkehrte.

»Es geht schnell. Ich muß ihn nur ganz kurz sprechen.«

Sie öffnete eine Weinflasche mit einem rosafarbenen Öffner, stellte sie zu zwei Gläsern auf ein silbernes Tablett.

»Kannst du es nicht auch mit mir besprechen?«

»Am besten mit euch beiden.«

»Und morgen abend?«

»Könnte es zu spät sein.«

Sie nahm das Tablett und stieß die Tür zum schwarz-silbernen Wohnzimmer mit dem Fuß auf, bevor ich ihr helfen konnte. Ich sah ihr durch den Türspalt hinterher. Werner beugte sich über ausgebreitete Papiere auf dem gläsernen Couchtisch. Marias Rücken verdeckte den Gast. Jetzt stellte sie das Tablett ab und gab den Blick frei. Die Stimme von Werners Chef war mir gleich bekannt vorgekommen. Es war der Mann, dessen Fotoalbum abhanden gekommen war. Michael Steinbach.

Maria kam mit einer leeren Flasche zurück. Ich schloß hinter ihr die Tür.

»Das ist Werners Chef?«

»Ja, wieso?«

»Ach, es wäre besser, er sieht mich nicht.«

»Was geht hier vor?«

»Ich kenne ihn aus einer für ihn vielleicht peinlichen Situation. Wenn er mich hier sieht, könnte er an meiner Diskretion zweifeln.«

»Er ist schwul, das wissen wir auch.« Sie grinste. »Gehörst du zu seinen Liebhabern?«

»Gott bewahre, nicht mit dem. Und dein Mann?«

»Er macht Karriere, da ist alles erlaubt.«

»Das klingt nicht gut.«

Sie schwieg, wischte mit einem Lappen über die saubere Kante des Küchentischs, als hätte sich dort unsichtbarer Klebstoff festgesetzt. Dann sah sie mich an, und bis auf die kleine Falte, die sich zwischen ihren Augenbrauen zu bilden begann, war ihr Gesicht reglos.

»Was willst du, ich mache auch Karriere.«

Werner kam herein. Sein Blick zuckte von mir zu Maria. »Gehst du bitte rein und unterhältst ihn ein bißchen. Du kommst etwas ungelegen. Ich habe keine Zeit.«

Maria ging gehorsam.

»Ich will nur kurz mein schlechtes Gewissen loswerden.«

Er stellte sich an den Tisch und umklammerte die Tischkante.

»Ich habe da eine Baufirma auf euch angesetzt. Du weißt schon, wegen des Umbaus.«

»Das hat doch Zeit.« Er bückte sich und las einen Krümel vom Fußboden auf.

»Nein. Ein Freund vermutet, daß diese Firma nur eine Tarnorganisation ist. Sie forschen die Objekte aus, um dort einzubrechen.«

»Reizend. Und du hast uns dieser Firma empfohlen. Und was sollen wir jetzt tun?«

»Ich weiß es auch nicht. Ich wollte es euch vorsichtshalber sagen. Es ist ja nur eine Vermutung.«

»Übrigens stehe ich schon in Verbindung mit einem Bauunternehmen. Ich habe gerade heute morgen mit ihnen gesprochen. Die Firma heißt Maxibau.«

»Ach du Scheiße.«

»Wieso?«

»Das ist die Firma.«

»Dann ist doch alles gut. Das ist ein echtes Bauunternehmen. Wenn die einbrechen wollten, würden sie sich kaum vorstellen. Deine Sorge ist unbegründet. Ich muß wieder rein. Du verstehst? Komm doch an einem der nächsten Abende vorbei. Ruf aber vorher an, ja?«

Er ging, und Maria kam zurück. Sie öffnete einen der rosa Schränke, nahm eine Tüte mit Chips heraus und füllte sie in eine Schale. »Dieser Typ ist ekelhaft.« Sie sah mich nicht an. »Ich hasse es, wenn er hierherkommt.«

»Ich glaube, ich gehe wieder.«

»Und was ist nun?«

»Alles klar. Es war ein Irrtum.«

Die Tür zum Wohnzimmer öffnete sich. Michael Steinbach steckte den Kopf in die Küche.

»Ich wollte nicht gehen, ohne ...« Er entdeckte mich, stutzte einen Augenblick, trat auf Maria zu, umarmte sie und küßte sie auf die Wange. »Danke für alles, Maria. Und daß du mir Werner nicht zu sehr strapazierst heute nacht. Wir brauchen morgen früh seine gesamte Überzeugungskraft.«

Er lachte künstlich und schlug Werner auf die Schulter. Dann kam er zu mir, sah mich schweigend an. Ein wenig zu lange, so daß Werner sich räusperte und seine Frau die Schale mit den Chips unentschlossen hin und her zu schieben begann, bis sie sie schließlich in den Schrank zurückstellte.

Michael Steinbach genoß das Schweigen. Sein Mund verzog sich zu einem Lächeln.

»Tut mir leid, daß ich so reingeplatzt bin. Auf Wiedersehen, auch Ihnen.« Er verbeugte sich leicht vor mir. Er erinnerte sich genau an mich. Ich hatte keinen Zweifel. Und sicher fragte er sich, ob ich hier bei seinem Mitarbeiter nach dem Fotoalbum suchte. Was hatte ich da ausgelöst?

28. O.k., Bartzsch, du bist raus

Einen Augenblick lang glaubte ich, das falsche Zimmer erwischt zu haben. Ein Bett war über Nacht verschwunden. Das zweite war leer, schien aber nur kurzfristig verlassen worden zu sein. Doch Bartzsch lag noch neben dem Fenster. Er bemerkte meinen Blick. »Keine Sorge, dies ist kein Sterbezimmer. Der Mann ist noch nicht tot. Man hat ihn zum Sterben hinausgeschoben. Lungenkrebs.«

Ich setzte mich auf den hölzernen Stuhl neben Bartzschs Bett.

»Er hing schon den halben Tag am Sauerstoff. Er wußte, daß er sterben würde.«

»Und wie geht es dir?«

Bartzsch brummte nur. Er drehte den Kopf kurz zum Nachttisch. Ein kleiner Strauß frischer Blumen stand darauf. Bartzsch schloß die Augen. Er wollte mir keine Auskunft über seinen Zustand geben.

»Heute ist der Tag, an dem du das Geld zurückgeben solltest.«

»Geht wohl nicht.« Er zog das Bettuch stramm bis an den Hals. »Bin ja krank. Wissen die vermutlich inzwischen auch.«

»Also doch dieselben Leute?«

»Ja, ich gehe davon aus.«

»Aber wir müssen die Sache irgendwie zu Ende bringen, Bartzsch.«

»Ist zu Ende.« Er zog das Bettuch über den Kopf, es sah aus, als sei er gestorben. Erst jetzt verstand ich, was die roten Blumen zu bedeuten hatten.

»Sylvia war hier?«

Bartzsch rührte sich nicht.

»Bartzsch, wenn du das Geld hast, dann muß es der Goldschmied zurückkriegen, irgendwie. Und dann ist Schluß. Das ist doch die einfachste Lösung. Dann gibt es keinen Grund mehr, dich zu verfolgen.«

Die Tür öffnete sich langsam. Der Bettnachbar kam gebückt und mit mühsamen Schritten herein. Er trug den durchsichtigen Beutel, in dem sich eine rote Flüssigkeit befand, wie eine Handtasche. Ein Plastikschlauch, der unter seinem Nachthemd hervorkam, war daran befestigt. Der Alte sah zu Bartzschs Bett und blieb erschrocken stehen. »Mein Gott, da bin ich grade mal für fünf Minuten raus. Hier sterben sie ja wie die Fliegen. Tut mir leid, sind Sie ein Verwandter?«

»Keine Sorge, er ist nicht tot.«

»Nicht?«

»Aber so gut wie.« Bartzsch nahm das Tuch von seinem Kopf.

Der Bettnachbar kam näher, runzelte ärgerlich die Stirn und schüttelte den Kopf. »Mit so etwas spielt man nicht. Nein, das tut man nicht.« Er schlurfte beleidigt zu seinem Bett, setzte sich auf die Kante und hielt die Bluthandtasche in die Höhe. Dann lehnte er den Oberkörper zurück und zog die Beine hinauf. Im Liegen befestigte er den Beutel an einem Haken und zog die Bettdecke unter die Achselhöhlen. Er faltete die Hände und sah starr zur Decke. Ich hatte das Bedürfnis, ihm die Augen zu schließen.

Bartzsch zog sich das Bettuch erneut über den Kopf und spielte Leiche.

»Hör auf damit.«

Er kam nicht hervor. Ich spürte, wie ich wütend wurde.

»Bartzsch, es kann so nicht weitergehen.«

Er rührte sich nicht. Ich stupste ihn in die Seite. Es nützte nichts. Ich schob den Stuhl im Aufstehen quietschend zurück und ging zur Tür.

»Warte.« Er wickelte sich aus. »Komm schon her.« Er setzte sich im Bett auf und versuchte vergebens, dessen Kopfteil aufzurichten. Ich half ihm und setzte mich anschließend auf die Bettkannte. Die rote Schwellung in seinem Gesicht war zurückgegangen, aber um seine Augen stand es schlimm. Reichlich geplatzte Adern.

»Ich kann nicht mehr.« Er senkte den Blick. »Ich kann nicht weitermachen. Die beiden haben recht.«

»Wer?«

»Sylvia war hier und deine Volvo auch.«

»Gemeinsam?«

Er nickte. »Ich höre auf. Ich mache mit allem Schluß. Nicht weil Sylvia und Volvo mich dazu überredet haben. Mir ist hier klargeworden, wie ich leben sollte. Wenn du den Rhythmus, das Überleben und das Sterben in einem Krankenhaus beobachtest, dann erkennst du schnell, was in deinem Leben falsch ist. Sylvia hat die Möglichkeit, in die Praxis eines Landarztes zu wechseln. Ich gehe aufs Land. Ich verschwinde aus dieser Stadt. Weg bin ich. Was interessieren mich noch die kleinen Verbrecher, ihre schmutzigen Geschäftchen. Ich weiß sehr wohl, gute Erde von Dreck zu unterscheiden, und werde lernen, mir mein Gemüse selbst anzubauen. Hast du jemals eine Möhre aus einem von dir bestellten Beet gezogen und hineingebissen?«

»Bartzsch, du kannst nicht aufhören. Nicht jetzt.«

Der alte Mann im Nachbarbett drehte sich auf die Seite und zog sich die Bettdecke über die Ohren.

»Doch.«

Zum ersten Mal sah Bartzsch mir direkt in die Augen. Es war ein verzweifelter Blick, den ich von ihm nicht kannte. Dann schlug er die Bettdecke zurück und schob langsam sein Nachthemd hoch. Sein magerer Körper war übersät mit roten Flecken.

»Was ist das?«

»Das alte Leiden. Gestern abend war es noch schlimmer. Ich bekomme viel Kortison. Mehr als genug.«

»Du reagierst hier auf irgend etwas allergisch. Wahrscheinlich das Essen. Du mußt hier raus.«

»Was du nicht sagst.« Er bedeckte sich wieder. »Ich bin krank und in einem Krankenhaus. Wo könnte ich besser aufgehoben sein?«

»Du bist Allergiker. Jeder Ort ist für dich besser. Deine Wohnung zum Beispiel, dein isoliertes Schlafzimmer.«

Bartzsch schnaufte verächtlich. »Sylvia organisiert eine Wohnung auf dem Land. Vielleicht auch ein Haus. Jetzt ist die beste Gelegenheit, mit allem aufzuhören. Du bist ein Freund, es tut mir leid, wir werden uns selten sehen. Sylvia hat etwas in Aussicht, in einem Dorf nahe der holländischen Grenze. Am Meer. Im Sommer weitgehend pollenfrei. Keine Großstadt mehr. Schluß mit dem Detektivspiel.«

»Bartzsch, sobald du das Krankenhaus verläßt, werden sie wieder hinter dir her sein. Die verfolgen dich. Die geben erst Ruhe, wenn sie das Geld haben. Du weißt doch, wo es ist. Du kannst nicht abhauen, ohne das irgendwie zu Ende gebracht zu haben.«

»Sieh mich doch an. Wo soll mich dieser Körper hinschleppen. Es ist aus, vorbei. Es tut mir leid. Ich bringe nichts zu Ende. Es ist mir nicht mehr möglich, irgend etwas zu Ende zu bringen. Nicht einmal einen anständigen Tod werde ich hinlegen können. Aber es ist wohl zuviel, um einen Gnadenschuß zu bitten, wenn meine vom Kortison ausgelaugten Knochen wie Glas zersplittern und die Wunden nicht mehr heilen werden. Tu mir einen Gefallen, fahr nach Paris und kauf mir die Todespille. Hier ist sie verboten, dort bekommst du sie in jeder Apotheke. Keine Sorge, ich nehme sie nicht jetzt, aber ich will sie in Reserve haben.«

»Du meinst das alles ernst?«

»Ich habe eine Nachricht von meinem Freund Gerd bekommen. Du hast ihn selbst gesehen. Er stirbt. Sie wagen es nicht einmal mehr, ihn ins Krankenhaus zu bringen. Der Transport würde ihm alle Knochen brechen. Ich wünschte, ich könnte ihm die letzte Pille geben. Verdammt, es wäre der beste Dienst, den ich einem Freund erweisen kann.« Bartzsch wendete sich ab. Seine blutroten Augäpfel glänzten von den Tränen.

»Auf Wiedersehen, mein Freund.« Er knüllte das Betttuch mit den Fäusten und drückte es sich vors Gesicht.

Ich kannte Bartzschs depressive Phasen, die schwarzen Löcher, gefüllt mit einer teerigen Suppe aus Selbstmitleid und Todessehnsucht. Diese war anders. Und mir wurde endlich klar, was schon länger in mir rumorte und was ich mir nicht einzugestehen vermocht hatte: Ich mußte seinen Fall übernehmen. Wie auch immer. Und ich mußte dabei um seinetwillen einen glänzenden Abgang hinlegen.

O.k., Bartzsch, du bist raus. Ich legte die Hand auf seine Schulter, und mir fiel ein, daß ich ihn noch nie berührt hatte.

Ich beugte mich über ihn. »O.k., Bartzsch, ich bin dein Freund. Ich weiß, was ich zu tun habe.«

29. Es ist einfach besser, wenn Frauen so etwas machen

Sylvia trug das Geschirr in mein Wohnzimmer, und ich folgte ihr mit dem Butterkuchen. Volvo hantierte noch in der Küche mit der Kaffeemaschine. Sylvia verteilte im Sitzen Tassen und Teller über den Couchtisch. Dann kam Volvo mit der Kaffee- und der Milchkanne herein. Sie drückte die Tür mit dem Ellbogen auf und schob sie mit einer Bewegung ihres Hinterns zu. Es war das erste Mal, daß mir eine ihrer Bewegungen nicht gefiel. Sie wirkte ordinär, plump und erinnerte mich an eine schwitzende dicke Matrone.

Seit der Begrüßung hatten wir kaum miteinander gesprochen. Schweigend tranken wir Kaffee. Der Butterkuchen blieb liegen. Auch Sylvia und Volvo war Bartzschs seelischer Zustand bedrohlich erschienen, und der Grund unseres Treffens war es, Bartzsch in irgendeiner Weise zu helfen.

Sylvia hatte sich Vorwürfe gemacht, Bartzsch verlassen zu haben. Dies und die schlechten Nachrichten von Gerd hatten ihrer Meinung nach zu Bartzschs Zustand geführt. Sie durchbrach unser Schweigen. »Es ist mein Fehler. Ich hätte es wissen sollen, bei einem Allergiker verstärken sich die Symptome, wenn sich sein psychischer Zustand verschlechtert.«

»Nein, es ist dieses Krankenhaus, das alles schlimmer macht«, wendete ich ein. »Je länger er da drinnen bleibt, um so mehr läßt er sich gehen. Er muß da raus, und zwar sofort.«

»Ich denke, es ist besser, er bleibt dort, bis ich die neue Wohnung habe. Es kann nur noch wenige Tage dauern. Und dann könnten wir direkt dorthin fahren. Im Krankenhaus ist er wenigstens sicher.«

»Mag sein, aber seine Allergien werden dort schlimmer. Das ist doch keine Lösung.«

Volvo hielt sich raus, griff nun doch nach einem Stück Butterkuchen, knabberte den Rand ab und fing die herunterfallenden Krümel mit der flachen Hand auf. Jetzt stand sie auf, ging zum Fenster und sah hinaus, während sie sich das restliche Stück Kuchen in den Mund stopfte. Der Zucker rieselte hörbar auf das Fensterbrett herunter.

»Außerdem werden die Kerle weiter hinter ihm her sein«, setzte ich nach. »Ich glaube, es ist nicht damit getan, ihn aufs Land zu schicken.«

»Warum gehen wir nicht einfach zur Polizei?«

Ich beobachtete Volvo. Es hätte ihr Stichwort sein müssen. Sie zog mißbilligend die Augenbrauen hoch, wischte sich über den Mund und streifte die Zuckerkrümel auf ihrer Handfläche an der Hose ab. Sie kam zum Tisch zurück, setzte schlürfend die Kaffeetasse an. Sie schien in unsere Diskussion nicht eingreifen zu wollen.

Ich nahm mir jetzt auch ein Stück Kuchen. Es würde schwer werden, die beiden Frauen davon zu überzeugen, daß wir Bartzschs Fall fortführen mußten.

Sylvia rührte nichts an. Sie trank nicht einmal Kaffee, und mir fiel ein, daß ich sie nicht gefragt hatte, ob sie ihn überhaupt mochte. Wahrscheinlich trank sie keinen, so wie sie ihn ja auch Bartzsch verbot. Himmel! Natürlich war auch der Butterkuchen, den ich gedankenlos besorgt hatte, nichts für sie. Ich hatte die denkbar ungünstigste Voraussetzung geschaffen, Sylvia auf meine Seite zu ziehen. Ich blickte Volvo an, ob sie es auch bemerkt hatte. Volvo lächelte leicht. »Ich will mal folgendes sagen«, begann sie umständlich. »Nur mal angenommen, der Zustand von Bartzsch ist auf etwas ganz anderes zurückzuführen.« Jetzt grinste sie. »Also, nur so eine Idee. Es tut mir übrigens leid, Sylvia, daß ich nicht daran gedacht habe, daß du gar keinen Kaffee trinkst.« Ich bekam einen raschen, liebevollen Seitenblick.

Sylvia hob abwehrend die Hand. »Es macht nichts.«

»Was für eine Idee?« Butterkuchenkrümel sprühten von meinen Lippen über den Tisch. »Entschuldigung.«

Volvo drehte ihre Kaffeetasse im Kreis. »Na ja, ich glaube, Bartzsch geht es so schlecht, weil er den Fall längst gelöst hat.«

»Was?« Ich verschluckte mich fast. Ein Kuchenkrümel balancierte auf der Kante zwischen Speise- und Luftröhre. Ich spülte ihn hastig mit Kaffee in die korrekte Richtung.

»Er weiß, wer hinter ihm her ist. Und das deprimiert ihn. Denk doch mal nach. Es muß jemand sein, der ihn ganz genau kennt. Das hat er doch selbst gesagt. Also ein Freund.«

Sylvia richtete sich ruckartig auf. »Das ist alles Unsinn. Ihr redet schon wie Bartzsch. Er hat sich übernommen. Er ist ein Amateur, und die anderen sind Profis. Und das hat er jetzt eingesehen. Er will ja aufhören damit. Das hat er doch gesagt. Und jetzt fangt ihr wieder damit an.«

»Nun warte doch mal. Ich finde Volvos Idee interessant.«

»Aber was soll das?« Sylvia rutschte unruhig hin und her. »Es muß Schluß sein mit dem Detektivspiel. Bartzsch will es doch auch.«

»Gut, aber dann laß uns so Schluß machen, daß Bartzsch und du, daß ihr beide in Sicherheit leben könnt, ohne die ständige Furcht, daß ihm jemand mit Blütenstaub, Katzenhaar oder Chemikalien an den Kragen gehen will. Alles, was wir tun müssen, ist doch nur, denen zu zeigen, daß Bartzsch das Geld, hinter dem sie her sind, nicht hat.«

Volvo nickte mir zu. Sylvia runzelte die Stirn. »Aber er hat es ja auch gar nicht. Er hat mir mal gesagt, daß es noch beim Goldschmied sei.«

»Das verstehe ich nicht. Hat er gesagt, warum?«

»Nein. Und ich finde, wir sollten die Sache ruhen lassen. Es geht uns nichts an, und es geht auch Bartzsch nichts an.«

Es würde mir nicht gelingen, Sylvias Haltung zu ändern. Von Volvo bekam ich keine Hilfe. Sie stopfte sich fröhlich das zweite Stück Butterkuchen in den Mund, ließ es halb heraushängen, um sich schwungvoll Kaffee nachzugießen. Die Tasse lief über, die Untertasse ebenso, und schließlich bildete sich auf dem Tisch eine Pfütze, die sich einen Weg in meine Richtung bahnte.

Volvo biß von dem Kuchen ab und legte das halbe Stück als Talsperre vor die Kaffeepfütze. Sie grinste übermütig über das angerichtete Chaos. »Laß uns doch mal klar denken.« Sie beugte sich tief über die Tasse, um den Kaffee abzuschlürfen, und sah Sylvia von unten an. »Bartzsch ist ein miserabler Detektiv. Er kann seine Fälle nicht anständig aufklären, das wissen wir doch. Er ist vollkommen lebensunfähig. Er verwirrt alles so sehr, daß man nicht einmal die Polizei einschalten kann, ohne selbst als Trottel dazustehen. Das mußt du doch zugeben. Er ist überhaupt unfähig, irgend etwas richtig zu machen. Stimmt doch, oder?«

Ich erkannte Volvos Taktik und beobachtete die Wirkung: Sylvia zog mißbilligend die Augenbrauen zusammen. Am liebsten hätte ich Volvo für ihren Einfall geküßt und ihr die Zuckerkristalle von den Lippen geleckt, aber ich stand vorsichtig auf, um ihr Spinnennetz nicht zu zerstören, und schlich mich in die Küche. Ich hörte noch, wie Sylvia begann, Bartzsch zu verteidigen. Sie liebte ihn, und obwohl sie sein Hobby nicht mochte, würde sie nichts auf ihn kommen lassen. Alles, was ich zu tun hatte, war, in der Küche zu bleiben. Bei meiner Rückkehr würde ich Sylvias Unterstützung haben, den Fall endgültig aufzuklären. Ich begann Spüle und Wasserhahn mit Scheuerpulver zu putzen, bis alles glänzte, dann nahm ich einen Lappen, um Volvos Kaffeepfütze im Wohnzimmer aufzuwischen.

Volvo hatte den Platz gewechselt. Beide saßen jetzt zusammen auf der Couch. Sie sahen mir zu, wie ich den aufgeweichten Butterkuchendamm mit spitzen Fingern in meine Tasse stopfte und den Tisch zu säubern begann.

»Es ist jetzt alles klar, wir wissen, was zu machen ist«, sagte Volvo. »Wir beide übernehmen den Fall.«

»Wie? Ihr?«

»Es ist einfach besser, wenn Frauen so etwas machen.«

»Und ich?«

»Du? Du kannst uns assistieren, wenn du willst.«

»Und wie wollt ihr es anfangen.«

»Zuerst lassen wir Bartzsch verschwinden. Du wirst ihn aufs Land fahren. Ich kümmere mich um Aldi, und Sylvia geht zu Fenger, diesem Goldschmied. Ganz klar, daß Frauen da mehr erreichen.«

Verblüfft und beleidigt wischte ich den Tisch. Ich hatte geahnt, daß Volvo mehr als eine Idee hatte. Sie hatte einen Plan und wahrscheinlich sogar Hinweise, aber daß ich dabei keine Rolle spielte, hatte ich mir nicht vorstellen können. Ich war draußen. Weg vom Fenster. So wie Bartzsch.

Die beiden brachen auf und ließen mich mit dem Kaffeegeschirr zurück. An der Tür drehte sich Volvo noch einmal um, küßte mich und kam mit der Zunge an mein Ohr.

»Wärme schon mal das Bett, Dr. Watson«, flüsterte sie.

War Sherlock Holmes eigentlich schwul, ging es mir durch den Kopf.

30. *Laß uns Krieg spielen*

Das Zimmer war wieder voll belegt. Bartzsch saß angezogen auf dem Bett. Die Frauen hatten ihn überredet, das Krankenhaus zu verlassen, obwohl der Umzug aufs Land verschoben worden war. Zwar hatte Sylvia bereits eine mögliche Anstellung gefunden, aber der Arzt, bei dem sie jetzt arbeitete, entließ sie nicht vorzeitig aus dem Vertrag. So würde der Umzug noch fast drei Monate auf sich warten lassen.

Bartzsch machte keine Anstalten aufzustehen, also setzte ich mich noch einmal auf den hölzernen Stuhl neben dem Bett. »Alles klar, können wir gehen?«

Bartzsch sah aus dem Fenster. »Weißt du, was mich an meinem Detektivspiel so reizte? Ich bekam ein paar Personen aus einer Geschichte vorgesetzt, aber man erzählte mir die Geschichte nicht. Ich mußte sie mir mit Hilfe einiger weniger Hinweise ausdenken, das heißt, der größte Teil war einfach Phantasie. Mit diesem Konstrukt überzog ich dann die Realität. Und im Laufe meiner Nachforschungen mußte ich die Geschichte so oft ändern, bis sie paßte. Aber was mir wirklich Vergnügen daran bereitet, ist das Ausdenken der Geschichten. Deshalb werde ich anfangen zu schreiben. Was hältst du davon?«

»Ich dachte, die Zeiten der töpfernden Hausfrauen und schreibenden Arbeitslosen seien vorbei.«

»Was hast du gegen Schreiben als Therapie? Für viele berühmte Autoren ist es das gewesen.«

»Was darf's denn sein? Ein Krimi vielleicht?«

»Ach, das wird sich finden. Ich will schreiben, und ich denke, es ist eine Arbeit, die einem Krüppel zusteht, die ihn meinetwegen auch therapiert, indem sie ihn in Welten führt, in denen er Abenteuer besteht, die ihm die Wirklichkeit niemals gestatten würde. Ich glaube immer mehr, alle Autoren sind Lebenskrüppel.«

Er rutschte vom Bett, ging zum Schrank, holte eine

lange Sporttasche heraus, schwenkte sie und wendete sich den beiden anderen Patienten zu.

»Meine Herren, ich verabschiede mich. Entlassung auf eigenen Wunsch. Und machen Sie sich keine Sorgen, ich war nicht ansteckend. Nur eine harmlose Allergie.«

Er marschierte zur Tür hinaus, und ich hatte Mühe, ihm zu folgen. Er steckte den Kopf ins Schwesternzimmer. Ich verstand nicht, was er sagte. Ein helles Lachen antwortete ihm. Der Arzt kam heraus. »Und denken Sie daran: Im Winter zwei Monate Davos. Das wird Ihnen guttun. Die Kasse zahlt.«

Bartzsch nickte, verabschiedete sich mit einem Handschlag.

»Was war das für ein Rat?« Ich hielt ihm die Fahrstuhltür auf.

»Man schickt die Asthmatiker im Winter in die Berge, um wenigstens einmal im Jahr ihr Keuchen nicht zu hören. Vielleicht keine schlechte Idee, ein Krimi im Schnee.«

»Du fängst schon an zu reimen.«

Die Fahrstuhltüren öffneten sich.

»Das Gedicht ist der Menschen Licht.« Bartzsch grinste übermütig. »Das ist von Hermann Joseph Feldscher, einem Heimatdichter aus dem Lüneburgischen. Er starb 1929 nach dem Angriff einer tollwütigen Heidschnucke.«

Bartzsch hatte die Depression überwunden und offenbar ein neues Ziel vor Augen. Ich war mir nur nicht sicher, ob es wirklich das Schreiben war. Ich konnte mir nicht vorstellen, daß es ihm genügen würde, am Schreibtisch zu sitzen. Die Eröffnung seiner therapeutischen Detektei hatte es je gerade zum Ziel gehabt, ihn vor allzuviel Grübelei über sich selbst abzuhalten. Deutsche Schriftsteller erforschen dagegen seit eh und je ihr Innenleben. Er sollte sich amerikanische Vorbilder nehmen.

Wir erreichten den Ausgang. Bartzsch hatte es eilig, ging mit langen Schritten voraus, fand zielstrebig meinen Wagen auf dem Parkplatz und trommelte mit den Fingern auf das Dach, bis ich endlich öffnete.

»Apropos Volvo«, sagte er. »Tu mir einen Gefallen und paß in nächster Zeit gut auf sie auf.«

»Warum?«

»Du weißt doch, was die beiden Frauen vorhaben. Und ich werde so gut wie tot sein.«

Ich runzelte die Stirn, startete und fuhr langsam vom Parkplatz. Also doch, Bartzsch hatte noch etwas anderes vor. Er würde den beiden Mädchen nicht ohne weiteres den Chefsessel in seiner Detektei überlassen.

»Darf man erfahren, was das alles zu bedeuten hat?«

»Nichts. Ich werde mich, wie versprochen, aus dem Verkehr ziehen. Aber zuvor bin ich dir noch einen Gefallen schuldig: das Foto. Wie weit bist du mit den Vorbereitungen?«

Ich fuhr an die Seite, um einem entgegenkommenden Krankenwagen mit eingeschaltetem Blaulicht Platz zu machen.

»Es ist nicht wichtig. Ich muß dieses Foto nicht machen. Bosnier, Serben und Kroaten verhandeln gerade wieder einmal miteinander. Es könnte sowieso zu spät sein.«

Bartzsch lachte. »Eine so aggressive Religion wie das Christentum eignet sich hervorragend zur Begründung von Landraub und Ausweitung wirtschaftlicher Macht. Und jeder will dort seinen eigenen kleinen Staat. Es gibt keine Ruhe auf dem Balkan. Also mach dein Foto. Ich will, daß du es machst. Mach es schnell.«

Ich fuhr langsam an. Bartzsch schaute sich gewohnheitsmäßig um, ob uns jemand folgte.

»Was ist? Hast du alles zusammen? Können wir es heute noch machen. Ich fühl' mich gut. Es würde mir passen.«

Ich sah auf die Uhr. »Ich müßte nur noch einige Requisiten holen. Meine neuen Kameras habe ich im Kofferraum und die Kleidung, die du tragen sollst, auch. Aber geht es dir wirklich gut?«

»Muß ich dir erst meine blanke Brust zeigen? Los, laß uns das Foto machen! Jetzt!«

Ich verstand seine Eile nicht. Mir war die Aufnahme nicht mehr wichtig.

»Mach das Handschuhfach auf. Darin liegen ein paar Fotos und Vergrößerungen. So stelle ich mir die Szene vor.«

Er betrachtete sie eingehend. »Na bitte, das ist gut vorbereitet. Was fehlt noch?«

»Blut.«

»Meines bekommst du nicht.«

»Ich hab' es im Fundus der Filmstudios bestellt. Aber ehrlich, es muß wirklich nicht sein. Außerdem will ich dich dem Dreck in dem Abbruchhaus nicht unbedingt aussetzen. So gut geht es dir doch noch nicht.«

»Laß uns das Blut holen.«

Bartzschs Wohnung lag auf dem Weg. Ich versuchte mehrfach, ihm die Idee, das Foto jetzt zu machen, auszureden. Es gelang mir nicht. Er wollte nur in seine Wohnung, um sich die Klamotten anzuziehen, die in meinem Kofferraum lagen.

Sylvia hatte mit Volvos Hilfe die Wohnung hervorragend in Ordnung gebracht. Es gab nichts mehr, was auf das Chaos hinwies, das die Einbrecher hinterlassen hatten. Bartzsch verwandelte sich im Wohnzimmer in einen bosnischen Milizionär. Das Hemd und die zerrissene Jeans paßten, nur die Schnürstiefel waren ein wenig eng. Die russische Soldatenjacke war zu groß, was aber durchaus der herrschenden Mode entsprach. Mit dieser Kleidung hätte man sich überall bewegen können, ohne besonders aufzufallen. Nicht nur in Bosnien.

Wilhelm hatte mich schon erwartet. Er hatte alles bereitliegen, das Blut in einen Plastiksack abgefüllt und die Kalaschnikow in einen Karton gepackt, damit sie beim Transport nicht den Argwohn zufälliger Beobachter erregte. Ich stellte Wilhelm Bartzsch vor und fragte ihn, ob er einen bosnischen Kämpfer genau so ausstatten würde. Er schob nachdenklich die Lippen unter die Nase, verschwand im Lager und kam mit einer grauen Schirmmütze zurück.

»Die werden bei Soldaten gern genommen«, sagte er. Er schenkte sie uns.

»Die trage ich nicht«, sagte Bartzsch beim Rausgehen, nahm die Mütze ab und steckte sie sich unter die Jacke. »Also, laß uns Krieg spielen.«

31. In einem Vorort von Sarajevo 1994

Obwohl es um die Mittagszeit war, herrschte dichter Verkehr fast wie zur Rush-hour, und wir brauchten eine dreiviertel Stunde, um von den Filmstudios im Stadtteil Tonndorf quer durch die Stadt zum Niendorfer Bezirk zu kommen. Die Disziplin und Logik der Hamburger Autofahrer wundern mich immer wieder. Folgsam haben sie ihre Geschwindigkeit auf den vierspurigen Ringstraßen um den Stadtkern auf 60 km/h gesenkt, seit die Behörden die Schilder entfernten, die hier jahrelang eine Geschwindigkeit von sechzig erlaubt hatten. Früher fuhren sie siebzig.

Bartzschs gute Laune hielt an. Er zeigte intensives Interesse für die Stadtteile, die wir durchquerten, und stellte Mutmaßungen über die städtische Verkehrs- und Bebauungsplanung an. Mehrmals horchte ich irritiert auf die Geräusche meines Volvos, aber es war nur Bartzsch, der sich zwischendurch im Pfeifen übte. Er würde es genausowenig wie ich jemals lernen.

Das Abbruchhaus war unverändert. Ich stellte den Wagen direkt davor ab und holte den Blutsack und den Karton mit der Maschinenpistole aus dem Kofferraum. Bartzsch trug meinen Kamerakoffer. Ich sah mich vorsichtig um, ob uns jemand beobachtete. Ich hatte nicht gern Zeugen bei meinen Inszenierungen. Schließlich gehörte es zu meinem Erfolg, daß meine Aufnahmen als echt galten.

Wir betraten unser Sarajevo, und ich stutzte. Jemand war hier gewesen, hatte Fußbodenbretter herausgehebelt und Löcher in die Decken gestemmt, wahrscheinlich auf der Suche nach Verwertbarem. Bartzsch lachte über die neue Verwüstung und murmelte, das ginge ja alles nach Plan.

Er hatte recht, denn nun wirkte das ehemalige Wohnzimmer noch mehr so, als wäre eine Granate eingeschlagen. Ich bezeichnete Bartzsch die Stelle, an der er als erschossener Moslem unter meinen kreuzförmig imitierten Einschußlöchern liegen sollte. Durch die Fensterhöhlen kam genug Licht, so daß mir ein indirekter Blitz gegen die Decke zur allgemeinen Aufhellung genügte und die durch den natürlichen Lichteinfall geschaffene Atmosphäre erhalten blieb.

Bartzsch störte es nicht, sich in den Staub zu legen, und wischte meine Sorge, sein Zustand könne sich dadurch verschlimmern, beiseite. Er drapierte sich sofort richtig. Ich schlug zwei weitere Schußlöcher in die Wand, um ihn mit etwas Mörtel zu bedecken, goß das Blut aus, so daß es ausgehend von Bartzschs Schulter in Richtung Kamera eine Lache bildete, und betrachtete mein Werk. Es war perfekt. Nur mit der Kalaschnikow wußte ich nichts Rechtes anzufangen. Ich hielt sie in der Hand und überlegte, wo ich sie plazieren sollte. Vielleicht war sie überflüssig? Hätte man sie einem toten Soldaten nicht abgenommen? Ich konnte unmöglich zwei unterschiedliche Bilder – eines mit und eines ohne Maschinenpistole – verkaufen, die Authentizität der Fotos wäre dadurch in Frage gestellt.

Unschlüssig stand ich mit der Kalaschnikow vor Bartzsch, der eine perfekte Leiche spielte. In diesem Moment nahm ich aus den Augenwinkeln eine Bewegung wahr, und der Raum verdunkelte sich. Ich drehte den Kopf zum Fenster und blickte in zwei erstaunte Gesichter. Sie zuckten zurück, und ich hörte sie durch den Garten zur Straße laufen. Ein Motor heulte auf, und Reifen quietschten auf dem Asphalt.

»Amateure«, sagte Bartzsch. Er hatte den Kopf gehoben und grinste mich an. »Ist es nicht wunderbar, wie alles funktioniert?«

»Mein Gott, die denken jetzt ... Wir müssen hier verschwinden ... Die rufen doch die Polizei. Los, Bartzsch! Selbst wenn wir alles aufklären können, bedeutet es eine Menge Ärger. Laß uns abhauen.«

»Mach dein Foto«, brummte Bartzsch. »Die werden sich hüten, die Polizei zu rufen.«

»Aber ...«

»Mach das Foto. Den Rest erkläre ich dir später.«

»Bartzsch, was bedeutet das? Was weißt du, was ich nicht weiß?«

»Denk nicht, mach dein Foto!« Er ließ den Kopf auf den Boden zurücksinken. Er hatte recht, dieses Bild sollte ich mir nicht entgehen lassen – und die Kalaschnikow war überflüssig. Ich legte sie zur Seite und verschoß einen ganzen Film aus unterschiedlichen Perspektiven, obwohl ich sofort wußte, welche die beste war. Das alles ging schnell genug, um vor dem möglichen Eintreffen der Polizei zu verschwinden. Aber während ich fotografierte, erschloß sich mir eine andere Bedeutung dessen, was wir eben erlebt hatten. Bartzsch hatte im voraus gewußt, daß dies geschehen würde, hatte es eingeplant. Das erklärte auch seine anhaltend gute Laune.

»Ich bin fertig, du kannst aufstehen.« Ich packte die Kamera ein und legte die Maschinenpistole in den Karton zurück. Bartzsch klopfte sich den Staub von der Kleidung. Das Blut hatte auf der Jacke in Brusthöhe einen großen Fleck gebildet. Er grinste mich an. »Ich bin tot, richtig tot. Ist es nicht toll? Ist es nicht die beste Lösung für mich? Ach, ist das herrlich, tot zu sein.«

Fröhlich stapfte er durch den Flur aus dem Haus. Ich stopfte den leeren Blutsack unter ein Fußbodenbrett, kehrte jedoch wenig später zurück, um ihn doch mitzunehmen. Ich wollte keine Spuren hinterlassen. Dann folgte ich Bartzsch mit Karton und Koffer. Als ich aus dem Haus trat, zitterten mir die Knie, als hätte ich ein Verbrechen begangen.

32. *Interview mit einem Toten*

Die Leiche auf dem Beifahrersitz war in bester Stimmung.

»Hast du jemanden erkannt? Wie viele waren es?«

»Du wußtest das vorher!« Ich kam mir ausgenutzt und reingelegt vor. Seine Eile, das Foto zu machen, hatte nur diesen einen Grund gehabt, daß man uns dabei erwischte.

Bartzsch hob die Schultern. »Ich hatte es gehofft.«

»Es waren zwei. Es ging ja sehr schnell. Aber ich denke, einer von ihnen war Aldi. Obwohl ... ich bin mir nicht sicher. Ich war zu überrascht. Warum hast du mir das vorher nicht gesagt, du Arschloch?«

»Ich war mir nicht sicher.«

»Die denken jetzt, ich hätte dich umgebracht. Erschossen! So ist es doch?«

Bartzsch schwieg, kaute auf seiner Zunge, und ich wurde immer wütender. Er benutzte mich, ohne mir zu sagen, was auf mich zukam. Ich war enttäuscht von ihm. Natürlich wußte ich, daß er mir nicht alles mitteilte, aber ich hatte geglaubt, wir hätten ein so freundschaftliches Verhältnis, daß er mich wenigstens in seine Pläne einweihte, besonders wenn ich eine Rolle darin spielte. Wenn die Gangster mich jetzt für seinen Mörder hielten, was würden die mit mir anfangen? Aus deren Sicht besaß ich jetzt mit Sicherheit das ganze Geld. Statt mit diesem Fall Schluß zu machen, hatte Bartzsch alles noch mehr verwirrt und mich zur Zielscheibe gemacht. Er brauchte sich nur noch zu verstecken. Er war fein raus als Leiche. Es würde mich nicht wundern, wenn er jetzt von mir verlangte, ihn am Bahnhof oder am Flughafen abzusetzen, damit er auf Nimmerwiedersehen verschwinden konnte.

Bartzsch schien meine Gedanken zu erraten. »Mach dir keine Sorgen. Ich bin als Toter viel nützlicher. Dir wird nichts geschehen.«

»Ach, und wärst du bitte so freundlich, mich in deine Pläne einzuweihen, bevor ich dich wirklich umbringe.«

»Sei nicht sauer. Es ist nur schade, daß du den zweiten nicht erkannt hast.«

»Hätte ich ihn kennen müssen.«

»Ich hatte es gehofft.«

Vor mir bog ein Wagen ab, ohne es anzuzeigen. Ich mußte scharf bremsen. Ich fluchte, fuhr wieder an, bog in eine Parklücke und stellte den Motor ab. »Ich fahre kein Stück weiter, bevor du mir nicht alles erzählt hast!«

»Wäre es nicht besser, wir fahren zu mir, damit ich diese blutige Jacke loswerde? Ich bin ein ziemlich beunruhigender Anblick für Leute, die zufällig in dein Auto schauen.«

»Ist mir egal.«

Bartzsch löste den Sicherheitsgurt und drehte sich mir zu. »Weißt du, wenn das wirkliche Profis wären, dann wären sie ins Haus gekommen und hätten dich in dieser Situation unter Druck gesetzt. Aber mir ist schon lange klar, daß es Amateure sind. Sie müssen jetzt damit rechnen, daß du sie erkannt hast; damit sind alle ihre Pläne hinfällig. Wunderbar. Das wollte ich erreichen. Und mit den Attentaten auf mich ist auch Schluß.«

»Und ich hatte geglaubt, du wolltest diesen Fall wirklich aus der Hand legen.«

Er ging nicht darauf ein.

»Ich werde dir jetzt erklären, was meines Erachtens seit dem Einbruch bei Fenger geschehen ist. Fenger selbst heuerte einen Einbrecher an. Natürlich hat er dem nichts von dem Geld gesagt, aber alles sollte so aussehen, als wäre es ihm tatsächlich gestohlen worden.«

»Es gibt das Geld gar nicht?«

»Wart's ab. Dieser Einbrecher holt sich einen Kumpel. Jetzt geschieht das Unglück: Einer kommt zu Tode, der andere haut in Panik ab, als ich den Schauplatz betrete. Ich nehme an, daß auch er erst aus der Zeitung erfährt, daß er angeblich eine Menge Geld hat mitgehen lassen. Nun muß es noch einen oder mehrere Mitwisser geben.

Die denken, er hat das Geld, und setzen ihn unter Druck. Er berichtet, daß ich bei dem Einbruch dazwischengekommen bin, so daß er flüchten mußte. Also, was liegt näher, als zu vermuten, ich hätte das Geld. Folglich erpressen sie mich.«

»Gibt es nun das Geld oder nicht?«

»Fenger hat es noch. Das Treffen mit dem italienischen Lieferanten war für ihn nur ein Vorwand, es zu Hause zu lagern. Und der Einbruch war ein Vorwand, um es verschwinden zu lassen, vielleicht ins Ausland zu bringen. Ich weiß nicht, welche steuerlichen Vorteile ein gestohlenes Vermögen bringt. Wir sollten einen Steuerberater fragen.«

»Und wer ist nun der Mann, in dessen Auftrag Aldi dich malträtiert hat.«

»Es ist jemand, der mich gut kennt. Du könntest es sein.«

»Ich?«

»Ja, du kennst mich gut.«

»Und du meinst, der Unbekannte war das zweite Gesicht am Fenster?«

»Ja. Denk mal an die Verwüstungen im Abbruchhaus. Die hatten es schon durchsucht. Die vermuteten, wir hätten das Geld dort versteckt. Und als wir jetzt dorthin fuhren – Aldi folgte uns –, alarmierte er seinen Auftraggeber. Alles sah so aus, als wollten wir die Beute holen und verschwinden. Daß du mich umbringst, um alles für dich zu behalten, damit hatten sie nicht gerechnet.«

»Und jetzt?«

»Jetzt bin ich tot. Und dich werden sie erpressen.« Er grinste vergnügt und schnallte sich an. »Fahr los!«

Ich war noch nicht zufrieden. »Wer ist der zweite Mann?«

»Es gibt mehrere Möglichkeiten. Du wirst es als erster erfahren.«

»Wie?«

»Na, die werden zu dir kommen.«

»Reizende Aussichten.«

»Keine Sorge. Ich bin in deiner Nähe.«

Ich setzte den Volvo wieder in Bewegung und ordnete mich in den Verkehr ein.

»Eine Frage noch. Das mit der Schriftstellerei hast du vermutlich nicht ernst gemeint? Es war ein Bluff, nicht wahr?«

»Ich finde, es ist eine hübsche Idee. Sylvia ist begeistert.«

Ich setzte Bartzsch zu Hause ab. Beim Aussteigen beruhigte er mich, es sei uns niemand gefolgt und ich hätte sicher noch eine Weile Ruhe vor der geldgierigen Bande. Er war schon am Hauseingang, als er sich umdrehte, zurückkam und mich das Fenster herunterkurbeln ließ.

»Übrigens, wenn ich die Geschichte schreiben sollte, in der wir uns gerade befinden, ich hätte einen schönen Titel: Erfinder der Wirklichkeit. Was hältst du davon?«

»Du meinst, keiner würde uns glauben?«

»Oh, ob eine Geschichte wahr ist oder nicht, bestimmt sowieso der Leser und nicht der Autor. Diese Weisheit habe ich schon als Kind gelernt, als ich Doctor Doolittle las. In meiner Ausgabe befand sich ein Nachwort von Hugh Lofting. Es war an die Eltern gerichtet. Ich habe es damals wieder und wieder gelesen, in der Hoffnung, ein Geheimnis zu finden, etwas, das nicht für mich bestimmt war. Vielleicht der Beginn meiner detektivischen Neigung.«

Bartzsch klopfte zum Abschied mit der flachen Hand auf das Dach des Volvos. Hoffentlich hatte er recht, daß uns niemand gefolgt war und die Gangster jetzt geschockt beisammensaßen und überlegten, wie sie mit einem Mann fertig werden sollten, der so skrupellos war, seinen Freund zu erschießen.

Ich überlegte einen Augenblick, ob es klug war, die Maschinenpistole zurückzubringen. Sie könnte mir schließlich nützlich sein, die Verfolger abzuwehren, die jetzt auf meinen statt auf Bartzschs Spuren wandelten. Andererseits provoziert eine Waffe andere Waffen, wie die Weltgeschichte lehrt, und meine war nur eine Attrappe, und Attrappen sind leider ausgesprochen heimtückisch, denn sie wirken nur gegen den, der sie besitzt.

Weg damit!

33. *Verspäteter Gedanke*

Meine Handlungen waren verräterisch. Ich hängte die Sicherheitskette an der Wohnungstür ein, prüfte ihre Festigkeit. Ich durchsuchte jeden einzelnen Raum nach Gegenständen, die ich zur Not als Waffe benutzen konnte. Angenommen, ich stand unter der Dusche, wenn sie hereinkamen? Was sollte ich dem Angreifer entgegenschleudern? Ein Stück Seife oder die Shampooflasche? Ein nasses Handtuch konnte ein gutes Verteidigungsmittel sein. Ich legte ein trockenes in die Dusche, mit der Absicht, es beim Duschen mit Wasser zu tränken. Ob ich es mir eingestand oder nicht: Ich hatte Angst.

Es war allmählich Zeit, Volvo von der Werkstatt abzuholen. Wie brachte ich es ihr bei, daß sie bei mir nicht übernachten konnte. Ich mußte sie einweihen und verpflichten, Bartzschs Geheimnis zu wahren. Bartzsch war offiziell verschwunden. Niemand von uns wußte, wohin.

Bartzsch hatte eine weitaus schwierigere Aufgabe. Er mußte Sylvia beibringen, daß seine Detektei noch geöffnet war.

Das Telefon klingelte. Es war Volvo.

»Kannst du mich abholen.«

»Klar. Wann?«

»Jetzt. Sofort.«

»Gut. Ich gebe unterwegs noch einen Film ab.«

»Komm lieber gleich.«

Sie hatte es eilig und war wie so oft am Telefon unpersönlich. Wahrscheinlich war Helmut in der Nähe. Obwohl sie so selbstbewußt war, fiel es ihr manchmal schwer, in der Öffentlichkeit oder in Gegenwart anderer Zuneigung zu zeigen. Es hatte mich schon mehrmals verunsichert, wenn sie meine Liebesbezeugungen auf der Straße schroff abwehrte.

Ich beeilte mich, aber den Film mit Bartzsch in Sarajevo wollte ich doch noch loswerden. Ich hatte einen Diafilm genommen, den ich nicht selbst entwickeln konnte. Ich brachte ihn in die Fotoabteilung eines Kaufhauses, Schnellservice mit Zuschlag ohne Rahmung. Niemand sollte einen Blick auf meine Fotos werfen. In den Profilaboren sind mir die Mitarbeiter oft zu neugierig. Sie gucken sich die Filme an, damit sie wissen, woran die Fotografen arbeiten, oder um ihnen Tips zu geben, wie die Qualität der Bilder verbessert werden könnte.

Ich parkte den Wagen kurz vor dem Torweg. In letzter Zeit hatte ich Schwierigkeiten gehabt, die enge Durchfahrt rückwärts zu durchfahren, und Volvo hatte mich ausgelacht. Im Grunde war sie mir in allen praktischen Dingen überlegen. Der Hof war leer, nur ein 740er Volvo stand aufgebockt und radlos vor der Werkstatt, deren Rolläden schon heruntergelassen waren. Helmut machte meist pünktlich Feierabend, während Volvo oft noch länger an den Wagen schraubte, dafür begann sie morgens später und auch zu unterschiedlichen Zeiten. Eine Arbeitsweise, die uns auch wochentags manches ausgedehnte Frühstück im Bett ermöglichte und ausgelassene Albernheiten unter der Bettdecke, während das Sonnenlicht bereits durch die Fenster strich, uns blendend, wenn wir matt und mit feuchter Haut aus unserer Höhle hervorkrochen. Es war ein wunderbarer Sommer der Liebe mitten in der Stadt.

Ein Lächeln zwang sich mir ins Gesicht. Beschwingt durchquerte ich den Hof.

Ich öffnete die Tür zum Büro, bedauernd, daß Volvo wahrscheinlich schon umgezogen war, denn ich liebte ihren Anblick mit dem hochgeschlossenen blauen Overall, dem unter der Baseballmütze versteckten Haar. Es war jedesmal wie ein Weihnachtsgeschenk, ein Glücksgefühl, ihren blassen, leuchtenden Körper aus der unförmigen Verpackung zu befreien.

Ich schloß die Tür hinter mir, und erst in diesem Moment ging mir auf, daß Volvos Anruf ungewöhnlich, daß es eine Warnung gewesen war, daß er vieles andere hatte bewirken sollen, nur das eine nicht, daß ich arglos kam, um sie abzuholen.

Doch dieser Gedanke kam zu spät.

34. *Ein alter Freund*

Die Arme wurden mir schmerzhaft herumgedreht. Ich bekam einen schmutzigen, nach Öl schmeckenden Lappen in den Mund gestopft und wurde stolpernd vom Büro in die Werkstatt gestoßen.

»Runter auf den Fußboden!« Ein schneidender Befehl von Aldi, der mich losließ, nachdem er meine Hände stramm auf dem Rücken zusammengebunden hatte.

Auf dem Fußboden sitzend, band er meine Füße mit einem Elektrokabel zusammen. Ich entdeckte in dem wenigen Licht einer Kabellampe Volvo, die ebenfalls auf dem Fußboden saß, an einen Wagen gelehnt, wie ich mit einem Lappen im Mund und auf den Rücken gefesselten Händen. Sie sah zu Boden. Die Füße hatte man ihr nicht zusammengebunden. Es verunsicherte mich. Gehörte sie vielleicht dazu, hatte mich in diese Falle gelockt, spielte mir jetzt eine Rolle vor? War sie doch mit Aldi befreundet? Und ich Trottel war auf ihre Show hereingefallen, dabei war sie auch nur hinter dem Geld her. Na klar.

Ich versuchte, ihr in die Augen zu sehen, bekam einen hilflosen Blick. Schauspielerei.

Im hinteren Teil der Werkstatt wurde eine alte Drehbank eingeschaltet, und ich ahnte, daß dies nur geschah, um mögliche Hilfeschreie zu übertönen. Aus der Dunkelheit kam Helmut. Natürlich: Helmut! Und Volvo war seine Partnerin. Bartzsch hatte recht gehabt, ein alter Freund. Warum war Bartzsch das nicht eingefallen? Alles war doch sonnenklar.

»Wir wissen, was du getan hast, und wir wissen, daß du das Geld hast. Also versuch dich gar nicht erst rauszureden. Und wenn du glaubst, du kommst hier raus, ohne daß die Sache geregelt ist, dann hast du dich geschnitten.«

Er hob die Stange eines Wagenhebers auf, schlug sich damit prüfend auf die Handfläche und näherte sich mir vorsichtig. Er hatte mehr Angst als ich. Mit spitzen Fingern zog er meinen Knebel heraus. Er hatte sogar Angst, daß ich ihn beißen würde.

»Wo hast du das Geld?«

Ich rieb die Zunge am Gaumen, um den Geschmack des Putzlappens loszuwerden. Wenn sie glaubten, ich hätte das Geld, konnte Volvo kaum ihre Komplizin sein. Sie mußte ihnen doch erzählt haben, daß niemand im Besitz der halben Million war. Andererseits hatten sie ihr bestimmt berichtet, daß ich Bartzsch deshalb getötet hatte. Warum sollte sie noch auf meiner Seite sein? Sie mußte sich von mir betrogen fühlen.

Aber wie konnte sie glauben, ich hätte einen Menschen umgebracht? Nur, wenn sie zur anderen Seite gehörte!

Was immer ich sagen würde, daß ich das Geld nicht besaß, daß ich Bartzsch nicht umgebracht hatte, weder Volvo noch die beiden anderen würden mir glauben.

Seltsam, von Volvo vielleicht niemals wirklich geliebt worden zu sein machte mich weder traurig noch wütend. Ich war ein Meister der Illusion, es geschah mir recht, hereingelegt worden zu sein. Doch wie rettete ich mich jetzt? Wie mußte die Geschichte beschaffen sein, die mit jenen Ereignissen zusammenpaßte, die sie alle drei für Realität hielten? Ich selbst mußte von Bartzsch reingelegt worden sein. Das entsprach der Logik von Verbrechern!

Es verblüffte mich, wie klar ich in dieser Situation denken konnte. Meine Angst war wie fortgeblasen. Eiskalt und scharfsinnig kombinierte ich, sah mich als Sieger, als Held, der selbstverständlich am Schluß das hübsche Mädchen und dessen grenzenlose Bewunderung bekommt. Ja, auch Volvo würde ich verzeihen, wenn sie mich darum bat und allen Verbrechen abschwor.

Ich betrachtete die beiden Amateurerpresser als Wachs in meinen Händen. Ich hatte ihnen etwas voraus, ich wußte, was wirklich geschehen war. Sie sollten es erst hinter Gittern erfahren.

Ein Schlag riß mich aus dem Traum. Aldi hatte das Kabelende quer über mein Gesicht gezogen. Meine Nase begann sofort zu bluten.

»Rede!«

Ich war so überrascht, daß ich nicht einmal einen Schmerzensschrei ausstieß. Das Blut lief mir in den Mund, über das Kinn, tropfte aufs Hemd.

»Ihr Arschlöcher, wißt ihr denn nicht, was wirklich passiert ist?«

Aldi ließ sich auf die Knie sinken, lächelte mir ins Gesicht.

»Das Geld, wir wollen nur das Geld. Dann kannst du mit deiner Nutte verschwinden. Und kein Haar wird dir gekrümmt. Was du mit Bartzsch gemacht hast, ist uns scheißegal. Na, ist das kein Angebot?«

War es ein Trick, daß er so abschätzend von Volvo sprach? Nein, ich sah in Volvos entsetzten Augen meinen eigenen Schmerz. Sie liebte mich noch. Ich schluckte Blut. Vielleicht hatte sie nur am Anfang dazugehört, sich längst losgesagt.

Bartzsch, verdammt noch mal, hilf mir hier raus, du mußt doch auch das vorausgesehen haben!

Ich schrie Aldi an: »Ich habe das Geld nicht. Bartzsch hat mich reingelegt. Es war nicht da, wo er es versteckt hatte. Versteht ihr das denn nicht?«

»Ach.« Aldi erhob sich. Der zweite Schlag ging über meinen Hinterkopf, riß mir wahrscheinlich den Nacken auf. Ich biß die Zähne zusammen und sah zu Volvo. Sie hielt die Augen krampfhaft geschlossen.

Aldi beugte sich zu mir herunter, bestand ganz und gar aus Freundlichkeit, redete zu mir wie zu einem Kind.

»Paß mal genau auf. Du sagst, wo das Geld ist. Ich gehe hin, hole es. Du wartest solange hier. Und wenn ich damit zurückkomme, ist alles erledigt. Hm? So machen wir das doch.«

Ich versuchte meinen Kopf zu drehen, um ihm in die Augen zu sehen. Ein reißender Schmerz legte mir eine stählerne Kette um den Hals.

»Gut. Gut, ich mache es. Aber hört euch wenigstens

meine Geschichte an, sonst werdet ihr eine böse Überraschung erleben.«

»Laß ihn reden.« Helmut ersparte mir einen weiteren Schlag.

»Ich bin mit Bartzsch zu dem Haus, wo ich das Geld mit ihm zusammen versteckt hatte. Wir wollten es holen und abhauen. Aber ich habe gedacht, es reicht nur für einen von uns und daß es eine gute Gelegenheit wäre, das klarzumachen. Aber das Geld war nicht da. Na ja ... alles weitere wißt ihr. Aber Bartzsch hat mir noch gesagt, wo es ist. Du hast ihn doch immer verfolgt.« Es gelang mir unter stechenden Schmerzen, Aldi anzusehen. »Er hat es zu diesem ... diesem Raskolnikof oder Molotow gebracht. Er wollte, daß der es gegen andere Scheine eintauscht. Er hat gedacht, die Nummern sind notiert. Verdammt, und da ist das Geld noch, bei diesem Koljakof.«

Helmut kam näher. Die Sache mit den Nummern schien ihn zu irritieren.

»Stimmt das?« fragte er Aldi. »Bist du ihm mal zu Molotow gefolgt?«

Aldi nickte. »Mit Molotow hat er sich zweimal getroffen. In einer Kneipe. Einmal hat er ihm Fotos gezeigt.«

»Und das zweite Mal?«

Aldi zog die Schultern hoch.

Helmut strich sich mit der freien Hand übers Gesicht. »Dieser Molotow, der macht gute Arbeit. Er ist reell. Ich habe seine Nummer.«

Helmut ging ins Büro.

Damit hatte ich nicht gerechnet, daß man diesen Molotow einfach so anrufen konnte. Meine Geschichte war nichts wert. Ich versuchte zu verstehen, was Helmut am Telefon sprach. Mist, ich brauchte eine andere Geschichte, die meine jetzige Lüge als Tatsache einbezog. Aber mein Kopf war nur angefüllt mit Schmerzen, die von meinem Gesicht und meinem Nacken bis unter die Schädeldecke zuckten.

Wenn ich nur wüßte, was Volvo den beiden erzählt hatte.

Helmut kam zurück. Vielleicht würde es mir helfen, ohnmächtig zu werden.

»Und?« sagte Aldis Stimme.

»Ich weiß nicht. Er ging überhaupt nicht auf meine Fragen ein. Er hat mir was von seiner georgischen Großmutter und ihren Zwiebelrezepten erzählt.«

»Dann können wir ja weitermachen.« Aldi ließ das Kabel durch die Luft zischen. »Ich habe eine bessere Idee, wir probieren es mal mit dem Mädchen.«

Er stellte sich breitbeinig vor Volvo auf und ließ das Kabel zwischen seinen Beinen schaukeln. »Wir haben sowieso noch eine Rechnung offen, nicht wahr, mein Kleines?«

»Warte.« Helmut folgte ihm nachdenklich. »Ich kenne das; wenn Molotow so redet, bedeutet es, daß er am Telefon nicht darüber sprechen will. Und wenn er über etwas nicht sprechen will, dann ist da was dran, sonst würde er es tun.«

Aldi war mit seinen Gedanken ganz woanders.

»Dann fahr doch hin zu Molotow. Ich bleibe hier. Ich weiß schon, wie ich mir hier solange die Zeit vertreibe.« Er riß Volvo die Mütze vom Kopf, und das blonde Haar fiel über ihr entsetztes Gesicht.

»Ich weiß nicht ...« Helmut rieb sich das Kinn. Er drehte sich zu mir um. »Molotow wird mir das Geld nicht geben ...«

Aldi ging vor Volvo in die Knie und ließ das Kabelende über ihre Oberschenkel streichen. Sie warf den Kopf zurück und blickte ihn starr und böse an. Es gelang ihr, den Knebel auszuspucken. »Scheißkerl!«

Wie hatte ich nur für einen Moment glauben können, sie gehöre dazu?

Aldi lachte, griff ihr ins Haar und zog ihr den Kopf in den Nacken. »Was hat denn unser Blondchen?«

Sie schrie auf und versuchte ihn zu treten. Er wich aus, ergriff ihren linken Fuß, drehte ihn herum, so daß sie die Balance verlor und seitlich mit dem Kopf auf dem Betonboden aufschlug.

»Komm schon, zier dich nicht. Du bist mir noch was schuldig!« Er drehte sie wieder herum, kniete sich auf ihre Oberschenkel, öffnete ihren Overall. »Das haben wir gleich!« Sie wand sich unter ihm mit zusammengebissenen Zähnen, versuchte seinen Händen auszuweichen. Ihre Schläfe blutete.

Ich versuchte meine Beine heranzuziehen, um dann mit dem Kopf voran in Aldis Rücken zu springen.

Helmut stand immer noch nachdenklich zwischen uns. Er gab mir einen Tritt, und ich fiel um.

»Wir kommen nicht an das Geld!« sagte er.

Aldi sprang auf. Er ging zu einer Werkbank, zog die Schublade auf und suchte etwas. »Laß uns erst prüfen, ob die Geschichte überhaupt stimmt.« Er hatte gefunden, was er suchte: ein großes Messer und breites schwarzes Isolierband. Er näherte sich Volvo seitlich, zog sie wieder an den Haaren und stopfte ihr einen Putzlappen in den Mund, erstickte ihren Schrei damit. Dann riß er ein langes Stück Isolierband ab und klebte es ihr über den Mund. Er kniete sich wieder auf ihre Oberschenkel, setzte das Messer unter der Knopfleiste des Overalls an und schnitt ein Hosenbein ab. Volvo versuchte sich unter Aldi hervorzuwinden, aber er drückte sie hart auf den Boden, dann sah er sich nach mir um.

»Erzähl uns doch noch einmal deine Geschichte. Vor allem, wo war das Geld in dem Haus versteckt?«

Er widmete sich weiterhin Volvos Overall, schnitt das zweite Hosenbein ein, erweiterte den Schnitt, in dem er das Messer zwischen die Zähne nahm und den Stoff mit beiden Händen aufriß.

Ich versuchte ruhig zu bleiben. »Bis jetzt können wir die Sache noch einfach beenden. Jeder geht friedlich nach Hause. Ihr habt nicht allzuviel investiert und nichts gewonnen. Und ich eben auch nicht. Das Geld können wir alle abschreiben.«

Aldi hatte Volvos Overall jetzt so weit aufgetrennt, daß er beide Hosenbeine ein Stück weit herunterziehen konnte. Triumphierend drehte er sich zu mir um. »Mit dem Unterschied, daß ich einen Mörder und seine Komplizin gefangen habe. Die Bullen werden sich freuen, wenn ich euch abliefere. Und wenn du damit nicht einverstanden bist, solltest du dir schnell ausdenken, wie du uns das Geld bringen kannst.« Er lachte. »So sieht es aus, mein Lieber. Also denk schneller.« Er lachte wieder. »Du kannst dir natürlich auch so lange Zeit lassen, bis ich mit deiner Freundin hier fertig bin. Dieses kleine Vergnügen wirst du mir ja gönnen.«

In diesem Moment öffnete sich die Bürotür. Helmut und Aldi fuhren herum. Ein Gespenst trat ein.

Endlich.

35. Ein georgisches Sprichwort

Aldi faßte sich als erster. Er sprang auf und krümmte sich gleich darauf mit einem Schmerzensschrei. Volvo hatte ihm mit ihren schweren Arbeitsstiefeln zwischen die Beine getreten. Wimmernd ließ er sich auf den Boden fallen, bedeckte sein Geschlecht mit beiden Händen, schnappte nach Luft, jaulte wie ein Hund und rollte auf dem Rücken hin und her. Bartzsch kam gelassen näher, gefolgt von einem Fremden. Volvo richtete sich auf. Schweigend löste Bartzsch ihre Fesseln. Sie riß sich den Knebel heraus und spuckte auf den Boden. Dann kam Bartzsch zu mir, befreite mich traurigen Blicks von meinen Fußfesseln. Volvo knüpfte das Kabel an meinen Händen auf, massierte mir die abgeschnürten Handgelenke und flüsterte mir etwas ins Ohr, das ich nicht verstand. Das Wort Dummkopf war dabei.

Helmut war zurückgewichen, hatte die Stange des Wagenhebers fallen lassen und versuchte rückwärts die Dunkelheit der Werkstatt zu erreichen. Bartzschs Blick traf ihn, machte ihn bewegungslos. Er fuhr Aldi an, und dessen Jaulen verebbte in einem Winseln. Mit einem Wutausbruch und Worten, die ich ihm nicht zugetraut hatte, beschimpfte Bartzsch die beiden, machte ihnen klar, was für Idioten sie waren. Der Mann, den er mitgebracht hatte, war der Einbrecher, den Helmut an den Goldschmied vermittelt hatte. Er bestätigte Bartzschs Behauptung, daß bei Fenger nichts gestohlen worden war. Während Bartzsch die Geschichte, daß es kein Geld zu finden gab, noch einmal ruhiger wiederholte, fuhr draußen ein Wagen auf den Hof. Eine Tür klappte, und der Wagen entfernte sich wieder. Durch das Büro kam ein kleiner Mann in die Werkstatt. Er sagte nichts, sah sich um und schaltete die Leuchtstoffröhren ein. Er hatte eine dunkle Hautfarbe und wenige Haare und wirkte in Anzug und Krawatte wie ein seriöser Geschäftsmann. Ich ahnte, wer es war: Molotow. Er trat in die Mitte, betrachtete schweigend mit unbewegtem Gesicht einen nach dem anderen, dann blieb sein Blick auf Volvos zerrissenem Overall hängen. Er fragte sie leise, ob sie Kleidung zum Wechseln hätte. Volvo küßte mich aufs Ohr und ging, um sich umzuziehen.

Niemand sagte ein Wort, auch Molotow verlangte keine Erklärung. Aldi saß immer noch am Boden, die Hände zwischen den Beinen, und stieß die Luft zwischen den Zähnen aus. Helmut betrachtete seine Fußspitzen. Als Volvo, in Jeans und Bluse, zurückkam, richtete Molotow die ersten Worte an Bartzsch: »Können wir?« Er schwenkte seinen Kopf in Richtung Ausgang.

Bartzsch nickte. Wir ließen Helmut und Aldi zurück, gingen schnell und schweigend über den Hof und durch die Toreinfahrt. Es dämmerte, und die ersten Lichter gingen an. Der Einbrecher folgte uns in einigem Abstand. Auf der Straße entfernte er sich ohne Abschied. Bartzsch sah ihm nach und lächelte Molotow an.

»Dank deiner Hinweise habe ich den Kerl schnell gefunden, aber ich brauchte einige Zeit, ihn zu überzeugen hierherzukommen.«

Volvo untersuchte meine Verletzungen am Nacken und tupfte mir mit einem Taschentuch das Blut aus dem Gesicht, dann zog sie mir nach einer vorsichtigen Umarmung die Autoschlüssel aus der Tasche.

Molotow klopfte Bartzsch auf die Schulter.

»Ich dachte mir, daß du in Schwierigkeiten bist, als mich Helmut nach Geld fragte, das ich für dich angeblich umtauschen sollte, und bin gleich selbst gekommen. Es gibt ein georgisches Sprichwort: Eine falsche Frage ist eine deutliche Warnung.«

»Nein, nicht mich, meinen Freund hier habe ich in Schwierigkeiten gebracht. Und ich bedaure es, daß ich selbst so spät gekommen bin. Aber ich dachte mir, wenn ich den Einbrecher mitbringe, hat es mehr Gewicht.« Er betrachtete meine Verletzungen. Meine Nase hatte aufgehört zu bluten. Er legte eine Hand auf meine Schulter.

»Es tut mir leid. Ich war nicht schnell genug. Ich hätte

dir das alles gern erspart. Sollen wir dich zu einem Arzt bringen?«

»Sylvia soll sich das ansehen«, entschied Volvo, öffnete meinen Wagen und ließ uns alle einsteigen. Sie fuhr uns zu Bartzschs Wohnung. Unterwegs erklärte Bartzsch Molotow und Volvo, was sich abgespielt hatte und wie er seine Ermordung durch mich geplant hatte. Ich wurde das Gefühl nicht los, daß Bartzsch schon lange, schon sehr lange gewußt hatte, welcher alte Freund hinter allem steckte, aber meine Kopfschmerzen hielten mich davon ab, darüber nachzudenken.

Vor Bartzschs Haus sagte Molotow: »Um die Sache rund zu machen, sollten wir wenigstens einen Blick auf das Geld werfen. Du weißt doch, wo es ist.«

Was immer das zu bedeuten hatte, Bartzsch nickte.

36. *Finderlohn*

Sylvia war zu Hause. Stirnrunzelnd betrachtete sie die Versammlung vor der Wohnungstür, aber ihr Interesse galt sofort Volvo und mir, als sie sah, daß wir verletzt waren. Volvo hatte eine Schramme an der Schläfe. Sie wollte kein Pflaster, und Sylvia begann meine Wunden im Wohnzimmer zu verarzten.

Noch einmal mußten die Ereignisse des Tages erklärt werden, wobei sich Sylvias Gesicht immer mehr verfinsterte, ihre Bewegungen bei der Versorgung meiner Wunden abrupter wurden, bis ich aufschrie. Sie war wütend auf Bartzsch, hatte er doch sein Versprechen gebrochen, mit allem aufzuhören, wagte aber nicht, ihn vor Molotow zu beschimpfen. Wieder einmal mußte ich ausbaden, was eigentlich Bartzsch galt. Immerhin war kein Arzt nötig.

Ich bewunderte Volvo, die trotz der Ereignisse ruhig und sachlich blieb. Wie sie jetzt erklärte, hatte sie Helmut bereits in Verdacht gehabt. Zu häufig war Aldi in der Werkstatt aufgetaucht.

Ich verließ Sylvias Behandlungsstuhl, nachdem sie meinen Hals abschließend mit einer Mullbinde verziert hatte. Aber bevor ich mich zu Volvo auf das Sofa setzen konnte, ergriff Molotow die Initiative, entwickelte einen Plan, wie man sich Zutritt zum Haus des Goldschmieds verschaffen könnte. Volvo sprang auf, war begeistert.

»Wir klauen es ihm! Er kann die Polizei sowieso nicht rufen!«

Doch die Überlegung, ihm das Geld wegzunehmen, falls es noch da war, wo Bartzsch es vermutete, wurde fallengelassen. Der Goldschmied selbst sollte dazu gebracht werden, der Polizei zu melden, daß er es wiedergefunden habe.

Ausgerechnet Bartzsch schlug diese Lösung vor, obwohl sie ihm nichts einbrachte, nicht einmal den Ruhm, einen Fall gelöst zu haben.

Mir gefiel daran nicht, daß Helmut und Aldi ohne Strafe ausgehen sollten. Aber mir hörte keiner zu. Alle waren bereits in Aufbruchsstimmung, um dem Goldschmied einen Besuch abzustatten. Ich durfte nicht mit, sollte bei Sylvia bleiben, auf deren Einwände, die Sache endlich ruhenzulassen, ebenfalls niemand hören wollte.

Kaum waren sie zu Tür hinaus, bekam ich nochmals ab, was eigentlich für Bartzsch bestimmt war. Sylvia beschimpfte, verfluchte Bartzsch, stellte das Ende ihrer Liebe in Aussicht. Ich ergab mich meinem Schicksal, schrumpfte schuldbewußt zusammen, wagte schließlich vorsichtig, um Tee zu bitten.

Wir gingen in die Küche. Sie stellte Tassen auf den Tisch.

»Was soll ich machen? Was soll ich bloß mit diesem Bartzsch machen?«

Ich glaubte nicht, daß sie eine Antwort wollte. Ich gab sie trotzdem: »Bartzsch braucht zwei Dinge zum Überleben: Kortison und eine Aufgabe. Ihn nur in einer relativen Gesundheit zu erhalten genügt nicht. Ich glaube, er meint es ernst mit dem Schreiben, aber ich befürchte, er wird mehr recherchieren als schreiben. Seine kriminalistische Leidenschaft wird dir erhalten bleiben, und er wird dabei immer wieder auch seine Gesundheit aufs Spiel setzen. Das geht ja leicht bei ihm. Doch das eine ist für sein Überleben so wichtig wie das andere. Du mußt versuchen, damit auszukommen.«

»Was?« Sie hatte mir gar nicht zugehört, goß jetzt das Wasser auf den Tee, setzte sich zu mir an den Tisch und stützte resigniert den Kopf in die Hände. »Ich weiß es nicht, ich weiß nicht, was ich tun soll.«

»Bleib bei ihm. Er braucht dich. Er liebt dich.«

»Ich weiß nicht ...«

Die Bande kam zurück. Ich hörte ihr Lachen schon im Treppenhaus. Volvo hatte rote Ohren, sie blitzten unter ihrem blonden Haar hervor. Ihre Augen glänzten.

»Das hättest du sehen sollen. Wir haben Fenger einfach überrannt und sind ins Haus. Molotow hat ihm einen dreisten Sensationsreporter vorgespielt. Seine Frau wollte die Polizei rufen, aber Fenger hat es ihr verboten. Dieser Feigling! Und das Geld war noch immer in der Falltür zum Dachboden. Dieser Dummkopf hatte es noch nicht weggebracht. Das muß man sich mal vorstellen, wie blöd der ist.«

Bartzsch ergänzte Volvos aufgeregte Erzählung:

»Ich hatte Fenger mehrmals von meinem Schlafzimmerfenster aus abends beobachtet. Zwar hatte er die Vorhänge zugezogen, aber aus den Schatten konnte ich rekonstruieren, daß er die Falltür in der Decke öffnete und die daran befestigte Schiebeleiter auszog. Ich dachte, das Geld sei auf dem Dachboden versteckt, aber es war einfach in einem Umschlag mit Reißzwecken an der Falltür befestigt. Und ...«

Volvo fiel ihm ins Wort. »Wir haben es vor seinen Augen durchgezählt. Er wurde abwechselnd blaß und rot und hat gemurmelt, die Einbrecher müßten es dort versteckt haben. Und habt ihr die Augen seiner Frau gesehen? Die wußte von allem nichts und hat ihm kein Wort geglaubt.« Sie kicherte und küßte mich.

»Au, vorsichtig, mein Hals.«

Sylvia hatte weitere Teetassen aufgetragen und noch einen Stuhl aus dem Wohnzimmer geholt. Es war eng in der Küche. Molotow saß eingezwängt unter der Dachschräge. Er räusperte sich und wandte sich an Bartzsch: »Ich habe übrigens noch etwas für dich. Ich habe, wie du es wolltest, das Album des Schwulen zurückgekauft. Fünftausend.« Er lachte. »Solche Bilder kann man billiger haben. Aber vielleicht verdienst du ja wenigstens an diesem Fall ein paar Pfennige.«

Sylvia runzelte die Stirn und sah Bartzsch mißmutig an. »Was ist das jetzt wieder?«

Doch Bartzsch kam nicht dazu, etwas zu erklären. Volvo sprang auf. »Mensch, das hätte ich jetzt fast ganz vergessen.« Sie griff in die Hosentasche und zog ein zerknittertes Bündel Tausender heraus. Sie warf sie triumphierend auf den Tisch. »Ich dachte, ganz ungeschoren sollte der Goldschmied nicht davonkommen. Und dem war das alles so peinlich, daß es ihm nicht mal aufgefallen ist, während ihr ihm die Summe vorgezählt habt.«

Bartzsch runzelte die Stirn. »Du hast es geklaut?«

»Na klar.« Sie glättete die Scheine. Es waren genau zehn. »Teilen wir!«

Molotow winkte ab. »Ich bin nicht dabei.«

»Ich glaube, du hast zu wenig genommen«, sagte Bartzsch, »oder wie hoch ist eigentlich der Finderlohn?« Er grinste.

37. Bakterien

Ich durfte wieder Dr. Watson sein und Bartzsch zu dem Werbemann kutschieren. Ich hatte Schwierigkeiten, mich beim Rechtsabbiegen umzudrehen. Mein Hals schmerzte, und, was schlimmer war, Teile meines Gesichts leuchteten in allen Farben, so daß ich mich kaum auf die Straße wagte. Aber ich wollte wenigstens beim Ende dieses Falles dabeisein.

Das Album, eingeschlagen in graues Packpapier, hatte ich nicht einsehen dürfen. Uninteressant, hatte Bartzsch gesagt.

Wir waren angemeldet. Michael Steinbach erwartete uns ungeduldig. Als er mich sah, hob er die Augenbrauen. Meine Nase war geschwollen, leuchtete rot wie eine Erdbeere, das konnte ich sogar erkennen, ohne in den Spiegel zu sehen.

»Haben Sie sich verletzt?«

»Ja, ich bin auf den Kopf gefallen.«

Steinbach lachte nicht.

»Ich hoffe, es ist nicht auf der Jagd nach dem Album passiert.«

»Doch«, sagte Bartzsch. Er wollte den Preis des Albums hochtreiben und möglichst nicht darüber verhandeln.

Michael Steinbach führte uns in das modernistische Wohnzimmer. Wir setzten uns auf eiskalte Stahlstühle. Bartzsch reichte ihm das Paket und nannte die doppelte Summe. »Ich kenne den Dieb nicht. Ich mußte es über einen Mittelsmann zurückkaufen.«

Steinbach nickte, ging zu einem Metallschrank und zog eine Schublade auf, aus der er das Geld und den Quittungsblock nahm. Er wollte weder verhandeln noch die Ware prüfen, sondern uns so schnell wie möglich loswerden. Wir taten ihm den Gefallen.

Als wir im Auto saßen, griff Bartzsch in seine Manteltasche. Er packte eine in ein Leinentuch eingewickelte Spritze aus.

»Er wird nicht viel Freude an den Fotos haben. Es sind solche, wie du sie mit deiner Polaroidkamera machst, bei denen das Bild zwischen zwei Folien liegt. Ich habe jedes Bild geimpft.«

»Womit?«

»Mit Bakterien. Wenn er das Album schön warm aufbewahrt, wird es keine vierundzwanzig Stunden dauern, bis sie die Fotoschicht aufgefressen haben.«

Gegen das Licht betrachtete er die restliche gelbe Flüssigkeit im Glaskörper der Spritze.

»Aber warum machst du das?«

»Eine Menge Leute werden mir dankbar sein. Eigentlich sind die Bilder harmlos. Aber das liegt wohl daran, daß alle heimlich entstanden sind. Er hat seine Freunde nicht posieren lassen. Sie liegen nackt, schlafend auf einem Bett, und er steht daneben. So was wie Jagdtrophäen. Außerdem wird sich dein Freund aus Marienthal freuen.«

»Willst du damit sagen ...«

»Ich denke, er war dabei.« Bartzsch hustete trocken und wickelte die Spritze wieder ein. »Vielleicht sollte ich die Spritze lieber wegwerfen. Aber mit einer Kortisonlösung darin ist sie eine wunderbare Freundin.«

Er steckte sie in die Tasche zurück. Ich fuhr langsam an, damit ihm nicht versehentlich die Nadel ins Bein fuhr.

»Und nun«, sagte Bartzsch, »möchte ich richtig gute Fotos sehen. Zeig mir dein Sarajevo!«

38. *Parallelrealität*

Meine Fotos waren gut. Sie waren sogar hervorragend. Trotzdem hatte ich diesmal Skrupel, sie an die französische Agentur zu schicken. Vielleicht lag es daran, daß mit diesem Bild des erschossenen bosnischen Kämpfers unter einem aus Einschlaglöchern bestehenden christlichen Kreuz eine ganz andere Geschichte verbunden war. Ich hatte Angst, man würde sie spüren können.

Außerdem herrschte in Sarajevo zur Zeit Ruhe.

Bartzsch wollte unbedingt, daß ich das Foto verkaufe. Er redete von der Parallelrealität der Medien, die sowieso keine Verbindung zur Wirklichkeit des Betrachters hätte. Es überzeugte mich nicht.

»Wenn du dieses Bild nicht verkaufst, wirst du deinen Job aufgeben und ein anständiger Fotograf werden müssen. Ein ziemlich harter Job.«

Ich zuckte mit den Schultern.

Ich wußte nicht, was ich tun sollte.

Vielleicht warte ich einfach auf den nächsten Krieg.

NEURODERMITIS

1. Ein bleibender Eindruck

Wortlos, nur mit Grunzen und Kopfbewegungen, bedeutet mir der schwergewichtige Nachbar, ihm zu folgen. Ich habe keine Ahnung, was er von mir will. Malschewski steht auf dem Briefkasten am Gartentor. Zögernd betrete ich sein Grundstück. Der Mann züchtet Hühner, und meine Allergie gebietet es mir, alles Federvieh zu meiden. Er scheint sich sicher zu sein, daß ich ihm folge, denn er sieht sich nicht um. Bis auf ein Huhn, das still im Gras liegt, haben sich alle anderen in die Nähe der schiefen Holzställe zurückgezogen. Sie tun so, als hätten sie dort eine besonders köstliche Stelle zum Picken entdeckt, aber ich sehe, daß sie uns scharf beobachten.

Der Nachbar bleibt bei dem Huhn stehen. Gram scheint seinen mächtigen Oberkörper zu beugen. Seine Arme baumeln kraftlos herab, berühren fast die weißen Federn der kopflosen Leiche. Dann dreht er sich ein wenig, sieht mich mit einem Auge an. Vor langer Zeit muß ihm jemand mit der Faust ins Gesicht geschlagen haben. Ein bleibender Eindruck. Er winkt mich heran. Erst jetzt sehe ich, daß seine Hand voller Blut ist.

Es erinnert mich an meine Neurodermitis, und ich kontrolliere mit einem heimlichen Blick die rauhe, rote und rissige Haut an den Innenseiten meiner Handgelenke: keine blutigen Kratzspuren. Der Juckreiz hat nachgelassen.

»Sehen Sie sich das an«, sagt der muskulöse Nachbar. Er war bestimmt mal Boxer. »So geht das schon seit Monaten.«

Er richtet sich etwas auf, zeigt auf den Maschendrahtzaun. »Da, sehen Sie, einfach hochgebogen. Sie sind doch von der Polizei?«

»Nein.«

»Nicht? Kommissar oder so was?«

»Bin ich nicht.«

Er gibt der Leiche einen Stoß mit dem Fuß, lacht, als

wäre er froh über den Tod seines Huhnes, geht zum Zaun und hebt ihn an.

»Sehen Sie, die machen meinen Zaun kaputt, damit der Fuchs darunter durchkriechen kann.«

»Der Fuchs?«

»Aber Detektiv sind Sie doch?«

Ich schüttle den Kopf. »Ich dachte, Füchse gibt es gar nicht mehr. Die wären wegen der Tollwut alle erschossen worden.«

»Sie sind der Neue, was? Bartzsch oder so?«

Er spricht meinen Namen aus, als wäre ich ein Fisch.

»Bartzsch wie der Kindermörder, nur mit z«, korrigiere ich.

Er grinst. »Ich verstehe ja, daß Sie es geheimhalten wollen. Ist besser für die Nachforschungen, was?«

»Wer hat Ihnen gesagt, daß ich Detektiv bin?«

»Also doch.« Er läßt den Zaun los. »Mit Fingerabdrücken ist da wohl nicht viel. Was meinen Sie?« Gebückt, mit schlenkernden Armen kehrt er zu dem toten Huhn zurück. »Ich weiß sowieso, wer die Löcher in den Zaun macht. Habe natürlich keine Beweise, aber eines Tages erwische ich die.«

»Wer hat Ihnen etwas über mich erzählt?« frage ich ärgerlich.

Er brummt: »Es wird nur so geredet im Dorf. Ist nun mal ein Dorf.« Er packt das Huhn an den weißen, mit Blut gesprenkelten Federn. »War mein Lieblingshuhn.« Und schleift es zu einem der Ställe. Ich folge ihm, den Boden nach dem Kopf des Huhns absuchend. Er ist nicht da.

»Wo ist der Kopf?«

Er bleibt stehen, dreht sich langsam um und grinst mich an. »Sie übernehmen den Fall, was?«

»Ich bin weder von der Polizei, noch bin ich Detektiv. Ich übernehme keinen Fall!«

»Aber den Kopf, den wollen Sie finden?«

»Der ist mir völlig egal. Ich frage mich nur, wieso ein Fuchs, den es gar nicht mehr gibt, einem Huhn den Kopf ziemlich sauber abtrennt und den Rest liegen läßt.«

»Einer von den Perversen; der mag es nur, wenn es knackt. Gibt es ja.« Er lacht kurz. »Der sitzt jetzt irgendwo im Gebüsch und vergnügt sich mit dem Kopf.« Er stößt die Tür des halbverfallenen Stalls mit dem Fuß auf. Ein paar Hühner flüchten erschrocken durch das zerbrochene Fenster. Er legt den Kadaver auf eine mit Hühnerkot bedeckte, von Feuchtigkeit verbogene Hartfaserplatte. Ich folge ihm, um zu sehen, was er mit dem Huhn tun wird. Der Stall war mal eine Werkstatt. Ein verrosteter Schraubstock ist noch da, ein paar Werkzeuge und ein vergoldeter Siegerkranz aus Plastik hängen an der Wand. Ein verschlissener Punchingball ist auch da. Also doch Boxer. Alles ist voller Spinnweben, Dreck, Staub und Hühnerscheiße. Für mein Asthma ist das gar nicht gut. Ich versuche so flach wie möglich zu atmen.

»Wollen Sie Eier?« Er greift in die Hühnernester und wühlt in dem Stroh.

»Ich glaube nicht.« Ich erinnere mich, daß einer meiner zahlreichen Ärzte mal behauptet hat, neben den zwölf oder dreizehn ganz gewöhnlichen Substanzen, die mein Immunsystem in Aufruhr versetzen, hätte ich auch eine Allergie gegen tierisches Eiweiß. Das stimmte zwar nicht, trotzdem habe ich eine Abneigung gegen Eier, besonders, wenn sie weich gekocht sind. Ich ekle mich davor. Ich könnte natürlich für Sylvia welche mitbringen. Aber wer weiß, womit er seine Hühner füttert.

Der Nachbar hat inzwischen ein Ei in der Hand, bemerkt meine Unschlüssigkeit und greift nach meinem Arm. Er drückt mir das Ei so derb in die Handfläche, daß es zerbricht. Dann preßt er meine Faust, bis der Schleim quietscht und zwischen meinen Fingern heraustropft. Ich will mich losreißen, aber er hält mich fest. Der Kerl ist stark, zieht mich tiefer in den Stall hinein und funkelt mich an. Seine Stimme zischt: »Es sind alles Verbrecher hier im Dorf. Jeder einzelne! Hau ab, solange du noch kannst!«

Er läßt mich so plötzlich los, daß ich rückwärts gegen eine Stellage falle, in der ein paar brütende Hühner gesessen haben müssen, die plötzlich über mir sind. Sie kreischen schrill, benutzen meinen Kopf als Sprungplatz, um aus dem Fenster zu flattern. Federn fallen herab, und mein Hemd ist vollgeschissen.

»Was soll das!« Ärgerlich will ich den Stall verlassen, aber in der Tür steht ein dünner langer Mann in viel zu großen Kleidungsstücken. Er muß mindestens einen Meter neunzig sein, denn sein Kopf ist nicht zu sehen, bis er sich bückt und sein knochiges Gesicht mit der Halbglatze hereinsteckt. Der Mann ist wahrscheinlich noch keine dreißig, aber durch den spärlichen Haarwuchs sieht er aus wie vierzig. Mit zusammengekniffenen Augen sieht er mich an, und seine Oberlippe zuckt wie bei einem Hasen mehrmals nach oben – und ich weiß, ich habe noch einen Feind, denn auch mein Nachbar ist mir offensichtlich kaum freundlich gesinnt.

Was habe ich bloß falsch gemacht, daß die wenigen Begegnungen mit den Dorfbewohnern so seltsam verlaufen? Schon am ersten Tag, als ich den Weg zum Strand erkunden wollte, trat rund hundert Meter vor mir plötzlich ein junges Mädchen in einem knöchellangen weißen Kleid aus dem Wald heraus. Das Gesicht unter dem langen schwarzen Haar war blaß – so ungefähr stelle ich mir Schneewittchen vor. Sie sah mich und sprang zurück. Sie flüchtete regelrecht vor mir. Inzwischen sind drei weitere Tage vergangen, aber immer noch geht man mir aus dem Weg, vermeidet Blickkontakte, erwidert meinen Gruß nicht, und wenn mich doch mal jemand ansieht, schwingt Feindseligkeit mit.

Dabei hatte der Umzug von Hamburg in das Dorf an der Ostsee so freundlich begonnen. Unsere Vermieterin hatte mich mit einem Blumenstrauß und Pralinen begrüßt. Sie konnte ja nicht ahnen, daß meine Allergie mir jeden Kontakt zu Blüten und Sylvia mir die Süßigkeiten verbietet. Und mit einem Mal sollen alle aus dem Dorf Verbrecher sein, und dieser hier weiß sogar von meiner Tätigkeit als Detektiv. Na gut, ich bin nur ein Hobbydetektiv. Manchmal denke ich, die Suche nach der Ursache meiner Krankheit hat jenen Spürsinn aktiviert, der mich zum Schnüffler werden ließ. Vielleicht sind ja alle Detektive Allergiker?

»Werner!« begrüßt mein feindlicher Nachbar den Hageren, und es klingt, als hätte er »Sitz!« oder »Platz!« zu einem Hund gesagt, damit er mich nicht zerfleischt.

Der Hund macht Platz, läßt mich vorbei. Das Licht fällt auf sein Gesicht, und ich bemerke seine geschwollene Nase und die rotgeäderten Augen. Ein Symptom, das ich kenne. Der Mann hat wahrscheinlich Heuschnupfen.

»Umgraben«, sagt der Nachbar zu Werner. »Das Beet mit dem Kohl. Ist alles verfault. Hat keinen Sinn mehr.«

»Ich geh dann mal«, sage ich. Die beiden sehen mich schweigend an, als überlegten sie, wie sie mich am besten umbringen.

2. *Die Leiche im Löschteich*

Ich bin immer froh, wenn der Sommer vorbei ist, kaum noch Blütenstaub in der Luft liegt, meine Nase allmählich abschwillt, zu tropfen aufhört und mich nicht mehr minutenlanges Niesen schüttelt. Heuschnupfen – das ist eine wirklich sehr niedliche Bezeichnung für diese Krankheit, die mir über Monate einen Teil meiner Sinne raubt, Äderchen und Lungenbläschen platzen läßt, mich mit roten Augen und halb blind in einem hermetisch abgeriegelten Zimmer gefangenhält.

Mit einem solchen Leiden von der Großstadt auf das flache Land zu ziehen, scheint vollkommen unsinnig. Doch es ist das kleinere Übel. Die konzentrierten Abgase der Stadtluft lassen die Bronchien meiner Asthmatikerlunge eng wie Strohhalme werden. Sylvia besorgte sich eine Arbeitsstelle an der Ostseeküste in einem Badeort an der Lübecker Bucht. Ein Domizil an der Nordsee – vielleicht sogar eine Insel – wäre noch besser gewesen, aber das hat leider nicht geklappt. Auch hier weht der Wind tagsüber meist vom Meer und bläst saubere Luft in meine beschädigten Lungen. Eine bezahlbare Wohnung direkt am Strand war nicht sofort zu bekommen, sie wird erst zum Frühjahr frei, deshalb haben wir zur Überbrückung eine Ferienwohnung, rund vier Kilometer von der See entfernt, zu einem Sonderpreis bezogen.

Wir sind gerade vier Tage hier, und ich habe mit Sylvias anspruchsvollem Therapieplan noch nicht begonnen. Sylvia ist eine harte Frau und hat den Ehrgeiz, aus mir, dem man wegen seines hypersensiblen Immunsystems dauerhafte Arbeitsunfähigkeit bescheinigte, wieder ein arbeitsfähiges, lebenstüchtiges Mitglied der Gesellschaft zu machen. Verbesserung der allgemeinen körperlichen Widerstandskraft heißt ihr Programm. Ich soll Sport treiben. Laufen. So etwas habe ich mein ganzes Leben lang noch nicht gemacht. Es wird mich umbringen. Aber Sylvia hat die Ärzte auf ihrer Seite.

Mein Hobby hat sie mir auch verboten. Gut, ich bin als Privatdetektiv nicht besonders erfolgreich gewesen, aber die Beschäftigung mit Verbrechen tut mir gut. Sie lenkt mich von den Attacken der Allergene ab. Eine andere kriminelle Vereinigung, zu der Hausstaub, Milben, Lösungsmittel, Konservierungsstoffe, aber auch so harmlose Düfte wie Bratfett und Parfüm gehören.

Die Ferienwohnung liegt im Anbau eines kleinen Hauses am Rand des Dorfes. Vom Eingang gelangt man in einen kleinen Flur mit zwei Türen. Eine führt in die Gästetoilette, die andere in den großen Wohnraum mit eingebauter Küche. Von hier windet sich eine steile Treppe unters Dach in einen winzigen Flur, von dem das Duschbad und das Schlafzimmer abgehen. Die Ausstattung der Wohnung war für einen Allergiker wie mich eine böse Falle, aber wir haben den Vermieter dazu gebracht, seine Polstermöbel und Betten in einen Schuppen auszulagern und haben unsere eigenen ausgetesteten Möbel aufgestellt. Zum Glück gab es keinen Teppichboden, sondern Holzdielen, die ich einigermaßen staubfrei halten kann. Mein Tagesablauf besteht zum großen Teil darin, mit Gummihandschuhen bewaffnet, unsichtbare Staubmilben zu fangen, zu ertränken und aus dem Haus zu tragen. Das Holz und vor allem die Holzverkleidung der schrägen Wände im Schlafzimmer sind nicht mit Holzschutzfarbe gestrichen. Was vor Jahren in solchen Farben an Giftstoffen drin war, kann selbst einen gesunden Menschen auf Dauer umbringen.

Für das Schlafzimmer habe ich mir zur Abschirmung von schädlichen Umwelteinflüssen eine besondere Konstruktion ausgedacht. Wir haben ein großes Zelt mehrfach gewaschen, um alle chemischen Stoffe herauszuspülen, und in dem Zimmer aufgespannt. Mein großes Bett und der elektrische Luftreiniger stehen darin. So ist eine provisorische, nahezu allergenfreie Isolierzelle entstanden. Das Zelt paßt sich den schrägen holzverkleideten Wänden gut an. Vor seinem Eingang war dann gerade noch Platz für unseren Kleiderschrank. Was ich jetzt noch tun muß, ist, Fenster und Türen ein bißchen besser abzudichten. Und dann wäre da noch eine kleine Tür unterhalb der Dachschräge. Sie hängt ziemlich schief. Ich überlege, ob ich ihre Ritzen einfach mit Klebestreifen abdichte oder zuerst einmal hineinschaue. Solche Hohlräume sind Nistplätze der Todesmilben. Es bedarf also besonderer Vorkehrungen.

Ich bugsiere meinen Staubsauger – natürlich habe ich keinen gewöhnlichen, sondern einen mit Antiallergiefilter – die enge Wendeltreppe nach oben und lege ihn eingeschaltet bereit, damit er schon beim Öffnen der kleinen Tür alles in sich aufsaugt, was mir irgendwie gefährlich werden könnte. Doch es ist ziemlich sauber dahinter, nur ein Stapel alter Zeitungen liegt vor mir. Jemand hat die Regionalbeilage der hiesigen Tageszeitung gesammelt. Mal sehen, was die Landbewohner bewegt: Feuerwehrfest in Riepsdorf. Vorführung der freiwilligen Feuerwehr in Lehnsahn. Tag der Feuerwehr in Grube. Feuerwehrschulung in Cismar. Übergabe eines neuen Einsatzwagens an die Feuerwehr in Oldenburg. Feuerwehrjubiläum in Heiligenhafen. Kreis bewilligt 740 000 Mark für Unterstützung der Feuerwehren. Tag der offenen Tür bei der Feuerwehr in … Mir stehen aufregende Zeiten bevor.

Moment, was ist das: »Brandstiftung – Hof brannte bis auf die Grundmauern nieder.« Wie konnte das passieren – bei soviel Feuerwehr?

Mist, die folgenden drei Ausgaben fehlen. So bleibt die Brandstiftung für mich ungelöst. Doch dann stoße ich auf die entscheidende Nachricht: »Tod beim Feuerwehrfest: Ursache noch ungeklärt.«

Der achtundzwanzigjährige Siegfried F., verdientes Mitglied der freiwilligen Feuerwehr, war nach dem Fest zur Löschteich-Einweihung in eben diesem Teich leblos aufgefunden worden. Das Obduktionsergebnis steht noch aus.

Wieder fehlen ein paar Zeitungsausgaben, aber meine Kombinationsgabe ist aktiviert. Die Leiche im Löschteich war der Brandstifter. Ist doch klar. Die Feuerwehr regelt so etwas unter sich. Na bitte: Von wegen, auf dem Land passiert nichts. Klarer Fall von Mord, geschickt als Unfall getarnt. Und was geschieht als nächstes: Ein Detektiv tritt auf den Plan. Ich. Deshalb gehen mir alle aus dem Weg. Bis auf den großen Unbekannten, der diese Zeitungen so plaziert hat, daß ich sie finde und zu recherchieren beginne.

Ein bißchen kindisch, ich weiß.

Schade, daß so viele Ausgaben der Zeitung fehlen und alles schon ein Jahr her ist. Aber es wäre interessant herauszufinden, was es mit der Brandstiftung auf sich hatte und woran der Feuerwehrmann gestorben ist. Das ist doch schon etwas ganz anderes als ein totes Huhn in Nachbars Garten. Ich werde bei der Zeitungsredaktion anrufen.

– Stopp, Bartzsch! Du bist kein Detektiv mehr. Du hast es mir versprochen.

– Ich bitte dich, Sylvia, ich will mich nur mit den dörflichen Gegebenheiten vertraut machen.

– Und dazu mußt du gleich recherchieren?

In diesem Augenblick beginnt draußen eine Sirene zu heulen. Ich habe dieses Machtsymbol der Feuerwehr gesehen. Es ist am First des seit langem geschlossenen Gasthofes angebracht. Die Sirene verebbt. Dann beginnt sie von neuem. Alarm!

Kein Zweifel, die wissen schon, daß ich ihnen auf der Spur bin.

3. *Ein Kissen voller Haare*

Ich entschließe mich, die Zeitungen nicht wegzuwerfen, schiebe den Stapel in die Abseite zurück. Auf diese Fundgrube möglicher Mordgeschichten will ich nicht verzichten. Ich sauge den tödlichen Staub rundherum weg und schließe die Klappe. In diesem Augenblick höre ich jemand klopfen und meinen Namen rufen. Ich schaue auf die Uhr. Richtig, meine Vermieter hatten mich zum Kaffee eingeladen. Ich schleppe den Staubsauger die enge Wendeltreppe herunter und sehe die Frau draußen am Fenster stehen. Ich winke ihr zu und rufe, daß ich komme. Sie nickt und verschwindet.

Unser Anbau hat eine eigene Eingangstür; von hier führen einzeln in den Rasen eingelassene Betonplatten zum Vorderhaus. Ich bemühe mich, nicht auf den Rasen dazwischen zu treten. Im Hühnerstall des Nachbarn und Boxers wird gehämmert. Die Hühner stehen alle geduckt vorn am Zaun und warten auf ihren Mörder.

Die Haustür meiner Vermieter steht offen. »Langarm« steht auf einem aus Ton gebrannten Türschild. Ein seltener Name.

»Hallo?«

»Kommen Sie ins Wohnzimmer. Sie brauchen Ihre Schuhe nicht auszuziehen«, tönt es von weiter drinnen. Der Flur ist so schmal, daß zwei Leute nicht aneinander vorbeikönnen. Es riecht nach Kaffee. Wunderbar, die wissen noch nicht, daß ich den nicht trinken darf und es doch gern tue. Ich schlängle mich an einer Garderobe mit Arbeitskleidung und Regenumhängen vorbei und an einer Kommode mit einem alten schwarzen Telefon und einem gefährlich staubigen Trockenblumenstrauß darauf. Frau Langarm deckt gerade die Tassen auf. Alles an ihr ist rund und füllig, und sie betont es durch sehr kurzes krauses Haar und einen großgeblümten Kittel.

»Nehmen Sie Platz. Mein Mann kommt gleich.« Ich betrachte das Sofa, auf dessen Rückenlehne sich eine lange

Reihe von bonbonfarbenen Stofftieren versammelt hat. Gerade will ich mich in den Sessel setzen, da zieht sie geräuschvoll die Luft ein, um sie mit einem scharfen »Nicht!« wieder herauszulassen.

»Oh, ich wußte nicht ...«

»Nein, nein, es ist nur das Kissen.« Sie greift um mich herum, zieht das gelbe große Kissen aus dem Sessel.

»Es gehört meinem Mann«, erklärt sie. »Er braucht es.«

»Ein Rückenleiden?« Ich setze mich auf das Sofa. Über meine linke Schulter schaut eine rosafarbene Giraffe. Rechts reibt ein himmelblaues Nilpferd seine große Schnauze vertraulich an meinem Hals.

»Es ist gut gegen Rheuma.«

»Wieso? Was ist in dem Kissen?«

»Wissen Sie, er sammelt seine Haare darin, schon seit seiner Jugend.«

»Wie?«

»Ich schneide sie ihm ab, ich war mal Friseuse, und er tut sie hinein.« Sie legt das Kissen zurück, streicht es sorgfältig glatt. »Es ist jetzt schon das zweite Kissen. Bei dem ersten waren Läuse oder so was drin, die gingen nicht raus.«

»Plagt es Ihren Mann denn sehr, das Rheuma?«

»Nein, er hat kein Rheuma.«

Ich gucke sie verwundert an, so daß sie erklärend hinzufügt: »Eben deshalb!«

»Ach so, ist ja klar.«

Sie wendet sich dem Kaffeetisch zu. »Ich habe für Sie extra Tee gemacht. Kaffee ist ja nicht so gut für Sie.«

Vor vier Tagen sind wir eingezogen, und schon wissen die Leute alles über mich. Wer hat es ihnen gesagt? Dabei hatte ich mich so sehr auf eine heimliche Tasse Kaffee gefreut.

»Aber Apfelkuchen dürfen Sie doch? Selbstgemacht!«

»Machen Sie keine Umstände. Ich hätte auch Kaffee getrunken.«

»Wirklich?«

Los, biete ihn mir schon an! Sie verschwindet in die Küche und kommt mit zwei Kannen zurück. Ich muß wohl Tee trinken.

Es poltert an der Tür. Herr Langarm kommt von seiner Arbeit nach Hause. In einer blauen Latzhose und auf Socken betritt er das Wohnzimmer. Er begrüßt mich mit einem »Na, schon eingelebt« und festem Händedruck. Dann setzt er sich in seinen Sessel und zieht sein Kissen etwas höher. Ich weiß, daß er als Heizungsmonteur arbeitet und jeden Tag dreißig Kilometer nach Oldenburg fährt. Aber er fängt so früh an, daß er gegen drei Uhr schon wieder zu Hause ist. Und jetzt weiß ich auch, daß er seine Haare sammelt. Da er schon über fünfzig ist, könnte er bei stärkerem Haarwuchs schon eine ganze Polstergarnitur aus Eigenhaar besitzen. Bei dem Gedanken, mich fast gegen sein Kissen gelehnt zu haben, bekomme ich Gänsehaut. Aber wer weiß, worauf ich sitze?

»Ich habe gehört, Sie sind Detektiv?« sagt er.

»Ich habe gehört, Sie machen bei der Feuerwehr mit?« kontere ich. Er sieht mich nachdenklich an. Dann lacht er.

»Ach so, die Sirene! Das war nur Probealarm. Sie ist repariert worden. Wir mußten sie ausprobieren.«

Seine Frau gießt mir Tee ein und schiebt mir mit der Bemerkung »Draußen ist noch mehr« ein großes Stück Apfelkuchen auf den Teller.

»Als Detektiv haben Sie hier ja nicht viel zu tun, was?« setzt er wieder an.

»Ich muß Sie enttäuschen: Ich bin kein richtiger Detektiv.«

Er lacht. Er glaubt mir nicht. »Und auf unser Dorf sind Sie nur zufällig gekommen?« Das klingt ironisch.

»Wie meinen Sie das?«

Er antwortet nicht, grinst mich an.

»Sie glauben doch nicht, ich sei wegen eines bestimmten Falles hier? Was sollte das denn sein?«

Er stopft sich Kuchen in den Mund und hebt die Schultern. »Weiß ich es. Hätte ja sein können.«

Seine Frau sieht ihn böse an und schüttelt ein wenig den

Kopf. »Sie haben ja Glück mit dem Wetter«, versucht sie das Thema zu wechseln. Und: »Schade, daß ihre Frau nicht kann.«

Sylvia und ich sind nicht verheiratet, aber wir lassen alle im Dorf in dem Glauben.

Ihr Mann läßt sich nicht beirren. »Als Detektiv brauchen Sie doch Aufträge.«

»Meinen Sie, es gibt hier im Dorf etwas Interessantes?«

»Nein, nein. Ganz bestimmt nicht. Hier passiert doch nichts Aufregendes. Deshalb wundere ich mich ja, daß Sie hierhergekommen sind.«

Seine Frau funkelt ihn ärgerlich an und versucht nochmals, das Thema zu wechseln: »Wir können das Kaffeetrinken mit Ihrer Frau ja nachholen, wenn sie mal nicht Dienst hat.«

Der Arzt, bei dem Sylvia in Grömitz arbeitet, hat jeden Vormittag und jeden Nachmittag Sprechstunde, sogar samstags morgens ist die Praxis geöffnet. Nur der Mittwoch ist frei. Warum haben die Langarms uns nicht an Sylvias freiem Tag eingeladen? Eigentlich weiß doch jeder, daß Ärzte mittwochs geschlossen haben. Warum sollten die beiden mich allein sprechen wollen?

»Wie ist das hier mit der Feuerwehr?« nehme ich mein Thema wieder auf. »Kann man da mitmachen?«

Ihm fällt der Kuchen aus dem Mund. Er pickt ihn sich von der Hose, dann sieht er mich an, als hätte ich etwas Unanständiges gesagt.

»Ihre Frau sagte, Sie seien nicht ganz gesund?«

Das klingt, als sei ich der Irre und nicht er mit seinem Eigenhaarkissen.

»Ich wollte es nur mal so wissen, ob man da mitmachen kann?«

Er beschäftigt sich weiter mit den Krümeln auf seiner Hose.

Das blaue Nilpferd fällt neben meiner Schulter von der Sofalehne herab. Frau Langarm springt auf, schnappt es, haut ihm leicht auf den Po und sagt: »Du kleines Freches!« Dann nimmt sie es mit auf ihren Schoß.

»Sind Sie denn zufrieden mit der Wohnung?« Offensichtlich will der Mann das Thema Feuerwehr vermeiden. »Als Büro für einen Privatdetektiv eignet sie sich ja nicht so sehr. Es sei denn, Sie haben hier einen Fall zu bearbeiten?«

Seine Frau lacht und sagt: »Uns können Sie es sagen, wir sind ja ganz verschwiegen.« Dabei ordnet sie hastig den Apfelkuchen auf dem Tablett neu, so daß alles wieder symmetrisch aussieht.

Also doch ein Verhör.

»Ich kenne eine Geschichte aus dem Süddeutschen«, lüge ich, »da hat es in den Dörfern immer gebrannt; schließlich haben die herausgefunden, daß es ein Feuerwehrmann war, der die Brände legte.«

»Möchten Sie noch Kuchen?« fragt die Frau, dabei habe ich noch nicht einmal die Hälfte meines Stücks gegessen.

Der Mann steht auf, geht zum Wohnzimmerschrank.

»Die Feuerwehr ...«, quäle ich ihn, und er unterbricht mich sofort: »Wir haben ein Gästebuch. Eigentlich nur für Feriengäste, aber es macht Ihnen sicher auch Spaß, sich einzutragen.« Er öffnet die Glastüren des Schranks, zieht das in grünes Plastik gebundene Buch heraus und reicht es mir.

»Es ist ja nur, daß man wissen will, was im Haus vorgeht.«

Mir ist nicht vollkommen klar, ob er sich damit auf das Gästebuch bezieht oder ob es eine Drohung ist, endlich zu gestehen, an welchem Fall ich arbeite.

»Noch Tee?« fragt die Frau, erhebt sich ein wenig, um in meine Tasse zu schauen. In diesem Moment klopft es, und die Haustür wird geöffnet. Schon steht der hagere Helfer meines Nachbarn in der Wohnzimmertür.

»Jetzt nicht!« schreit Langarm ihn an, und seine Frau gießt mir heißen Tee über die Hose, daß ich aufspringe.

Der Hagere schrumpft unter unseren Blicken zusammen, murmelt: »Wollte ja nur meine Pflicht tun.« Und zieht von dannen.

»Lassen Sie nur«, wehre ich die Frau ab, die eine Serviette gegen meine Hose pressen will. »Ich gehe lieber und wechsle die Hose.«

»Bleiben Sie doch noch, das kriegen wir schon hin.«

Ich stopfe das restliche Kuchenstück in mich hinein und bedanke mich. Die Frau hört überhaupt nicht auf, sich jammernd zu entschuldigen, begleitet mich zur Tür und klopft mich ab, als hätte sie mich aus Versehen mit Mehl bestäubt.

Draußen auf der Straße läuft der Hagere um einen alten, rostigweißen Renault herum und prüft die Festigkeit der Reifen mittels wütender Fußtritte.

Ich gehe um das Haus herum nach hinten zu unserem Anbau. Die Tür steht weit offen. Ich weiß genau, daß ich sie abgeschlossen habe. Mein Vermieter hat einen Zweitschlüssel, aber der hat mit mir zusammengesessen. Vorsichtig nähere ich mich dem Eingang. Noch könnte jemand in der Wohnung sein.

»Hallo?«

Ich wage mich noch einen Schritt näher.

»Hallo, ich gehe jetzt wieder nach vorn und lasse Ihnen zwei Minuten Zeit zu verschwinden.«

Ich hasse es, Einbrechern bei der Arbeit zu begegnen. Manche Vertreter dieser an sich harmlosen Spezies verwandeln sich bei solchen Gelegenheiten in mörderische Bestien.

Ich gehe zum Gartentor. Der lange Kerl samt seinem Wagen ist verschwunden. Ich trete auf die Straße und beobachte den Sekundenzeiger meiner Armbanduhr.

Nach zwei Minuten gehe ich zurück. Wenn da einer war, hatte er genug Zeit, über den Zaun und durch die anderen Gärten zu verschwinden.

In der Wohnung scheint alles weitgehend unverändert – bis auf ein paar Kleinigkeiten: Eine Schublade steht einen Spalt offen, einige Bücher auf dem Regal sind umgekippt. Jemand war hier und hat etwas gesucht.

Sie läßt sich auf den Stuhl fallen, schüttelt die Schuhe ab und atmet prustend aus. Sie sieht mir wortlos und müde zu, wie ich kochendes Wasser über den Früchtetee gieße, dann schließt sie die Augen. Ich gehe auf Zehenspitzen zu ihr. Sie hält die Augen geschlossen, aber sie hört natürlich mein Kommen am Knarren der Dielen und grinst. Ich küsse sie zärtlich auf beide Lider. Sie öffnet mir ihre Augen. Sie hat sie sich von Paul Newman in »Man nannte ihn Hombre« geliehen. Ich fahre mit den Fingern durch ihr kurzes Haar, das sie von Jean Seberg in »Außer Atem« gestohlen hat, und endlich bekomme ich es: das Lächeln von Rita Tushingham aus Richard Lesters »Der gewisse Kniff«.

Ich werde mich hüten, Sylvia jemals zu verraten, woran mich Einzelheiten und Gesten an ihr erinnern. Es macht mich alt. Sie zählt gerade mal dreißig Jahre, und ich gehe allmählich auf die fünfzig zu. Sie kann meine Helden aus den Filmen der sechziger Jahre kaum kennen. Außerdem würde sie solche schwärmerischen Vergleiche als lächerlich und unangemessen empfinden. Recht hat sie. Sie hat einen Gang wie ein Kerl, eine kantige Figur und kaut, wenn sie nervös ist, heftig auf Bleistiften. Sie ist ungeeignet als Filmstar, aber sie spielt die weibliche Hauptrolle in meinem Leben. Keine einfache Aufgabe neben einem Monster wie mir. Mal abgesehen von der augenblicklichen Neurodermitis und der jedes Frühjahr wiederkehrenden großporigen roten Heuschnupfennase und dem immer rasselnden Atem habe ich über Jahre Kortison eingenommen. Das verändert. Ich habe das typische Mondgesicht. Und mein Brustkorb ist dabei, jene Ausmaße anzunehmen, die gar nicht mehr im Verhältnis zu den dünnen Beinen stehen.

Sie küßt mich leicht.

Natürlich liebe ich Sylvia. Mir ist nichts Besseres im Leben passiert. Sylvia – sie ist Arzthelferin und Hebamme – hat sich mit ihrem Helfersyndrom und ihrer Liebe sofort auf mich gestürzt und mich von meinen übermäßigen Kortisondosen abgebracht. Diese Woche soll ich mit dem von ihr ausgetüftelten Körperertüchtigungsprogramm beginnen. Na, gut. Ich sehe ein, daß es einem eine gute körperliche Konstitution leichter macht, alle diese Widrigkeiten zu überstehen. Ob ich allerdings mein Versprechen wahrmache, nicht mehr als Detektiv zu arbeiten, daran glaube ich nicht. Und Sylvia wohl auch nicht.

»Tut mir leid, daß es so spät geworden ist. Wie geht es deiner Haut?«

»Schon besser«, lüge ich. Meine Neurodermitis hat sich ausgebreitet.

»Hast du die Schüttelmixtur mit dem Zinkoxid aufgetragen?«

»Ja, Schwester.«

Sie geht auf meinen ironischen Ton nicht ein, sondern stöhnt. »Ach, Bartzsch, es war soviel los in der Praxis, und wir hatten einen Notfall. Herzstillstand.« Auf ihrer Stirn haben sich viele kleine Falten eingenistet, und ich hole den Tee, um sie zu glätten.

»Lebt er noch?«

»Ja. Wahrscheinlich hatte er einen Herzfehler, ohne es zu wissen. Und der hat bei der freiwilligen Feuerwehr mitgemacht. Der hätte bei einem Einsatz einfach tot umfallen können.«

Sie richtet sich etwas auf, probiert den Tee, schaut mich über die Tasse hinweg an, läßt einen halben Löffel Zucker in den Tee gleiten, und ich weiß, sie will mir noch etwas Wichtiges sagen. Sie nimmt sonst niemals Zucker.

»Ist es schlimm, wenn wir hier wieder wegziehen?« kommt es süß.

»Was ist los?«

»Ich bin sauer. Dieser Idiot von Arzt. Ich bin gerade mal drei Tage in der Praxis, und der schnauzt mich vor den Patienten an, weil ich natürlich noch nicht weiß, wo alles liegt. Ein totaler Chaot. Ausbeuter. Blöder Affe.«

»Arrogantes Arschloch«, ergänze ich. Sie zuckt zusammen. Es war zuviel.

»Na ja, ich überlege eben, ob ich die Stellung wieder aufgebe. Ich verstehe auch gar nicht, warum in der Praxis soviel los ist. Die Badesaison ist doch vorbei.«

Ich nicke. »Klar. Du findest was anderes.«

»Ich hatte mir alles so gut vorgestellt. Mist! Es wäre so schön gewesen. Eine Wohnung an der See. Genau das Richtige für dein Asthma und deine Allergien. Hast du schon mit dem Sportprogramm angefangen?«

Ich soll laufen. Jeden Tag. Am Anfang nicht am Strand. Die jodhaltige Luft würde meine Bronchien zu sehr belasten. Und immer abwechselnd: ein kurzer Trab, dann wieder langsames Gehen. Nicht überanstrengen und nicht in Schweiß geraten, solange meine Haut blüht. Früher wurde Asthmatikern jeder Sport verboten, heute weiß man, daß man mit einem sportlichen Körper auch einen Asthmaanfall besser übersteht.

»Morgen wollte ich beginnen.«

»Bartzsch! Du hast es mir versprochen.«

»Bestimmt. Morgen fange ich damit an.«

Die Sorgenfalten auf ihrer Stirn wollen das eroberte Gelände nicht wieder hergeben. Sie sind dabei, tiefe Gräben auszuheben und feste Stellung zu beziehen. Sylvia läßt ihren Kopf auf die Brust fallen. Sie schrumpft zusammen, ist nur noch müde und will ins Bett. Sie geht vor, und ich soll den Fernseher mitbringen.

Ich stöpsele das Antennenkabel des kleinen tragbaren Gerätes im Schlafzimmer ein und ziehe das Kabel durch den Zelteingang. Alles ist installiert, als sie aus dem Bad kommt. Gerade beginnt ein Krimi. Es geht um einen Mord, der durch Brandstiftung vertuscht werden soll. Sie klopft sich das Kissen zurecht, ich gehe noch schnell ins Bad. Ich kontrolliere meine Neurodermitis. Jetzt, wo ich die Bescherung auf meiner Haut im Spiegel sehe, wird der Juckreiz wieder intensiver. Wenn ich kratze, wird alles noch viel schlimmer. Dann werden die Hautpartien feucht, fangen an zu eitern. Es bilden sich überall Hautknötchen und Flecken. Bloß nicht kratzen!

Um das blutige Ereignis zu verhindern, suche ich die

Nagelschere. Der Juckreiz läßt mir die Hände zittern. Ich setze mich auf das Klobecken, konzentriere mich auf meinen Atem. Ich versuche gleichmäßig zu atmen. Es gelingt mir, und es beruhigt meine Hände. Ich schneide mir die Fingernägel so kurz wie möglich und feile die Kanten stumpf. Die totale Abrüstung für den Kratzanfall.

Als ich zurückkomme, ist Sylvia bereits eingeschlafen, die Fäuste vor dem Gesicht wie ein Baby.

Ich schalte den Fernseher ab. Ich mag die meisten deutschen Kommissare nicht, diese allwissenden, gütigen Vaterfiguren, flankiert von Assistenten, die optimale Schwiegersöhne abgeben.

Mitten in der Nacht wache ich auf und bin hellwach. Ich horche auf meinen Atem, denn manchmal erwache ich aus Sauerstoffmangel, aber das Pfeifen meiner Lungen ist nur eine ganz gewöhnliche Melodie. Ich richte mich auf. Das Haus knackt, findet aber keinen Rhythmus, um die Melodie meiner Bronchien zu unterstützen. Es knackt, als würde jemand herumschleichen. Ich habe Sylvia lieber nichts von der offenen Tür erzählt. Angespannt lausche ich noch einen Augenblick. Andererseits sind diese Geräusche in einem alten, mit viel Holz errichteten Gebäude normal. Trotzdem stehe ich auf. Ich drehe die kleine Leselampe von der schlafenden Sylvia weg, bevor ich sie anknipse. Erschrocken betrachte ich die Blutflecken auf meinem Pyjama und entdecke sofort, woher sie kommen. Im Schlaf habe ich mir doch die Innenfläche des linken Unterarms aufgekratzt. Ich fluche leise und tappe in die Küche hinunter.

Zum Glück ist kein Einbrecher im Haus. Ich kontrolliere trotzdem die Haustür und die Fenster. Ich will gerade Licht machen, um mir eine Bandage an beiden Unterarmen anzulegen, da sehe ich jemand auf dem Nachbargrundstück. Er macht sich vorn am Drahtzaun zur Straße zu schaffen. Ich hole mein kleines Fernglas aus jener Schublade, die es in jeder Küche gibt und worin man Gummibänder, Schrauben, Quittungen und Gebrauchsanweisungen findet, die niemand mehr braucht.

Bei uns ist die Schublade zusätzlich angefüllt mit angeknabberten Bleistiften, aus deren Bißspuren ein geschickter Zahntechniker Sylvias Gebiß rekonstruieren könnte.

Das Mondlicht reicht aus, um den Nachbarn zu erkennen. Er bückt sich, hat ein Werkzeug dabei, eine Zange oder einen Drahtschneider. Ich muß niesen und schlage mir dabei das Fernglas gegen die Stirn. Es ist keine allergische Reaktion. Es ist kalt im Haus. Ich sollte mir schnell etwas überziehen. Erkältungen bringen Asthmatiker in bedrohliche Situationen. Ich wische mir mit dem Handrücken den Rotz von der Nase. Als ich das Fernglas nochmals ansetze und scharf stelle, ist der Nachbar weg. Ob er mich gehört hat? Ich kann nicht sehen, was er am Zaun gemacht hat. Der grüne Draht hebt sich gegen die dunkle Straße nicht ab. Mein Blick bleibt an einem weißen Stein auf dem Rasen hängen, ich will schon weiterschwenken, da wird mir klar, daß es kein Stein ist. Es ist ein totes Huhn. Ich setze das Fernglas ab. Der Detektiv in mir legt ein Ei: ein verrückter Verdacht!

5. Der Baron zwischen den Bäumen

Allergiker und Leprakranke beginnen den Tag auf gleiche Weise: Sie führen eine vollständige Kontrolle ihres Körpers durch. Während Leprakranke nach Verletzungen suchen, die ihnen ihr totes Nervensystem nicht signalisiert hat, sucht der Allergiker nach verdächtigen Hautveränderungen. In den Kniekehlen, der Leiste und am Hals ist meine Neurodermitis offensichtlich auf dem Rückzug. Kein Trost, wenn ich mir ihre Eroberungen an meinen Unterarmen ansehe. Die beiden Inseln in der Armbeuge und am Handgelenk haben eifrig gearbeitet und können erhebliche Landgewinne verzeichnen. An dem blutigen Schlachtfeld auf dem linken Arm bin ich selbst schuld. Hier haben die Inseln es sogar geschafft, sich über einen Damm zu verbinden.

Sylvia steht immer sehr früh auf, und da sie schon zu dem »blöden Affen« ist, greife ich nicht zu ihrer Schüttelmixtur, sondern zu einer Kortisonsalbe. Sie muß es ja nicht erfahren. Außerdem wollte ich endlich mein Versprechen wahr machen, ein bißchen zu laufen. Ich rieche unter meinen Armen und beschließe, erst danach zu duschen.

In Hamburg hätte ich es niemals gewagt, mich unter die Jogger zu mischen. Ich hatte nicht die richtige Ausrüstung, mir fehlten der schicke Jogginganzug mit dem großen Firmenaufdruck und die High-Tech-Schuhe. Hier brauche ich keine Befürchtungen zu haben, jemandem zu begegnen. Von den dreihundert Einwohnern des langgestreckten Straßendorfes läßt sich kaum jemand blicken. Und wenn, dann nur auf der Hauptstraße, denn hier gibt es einen Zeitungsladen und einen Bäcker. Damit sind alle Attraktionen des Dorfes bereits beschrieben. Von der Hauptstraße gehen zwei Straßen ab, die im Bogen wieder zurückführen. In einer von ihnen wohne ich.

Auf dem Feldweg, der einen weiten Halbkreis um das

Dorf beschreibt, werde ich mit Sicherheit niemanden treffen. Das ist gut so, denn ich laufe in Jeans, T-Shirt und Tennisschuhen, sehe also eher aus wie ein flüchtender Taschendieb.

Wie erwartet, geht mir bereits nach wenigen Metern die Puste aus. Da man mich an dieser Stelle vom Dorf aus nicht sehen kann, lege ich taumelnd und mit rasselndem Atem eine Pause ein. Ob das wirklich gesund ist?

Nachmittags sieht mein Programm zusätzlich eine Stunde Fahrradfahren vor. Sylvia hat mir eins mit fünf Gängen geschenkt. Es war das Sonderangebot eines Kaffeegeschäfts. Es auszuprobieren wird mich ebensoviel Überwindung kosten wie das Laufen. Bisher war ich der Meinung, das einzige einem Detektiv angemessene Fortbewegungsmittel sei das Taxi. Ein Detektiv auf dem Fahrrad wirkt irgendwie peinlich und ist mir auch in der Literatur noch nicht untergekommen, außer vielleicht bei »Kalle Blomquist« oder in »Emil und die Detektive«.

Mein Atem hat sich beruhigt, und ich falle erneut in leichten Trab. Ein Feldweg mag für Touristen aus der Stadt eine Attraktion sein, für mich, der ich nun auf dem Land wohnen muß, kündet er nur von kommender Ödnis. Ich will die Sache abkürzen und biege in einen Weg ein, der von einem hier typischen Knick gesäumt ist. Diese mit Büschen bewachsenen Erdwälle sollen Felder vor Wind schützen und sind angeblich kleine Öko-Nischen. Ich glaube allerdings, daß man sie als Dämme nutzt, um die giftige Gülle auf dem einen Feld von den Pestiziden auf dem anderen fernzuhalten. Ein schwarzer Vogel am Wegesrand würde mir gern recht geben, aber er ist tot und schon ziemlich platt.

Nach rund sechzig Metern bin ich wieder außer Atem. Jetzt reicht es. Das T-Shirt unter meinem Pullover fühlt sich feucht an, und ich rieche nicht mehr sehr gut. Wenn ein häßlicher Mensch wie ich auch noch stinkt, wird er gesellschaftlich vollkommen isoliert. Ich sollte den kürzesten Weg zum nächsten Badezimmer einschlagen. Ich biege zum Dorf ab und sehe am Ende des Weges jemanden stehen. Er tritt ein Stück vor, stützt sich auf einen Stock, als warte er auf mich. Ich gehe langsam. Meine Haut brennt. Das war wohl doch zuviel Belastung. Wer weiß, wie ich aussehe? Der Kerl läßt mir keine Chance, ihn zu umgehen. Er versperrt mir den Weg. Der Knick gibt den Blick frei auf eine Apfelplantage, und mir wird klar, wer der Mann ist: der Apfelbaron. Ein wichtiger Mann im Dorf, Mitglied im Ortsbeirat. Ich weiß nicht, ob es ein Lächeln ist, das er mir schenkt, oder ob er gerade ein Stück Apfelschale mit der Zunge zwischen seinen Zähnen zu entfernen sucht.

»Moin«, sagt er. Das ist hier die Begrüßung zu jeder Tageszeit. Er muß über siebzig sein und das Doppelte an Kilos wiegen. Er hat verdammt breite Schuhe an und braucht für die Standfestigkeit trotzdem einen Stock. Sein kurzes dunkles Stoppelhaar paßt zu seinem Igelgesicht.

»Tag«, sage ich, das »Moin« geht mir noch nicht über die Lippen. Jetzt weiß ich, wonach er riecht. Es muß ein Parfüm mit Nelkenduft sein.

»Sie sollten mehr Äpfel essen.« Er geht auf den Eingang seiner Apfelfarm zu. »Kommen Sie.«

Ich folge ihm. Beim ersten Apfelbaum bleibt er stehen.

»Gucken Sie sich das mal an.« Er hebt den Stock und tippt einen Zweig an. Die Äpfel sind schon abgeerntet.

»Was?«

»Geklaut.« Er spuckt etwas aus. Es bleibt ihm an der Lippe hängen. Eine Nelke. Er kaut Gewürznelken, daher der Geruch.

»Tatsächlich.«

»So geht das immer. Einmal in der Woche kommen die.«

»Wer?«

Er hebt die Schultern, geht ein Stück weiter, hebt einen Plastikbeutel unter einem Baum auf, reicht ihn mir.

»Na los, pflücken!« Er zeigt mit seinem Stock auf einen Baum, übervoll mit Äpfeln.

»Holsteiner Cox.«

Er zeigte auf eine andere Reihe Bäume, deren Äpfel leuchtend rot sind.

»Die nicht.«

Ich stehe unschlüssig mit der Plastiktüte vor dem Baum. »Sind die gespritzt?«

»Nichts da. Nur die Blätter werden behandelt, noch vor der Blüte.« Er pflückt einen Apfel, gibt ihn mir und sieht mich erwartungsvoll an. Ich reibe ihn an meiner Hose und beiße hinein.

»Gut«, sage ich. Er ist mir zu sauer.

»Finden die Diebe auch«, sagt er und fummelt in seiner Jackentasche. Dann zieht er mit spitzen Fingern eine Nelke heraus und steckt sie sich in den Mund.

»Stellen Sie Wachen auf.«

»Ha, ich krieg ja nicht mal genug Leute zum Pflücken.«

»Tja dann.«

»Sie sind doch Detektiv!«

Noch einer, der zuviel über mich weiß. Sylvia hat bestimmt nichts davon im Dorf erzählt, sie will ja, daß ich mein Hobby aufgebe. Und ich habe noch nie einen Fall gehabt, der mich in die Öffentlichkeit oder gar in die Zeitung gebracht hat.

»Wie kommen Sie darauf?«

»Erzählt man so. Geben Sie mir einen Tip, was ich machen soll.«

»Einen Zaun ziehen.«

»Wie hoch soll der sein?«

Er sieht meinen leeren Beutel an. »Na los, pflücken, kostet nichts.«

Ich lasse den ersten Apfel hineinfallen. Er räuspert sich lange. »Ich mache Ihnen einen Vorschlag: Sie kümmern sich ein bißchen darum, dafür gibt's das ganze Jahr Äpfel gratis. Wie wär's?«

Er wartet keine Antwort ab, sondern geht auf eine Holzhütte zu, hinter der er gleich darauf verschwindet. Ich pflücke den Beutel voll, schlinge einen Knoten hinein und folge ihm. Hinter der Hütte wird das vorher durch Bäume verborgene Wohnhaus sichtbar. Ein Vorplatz mit

Zufahrt zur Hauptstraße. Mehrere niedrige Holzhütten, die einen provisorischen Eindruck machen. Ich finde ihn in einem Unterstand, wo er leere Apfelkisten sortiert. Ich hebe meine Plastiktüte hoch und sage »Danke«.

Gebückt sieht er mich von unten an.

»Na gut«, sagt er, »fünfhundert, wenn Sie die erwischen. Die ärgern mich.«

Ich kann's nicht lassen und setze Tausend dagegen. Er kommt mit gekrümmtem Rücken auf mich zu, sieht mir triumphierend in die Augen. »Bißchen viel.«

Ich wende mich ab. »Ich überleg's mir.«

»Sechshundert«, ruft er mir nach.

Ich hebe die Hand und winke, ohne mich umzudrehen. Mal sehen. Die Tüte schneidet mir in die Finger. Ich setze sie ab und gehe zurück.

»Eine Frage. Wie ist das mit der Feuerwehr hier? Machen da viele mit?«

Sein Gesicht verliert alle Freundlichkeit. Er richtet sich zu voller Größe auf.

»Dazu muß man jung und gesund sein.« Er betont das Wort gesund, und mir ist klar, daß er wirklich viel über mich weiß und mein Antrag abgelehnt worden ist.

»Kommen Sie doch gelegentlich mal zum Kaffee. Meine Frau backt einen wunderbaren Apfelkuchen«, verabschiedet er mich.

Solche Einladungen kenne ich. Ich zögere, dann nicke ich. Mal sehen.

Ich gehe um das Haus herum zur Hauptstraße, drehe mich noch einmal um und sehe, wie gerade in diesem Moment mein Schneewittchen aus dem Wald das Wohnhaus verläßt. Aha, hier wohnt die Scheue also. Wieder trägt sie ihr langes weißes Kleid. Diesmal bin ich ihr etwas näher. Sie ist jung, vielleicht achtzehn, und eine ausgesprochen leuchtende blasse Schönheit. Ich bleibe stehen, grinse sie an. Erst jetzt bemerkt sie mich. Sie erschrickt, läuft ein wenig zurück und versteckt sich hinter einem Busch. Nach einem kurzen Moment springt sie von dort ins Haus zurück.

Ich wechsle die Apfeltüte in die andere Hand und gehe weiter. Na warte, bald komme ich zu Kaffee und Kuchen, dann werde ich dein Geheimnis erfahren.

Ich habe mir zu viele Äpfel gepflückt, die Tragetasche ist zu schwer. Ich versuche sie über die Schulter zu legen. Das Plastik reißt. Einige Äpfel fallen auf den Boden. Ich stopfe sie mir in die Taschen. Ich muß den Beutel in die Arme nehmen, damit er nicht weiter aufreißt. Es nützt nichts. Weitere Äpfel fallen heraus, rollen auf die Straße. Ich hebe sie nicht mehr auf, sondern schieße sie mit dem Fuß an die Seite des Weges. Ich lege an Tempo zu, damit ich zu Hause ankomme, bevor das ganze Plastik zerrissen ist und ich keinen einzigen Apfel mehr habe. Ich komme mir vor wie ein Apfeldieb auf der Flucht.

Vor dem Zeitungsladen lehne ich die Tüte an die Hausmauer und stapele die Äpfel aus meinen Hosentaschen darauf. Mit einem »Moin« versuche ich mich bei der Verkäuferin anzubiedern, aber sie antwortet nicht, notiert hinter ihrer aus alten Spanplatten gezimmerten Theke etwas auf einem schmalen Zettel. Sie ist so grau wie der Staub, der hier wahrscheinlich auf allen Gegenständen liegt. Es gibt nicht nur Zeitungen, Taschenbücher und Zigaretten, sondern auch Getränke, Papierwaren, Postkarten, und in einem Regal stehen Konserven, Zucker und Mehl. Ich nehme mir die Zeitung mit der Heimatbeilage und lege das Geld abgezählt auf einen zersprungenen Zahlteller. Sie sieht auf den Teller, nickt und grunzt.

»Moin«, wiederhole ich und gehe. Keine Antwort. Kein Blick.

Von draußen sehe ich durch die Scheibe, wie sie sich wieder über den Notizzettel beugt. Wahrscheinlich schreibt sie: Er war hier und hat eine Zeitung gekauft. Zehn Uhr dreiunddreißig.

6. *Boldhagen?*

Ich werde das Gefühl nicht los, daß während meiner Abwesenheit wieder jemand in der Wohnung war. Doch diesmal muß er noch vorsichtiger gewesen sein, nichts ist verändert. Was sucht der bloß? Ich gehe zweimal durch alle Räume, um einen deutlichen Hinweis zu finden. War die Tür des Kleiderschranks wirklich offen, als ich ging? Eigentlich ist es nur ein kaum wahrnehmbarer fremder Geruch in der Luft, der mich überzeugt, daß jemand hier war.

Ich setze mich an den Küchentisch und breite die Zeitung aus. Na bitte: »Frauenleiche neben der Autobahn gefunden!« Das ist ganz in der Nähe. Und da haben wir es doch: »Einbruchserie in Ferienhäuser.« Die anscheinend so friedliche Landschaft um mich herum ist doch ein Hort des Verbrechens. Mein Nachbar hat recht. Auch die freiwillige Feuerwehr ist auf den Regionalseiten der heutigen Zeitung wieder im Einsatz. Sie hat einen brennenden Pkw auf der Bundesstraße gelöscht, dessen Fahrer nicht aufgefunden wurde. Ich könnte mir vorstellen, daß es zwischen diesen drei Meldungen einen Zusammenhang gibt. Die freiwillige Feuerwehr kommt von der Einbruchserie zurück, entledigt sich einer lästigen Zeugin an der Autobahn und löscht den Pkw, den sie selbst angezündet hat, um den eigentlichen Zweck ihrer Fahrt zu vertuschen. Vielleicht sollte ich mir mal das Spritzenhaus näher ansehen.

Es klopft an der Tür. Ich bin noch immer ungeduscht, weil ich mich gleich nach meiner Rückkehr über meine neue Lieblingslektüre hergemacht habe. Es ist der Nachbar und Boxer Malschewski. Er grinst, schabt seine Schuhe auf der Fußmatte, als wolle er hereinkommen, bleibt aber stehen.

»Sie sollten sich das ansehen.«

»Ich bin gerade zurück und wollte duschen.«

»Ich weiß. Außerdem riecht man es. Kommen Sie schon, es dauert nicht lange.«

Also folge ich dem Boxer, obwohl ich ziemlich sicher bin, was er mir zeigen will: das tote Huhn von heute nacht, das ohne Kopf im Gras liegt, und den mit einer Drahtschere aufgeschnittenen Zaun.

»Tja«, sagt er stolz, »jetzt ist es ja wohl klar.«

»Was?«

»Na, das mit den Hühnermördern. Übernehmen Sie den Fall?«

»Wie stellen Sie sich das vor?«

»Gegen Honorar. Sagen wir mal, ich liefere Ihnen Eier, solange Sie an der Sache dran sind. Man hat ja selten einen Detektiv im Dorf, muß man ja ausnutzen. Und für Sie ist es ja eine Kleinigkeit. Erledigen Sie doch praktisch nebenbei.«

»Ich überlege es mir.«

»Wieviel Eier brauchen Sie in der Woche? Ich lege noch ein paar drauf. Sagen wir mal, wenn sie die fangen, die mir den Zaun immer kaputtmachen, dann geht das mit den Eiern bis zum Jahresende klar. Ist doch ein Angebot?«

»Ich überlege es mir.« Ich gehe langsam zurück.

»Na ja, Sie haben wohl keine Zeit. Sie sind an was Größerem dran, was?«

»Ich bin kein Detektiv.«

»Übrigens, das müssen Profis sein«, ruft er mir nach. »Die haben bestimmt eine Menge mehr auf dem Kerbholz.« Er will mir seinen Fall wohl richtig schmackhaft machen.

Was mich jedoch beschäftigt, ist, daß der Boxer mich bei meinem Joggingversuch beobachtet haben muß. Ist der auf mich angesetzt?

Neurodermitiker dürfen nur kurz duschen, damit ihre Haut nicht so sehr quillt, noch mehr austrocknet und schließlich ihren natürlichen Säureschutzmantel total verliert. Kommen die juckenden roten Flecken auf der Brust nun von meiner Chlorallergie, oder habe ich mich in Gedanken versunken doch etwas zu lange dem heißen

Strahl ausgesetzt? Woher wissen die Dorfbewohner von meinem Vorleben? Sylvia steckt bestimmt nicht dahinter. Es sei denn, sie will testen, wie ernst es mir damit ist, die Finger von der Kriminalistik zu lassen. Unvorstellbar.

Aber wer sonst hat diese Nachricht verbreitet? Der Kreis derjenigen, die davon wissen, ist sehr klein. Ich habe nie als Detektiv firmiert. Und ich kenne nur zwei Menschen, die von meinen detektivischen Fähigkeiten überzeugt sind. Beide leben in Hamburg. Rudolf, der Fotograf inszenierter Schreckensbilder, und Gerd, das Schreckensbild einer Kortisongestalt in der Endphase.

Nachdem ich im Bad fertig bin, hole ich mir eine Mappe. Ich will eine Ausschnittsammlung von Artikeln aus der Regionalbeilage anlegen. Es wird mir vielleicht helfen herauszufinden, warum die Dorfbewohner so seltsam reagieren. Irgend etwas ist hier vorgefallen, was sie zu verheimlichen versuchen.

Ich krame die alten Exemplare aus der Abseite hervor, bringe sie hinunter. Während ich sie nach dem Datum ordne, geht mir der Name Boldhagen durch den Kopf. Den muß ich in einer der Ausgaben gelesen haben. Ich versuche ihn wiederzufinden, aber es gelingt mir nicht. Mit einem Mal erscheint mir das, was ich tun will, sinnlos. Warum gehe ich nicht einfach zum Nachbarn, zum Apfelbaron oder zu Langarm, meinem Vermieter, und frage ganz direkt, woher sie wissen, daß ich Detektiv bin, und was sie befürchten? Boldhagen? War das ein Ortsname?

Es ist wirklich Blödsinn, was ich mache. Beschäftigungstherapie. Wie in jedem Dorf kapseln sich auch hier die Leute gegenüber Fremden ab. Das ist alles. Und ich will gleich ein Verbrechen hineingeheimnissen. Haben sich die meisten, die ich in den vergangenen Tagen kennengelernt habe, nicht sogar besondere Mühe mit mir gegeben, sich für mich interessiert, mich zu engagieren versucht? Ich habe keinen Grund, sie als besonders fremdenfeindlich anzusehen. Boldhagen – das war der Ort an der Autobahn, wo die Leiche gefunden wurde. Nein, doch nicht.

Ich bin derjenige, der sich im Dorf seltsam verhält, sich isoliert und Annäherungsversuche abwehrt. Ich bin unfreundlich. Ja, ja, ich gestehe, ich wollte nicht weg aus der Großstadt. Dort hatte ich meinen überschaubaren Tagesablauf, meine wenigen Freunde, meine Begegnungen mit bekannten Allergenen. Und ich konnte ins Kino gehen, hatte eine Lieblingskneipe.

Ich habe vertraute Wege verlassen, und das ist für einen Menschen wie mich eigentlich eine Katastrophe. Mein Leben besteht nämlich aus der Beobachtung aller möglichen von der Norm abweichenden Erscheinungen. Als Allergiker lernt man das am eigenen Körper und dehnt es schließlich auf die gesamte Umgebung aus. Alles Ungewöhnliche bedeutet Gefahr für die Gesundheit. Hier im Dorf habe ich noch keinen Maßstab. Alles ist fremd und gefährlich.

Boldhagen – komisch.

Gut, ich bin ins Unbekannte verbannt worden. Ich muß Geduld haben. Aber warum wird in diesem verdammten Straflager nicht wenigstens das Telefon angeschlossen? Wir haben es doch rechtzeitig beantragt. Dann könnte ich jetzt wenigstens meinen Freund Gerd anrufen und ihm mein düsteres Leid klagen.

Sylvia kann ich damit im Moment nicht belasten, die hat in der Praxis genug Probleme.

Ich spüre, wie sich meine Stimmung düsteren Grauzonen nähert. Wenn das geschieht, höre ich auf, mich zu bewegen, fange an, mich abzukapseln. Nein, das darf ich nicht zulassen. Los, lies Zeitung, befehle ich mir. Such Boldhagen!

Ich ziehe lustlos ein Exemplar aus der Mitte des Stapels. »Tod auf dem Feld – vom eigenen Trecker überrollt!« Es ist nicht so sehr die Überschrift, mehr das Foto, was mich stutzig macht und den Spürhund in mir weckt. Das Bild zeigt im Vordergrund ein breites metallenes Gatter. Halb geöffnet bildet es den Zugang zu einem frisch gepflügten Feld. Rechts, am Rand des Feldes, steht ein offener Anhänger. Das Gatter kenne ich. Wenn mich nicht alles täuscht, bin ich vorhin daran vorbeigelaufen. Und richtig, es ist ein Vorfall hier aus dem Ort. Der Tote ist der Landwirt Friedrich P., erfahre ich. Der arme Kerl hatte den Rückwärtsgang der Zugmaschine eingelegt und Standgas gezogen, war dann heruntergesprungen, um die Deichsel des Anhängers anzuheben und einzukuppeln. Im Matsch ist er ausgerutscht und überrollt worden. Der Fünfundfünfzigjährige hinterläßt eine Frau und ein Kind.

Ich gucke nach dem Datum der Zeitung. Das Unglück ist im Herbst vergangenen Jahres geschehen. Eine eigentlich nebensächliche Information läßt mich sofort zur Schere greifen: Die Männer von der freiwilligen Feuerwehr waren als erste am Unfallort. Es gelang ihnen nicht, den Bauern wiederzubeleben.

Wieso die Feuerwehr? Die ist doch in solchen Fällen gar nicht zuständig.

Ich sollte doch alle Feuerwehrartikel sammeln. Wo war noch mal der mit der Leiche im Löschteich? War das nicht auch hier im Ort? Oder war das in Boldhagen?

Es klopft schon zum zweiten Mal an der Tür.

»Ja, ja, ich komme.«

Ein Schnauzbärtiger mit Halbglatze steht draußen, streckt mir freundlich lächelnd die Hand entgegen.

»Guten Tag, Herr Bartzsch. Mein Name ist Boldhagen.«

7. *Alle wollen nur das eine*

Bernd Boldhagen hat eine seltsame Art zu sprechen. Es klingt, als formuliere er Behördenbriefe. Er schüttelt kräftig meine Hand.

»Als Vorsitzender des Ortsbeirates heiße ich Sie als neuen Einwohner herzlich willkommen. Und lassen Sie mich meiner Freude Ausdruck verleihen, daß zwei so sympathische Menschen in unser Dorf gefunden haben.«

Klar, daß ich aufgrund seiner Funktion seinem Namen in der Zeitung begegnet bin. Ich bitte ihn herein und spüre sofort, Boldhagen ist mein Mann. Der weiß alles über das Dorf, zumindest weiß er, wer etwas weiß. Ich biete ihm Tee an, einen richtigen oder Früchtetee, und führe ihn zum Küchentisch. Bevor er sich setzt, greift er nach seinen Hosenbeinen und zieht sie so hoch, daß seine Sockenhalter sichtbar werden. Er hat Angst um seine Hose. Der Mann ist mir wegen seiner berechenbaren Gesten angenehm. Außerdem zeigt mir sein Besuch, daß die Leute hier doch ganz nett sind. Auch wenn sie sich ein bißchen komisch verhalten. Vielleicht haben sie nur zu oft untereinander geheiratet.

»Bezüglich Ihres Angebotes«, diktiert mir Boldhagen, »möchte ich Sie bitten, keine großen Umstände zu machen.« Es fehlt nur: Mit freundlichem Gruß, Bernd Boldhagen. Er meint den Tee.

»Schwarzen oder Früchtetee?« wiederhole ich.

»Angesichts der von Ihnen vorgelegten Auswahl möchte ich Ihnen die Entscheidung überlassen.«

»Früchtetee ist gesünder.« Außerdem steht er fertig und noch warm auf dem Herd.

Er lacht, als hätte ich einen Witz gemacht. Während ich mich am Herd zu schaffen mache, redet er weiter.

»Ich darf erklären, Herr Bartzsch, daß ich durch die Gemeinde von Ihrem Zuzug unterrichtet wurde. Der Ortsbeirat, dessen Vorsitz ich einzunehmen die Ehre habe, ist ja nach dem Gesetz das Gremium, das wiederum innerhalb der politischen Gemeinde einerseits die speziellen Interessen des Dorfes gegenüber den Gremien und nach außen hin andererseits vertritt und damit bevorzugt alle besonderen Belange hinsichtlich der einzelnen Aspekte der Selbstverwaltung wahrnehmen ... würden ... werden? ... kann? ... muß?«

Hilflos sucht er das richtige Wort, findet es natürlich nicht, weil er vermutlich schon vorher im Satzbau einen Fehler gemacht hat.

»Ich verstehe.«

Er gewinnt seine Haltung zurück. Ich serviere den Tee. Er kommt etwas hoch, deutet eine leichte Verbeugung an. Die Tasse führt er mit der rechten Hand an den Mund, wobei er den linken Handrücken als Tropfschutz darunter hält. Er hat Angst um seine Hose.

»Wenn ich meine Absichten offenlegen darf, Herr Bartzsch«, beginnt er wieder umständlich, »so möchte ich Ihnen Möglichkeiten der Einbindung ins dörfliche Leben, soweit es Ihre Zeit erlaubt, aufzeigen, ohne jeden Anspruch oder gar Erwartung meinerseits.«

Ich juble innerlich. Na, bitte, die wollen mich doch bei der freiwilligen Feuerwehr! Aber ich bin vorsichtig, sage nichts, nicke nur heftig, denn jetzt muß von ihm ein Angebot kommen.

»Ihnen, der Sie ja aus einer Großstadt kommen, darf ich sagen, daß unsere gesellschaftlichen Freuden vielleicht eher bescheiden ausfallen. Wenn ich Ihnen meine Frau unbekannterweise vorstellen darf, so ist sie die Leiterin unseres unter den Damen beliebten – ha, ha – Häkelbüddelklubs. Und Ihre werte Lebenspartnerin ...«

»Was für ein Klub?«

»Oh, natürlich, verzeihen Sie, unter dieser etwas saloppen Bezeichnung verbirgt sich die solide Gemeinschaft der aktiven weiblichen Mitglieder des Ortes, die über nützliche Handarbeiten hinaus so manches wichtige, man muß sagen politische Projekt in die Wege geleitet haben, das der Gemeinschaft und der Gemeinde zur Ehre gereichte. Nicht zuletzt ist unser Weihnachtsmarkt, und ich darf das in aller Bescheidenheit hinzufügen, eine von den umliegenden Gemeinden gelobte Einrichtung.«

Während er spricht, sammelt er die Krümel auf dem Küchentisch zusammen und schiebt sie schließlich vom Rand in die Handfläche, um sie in seiner Untertasse zu plazieren. Er reibt sich die Hände und beginnt, unsichtbare Fusseln von seiner Jacke abzulesen. Ich glaube nicht, daß ich den Mann trotz aller Sympathie sehr lange aushalte, und komme zur Sache.

»Und die freiwillige Feuerwehr?«

»Die Feuerwehr!« Er ist fassungslos. »Ihre Frau?«

»Nein, ich.«

Es arbeitet in seinem Mund. Ist etwas zwischen seinen Zähnen? Irgend etwas will heraus. Er schiebt es nach hinten und erklärt mir – natürlich in seiner Eigenschaft als Vorsitzender des Vereins der freiwilligen Feuerwehr – die notwendige passive Mitgliedschaft eines jeden von Brand bedrohten Dorfbewohners. Mit einem monatlichen Beitrag von mindestens zwölf Mark unterstütze ich die Funktionsfähigkeit der Feuerwehr. Aus seinem verklausulierten Sermon höre ich eine Erpressung heraus: Nur wenn ich zahle, ist die Feuerwehr bei einem Brand in meinem Haus rechtzeitig da ... oder auch nicht – ganz wie ich es wünsche.

»Und die aktive Mitgliedschaft?«

»Ich bitte Sie, Herr Bartzsch, das überlassen wir doch den jungen, gesunden Männern des Dorfes.«

Er lacht mit etwas Verzögerung.

Ich fühle mich wie ein Krüppel im Rollstuhl. Bin ich ja auch, nur der Rollstuhl fehlt noch.

Boldhagen verbirgt hinter einem Räuspern geschickt einen Rülpser. Die Lippen gespitzt, guckt er befremdet in die Teetasse, schiebt sie ein wenig zurück. Früchtetee scheint ihm nicht zu bekommen. Aber noch etwas anderes arbeitet in ihm. Jetzt kommt es langsam heraus: »Bei der nun folgenden Information, lieber Herr Bartzsch, bitte ich Sie um Ihr Siegel des Vertrauens. Ich überschreite möglicherweise meine Befugnisse, doch in Anbetracht der Schwere des Sachverhaltes sehe ich mich gezwungen, Offenheit walten zu lassen. Wie Sie vielleicht wissen, nisten in weitgehender Nähe einige der letzten Exemplare der Seeadler …«

Nein, weiß ich nicht.

»… deren Schutz uns anheimgegeben ist im Sinne des Erhalts unserer einzigartigen Kulturlandschaft. Wir müssen leider davon ausgehen, daß es bereits im letzten Jahr zur unberechtigten Entwendung mindestens eines Seeadlereis gekommen ist. Man spricht von einem Preis von tausend Mark pro Ei. Über die Auftraggeber können wir nur spekulieren, aber zweifellos gibt es anderswo Gemeinden, deren Mitglieder uns um unsere Seeadler beneiden – ganz zu schweigen von einem allseits bekannten, schwunghaften Handel mit Trophäen bedrohter Tierarten. Dabei dreht es sich bei den Seeadlern, meiner unwesentlichen Meinung nach, um recht plumpe, sagen wir einmal mit niederer Intelligenz ausgestattete fliegende Objekte, ha, ha. Der Wert läßt sich zweifellos nur aus einer gewissen touristischen Attraktivität definieren. Ein Aspekt, der in unserer Gegend, wie Sie wissen, allerdings nicht zu unterschätzen ist.«

Er macht eine lange Pause, versucht in meinem Gesicht zu lesen, ob ich folgen konnte. Ich nicke, und er setzt seinen Vortrag fort.

»Gerüchtweise sollen sich nun gewisse kriminelle Subjekte in Oldenburg aufhalten, die es auf unsere Seeadler abgesehen haben. Verzeihen Sie mir, wenn ich in dieser Angelegenheit auf Ihre bekannten Eigenschaften als Detektiv …«

»Woher wissen Sie das?«

»Ich hatte die Freude, vor einer Woche den Anruf einer mir nicht bekannten Person entgegenzunehmen und ihr mit Ihrer Telefonnummer auszuhelfen.«

»Aber das Telefon ist noch gar nicht angeschlossen.«

»Von Amts wegen sind wir natürlich schon im Besitz einer Nummer. Nun, bei dieser Gelegenheit des Telefonats bekam ich die aufschlußreiche Information über Ihren geschätzten Beruf. Sie könnten damit Ihrer neuen Gemeinde ehrenamtlich einen großen Dienst erweisen …«

Er redet weiter, beschwört seine Diskretion, die großen Aufgaben des Naturschutzes und den ehrenhaften Dienst an der Gesellschaft. Ich höre gar nicht mehr zu, sondern überlege, wer der Anrufer gewesen sein kann und warum selbst Boldhagen mich als Detektiv anheuern will. Das ist mehr als nur Interesse an meiner Person, meinen Fähigkeiten. Ich habe das deutliche Gefühl, man will mich beschäftigen, mich ablenken, damit ich dem eigentlichen Verbrechen nicht auf die Spur komme. Einen Augenblick gebe ich mich einer Vision hin: Der Feuerwehrwagen mit dem Diebesgut rumpelt über die alte Dorfstraße, hinter ihm züngeln Flammen hoch über den Wald hinaus. Der Löschwagen wird zu spät kommen. In den Trümmern des bis auf die Grundmauern niedergebrannten Hauses deutet nichts mehr auf den vorangegangenen Einbruch hin.

Boldhagen erhebt sich zufrieden, schüttelt seine Hosenbeine und streicht sie glatt.

»Ich darf doch mit Ihrer Diskretion rechnen?«

»Sicher.«

»Und sehen Sie in mir einen Vertrauten, den Sie über alle Ergebnisse Ihrer Arbeiten schon von Amts wegen informieren sollten.«

Was hat er gesagt? Ich habe nicht zugehört, sondern seinen speziellen Duft zu erschnuppern versucht. Was ist das? Fichtennadel? Harz? Aber es geht mit dem hauchzarten Geruch nicht zusammen, der nach der heimlichen Wohnungsdurchsuchung in der Luft lag.

Ich begleite ihn zur Tür.

»Selbstverständlich. Betrachten Sie mich als passives Mitglied der freiwilligen Feuerwehr.«

Er stutzt, bedankt sich stotternd. An der Tür hat er sich wieder im Griff, knallt die Hacken zusammen und schleudert mir seine Hand entgegen.

»Und? Sie übernehmen den Fall?«

Ich schüttle seine Hand, bemerke einen Brandfleck an seinem Handgelenk. Oder ist es etwa Neurodermitis?

8. Gespräch mit einer schwärenden Wunde

Ich weiß nicht, ob ich mich über das tadellos funktionierende neue Telefon freuen soll. Mein altes in Hamburg war mir lieber. Das Störungsgewitter, das häufig darin heraufzog, gab mir immer wieder Gelegenheit, so zu tun, als hätte ich etwas nicht verstanden. Es ist gut, wenn die Leute sich wiederholen müssen, man merkt dann eher, ob sie lügen.

Wie erwartet, schaltet sich Gerds Anrufbeantworter ein, erzählt mir, daß er im Sterben läge und es besser sei, man käme persönlich vorbei. Ich weiß, daß er mithört, um zu entscheiden, ob er mit dem Anrufer sprechen will.

»Gerd, nimm schon ab. Ich bin es, Bartzsch.«

Und dann ist plötzlich alles wie bei meinem alten Telefon. Doch ich weiß, die vermeintlichen Störungen, das Rauschen, Pfeifen, Röcheln ist sein Atem. Es geht in einen scharfen Husten über, und der folgende tiefe Atemzug ist der mehrstimmige wehklagende Blues einer durch Asthma zerstörten Lunge.

»Bartzsch ... hast du den Fall ... mit der Leiche gelöst?«

»Ich bin nicht mehr im Geschäft. Das weißt du.«

»Ich schicke dich doch nicht ...«, er kriegt nicht genug Luft, »... auf das Land, damit du die Hände in den Schoß legst.«

»Ich hab Sylvia versprochen ...«

Er läßt mich nicht ausreden, schickt ein fast gehustetes »Frauen!« durch die Leitung. Ein geröcheltes »Warte mal« folgt.

Gerd ist durch die Nebenwirkungen der von ihm konsumierten Pharmazeutika an sein Sofa gefesselt. Wenn er aufsteht, brechen ihm die Knochen. Jahrelang hat er sich im Übermaß all das selbst verordnet, was ihm Hilfe versprach im Kampf gegen sein Asthma und seine Allergien und für die dadurch in Mitleidenschaft gezogene Psyche. Gerd legt den Hörer weg, aber dieses Telefon ist so prima, daß ich dennoch alles mithören kann. Das Rascheln verrät mir, daß er eine der zahllosen Arzneimittelpackungen auf seinem Tisch öffnet, und das Knistern verrät das Herausdrücken von Pillen aus einer Folie. Ich höre sogar, wie er den Schraubverschluß einer Wasserflasche öffnet. Dann ist er wieder dran, und allein das Vertrauen auf die Wirksamkeit des eben eingenommenen Mittels macht ihn für kurze Zeit so kräftig, daß ich mir zum wiederholten Mal seine Ansichten über Frauen anhören muß. Die dürfen seiner Meinung nach alles in die Hand nehmen, nur nicht einen Mann beziehungsweise dieses spezielle Teil eines Mannes. Damit kann nur richtig umgehen, wem es auch gewachsen ist. Punkt. Schwul muß Mann sein!

»Immer noch eifersüchtig auf Sylvia?«

»Ich nehme die Qual auf mich, in meinen letzten Stunden zu telefonieren, und du begreifst nichts! Weißt du, wie schwer es ist, mit einer Hand den Telefonhörer zu halten und mit der anderen die zahllosen offenen Wunden zu bedecken, damit die Fliegen ihre Eier nicht darin ablegen? Hätte man mir eher von den Spätfolgen des Kortisongebrauchs erzählt, davon etwa, daß einem die Wunden nicht mehr heilen, ich wäre lieber erstickt. Ich bin eine einzige große schwärende Wunde.«

Zum Glück geht ihm die Luft aus, bevor er zu weiteren drastischen Bildern seiner selbst greifen kann. Für einen Augenblick bilde ich mir ein, Neurodermitis sei ansteckend – selbst durchs Telefon –, und kontrolliere die entzündete Haut in den Armbeugen.

»Sag mal, hast du in den letzten Tagen versucht, mich zu erreichen?« säusele ich. Ich will ein Geständnis.

»Ich?«

Den Ton kenne ich.

»Arschloch. Du warst es! Du hast diesem Ortsvorsteher von mir erzählt. Gib es zu!«

»Bartzsch, du bist in die Hände einer Frau geraten, die deine wesentlichen Talente brachliegen läßt.«

»Ist das ein Angebot für ein Schwulen-Seminar?«

»Du bist Detektiv und meiner Meinung nach ein guter. Frauen sind …«

»Ich will jetzt sofort wissen, was du diesem Boldhagen gesagt hast!«

»Ich habe nur ein paar hauchzarte Andeutungen gemacht. Das darf man doch noch als Freund.«

»Ich muß das genau wissen.«

»Hast du Schwierigkeiten, Liebster?«

»Los, erzähl!«

»Überall gibt es Leute, die etwas zu verbergen haben. Also habe ich ein klitzekleines Samenkorn eingepflanzt und angedeutet, du seist Detektiv und aus einem bestimmten Grund, den ich selbstverständlich nicht kenne, in dieses Dorf gezogen. Ist das nicht genial?«

»Du Idiot!« Es rührt ihn nicht. Er lacht sein asthmatisches Lachen. »Das wirst du Sylvia persönlich erklären müssen!«

»Also doch Schwierigkeiten.«

»Alle Welt versucht mich als Detektiv zu engagieren.«

»Klarer Fall, die versuchen dich abzulenken.«

»Und wovon, bitteschön?«

»Von einem Mord natürlich.«

»Quatschkopf.«

Wütend lege ich auf. Ich bin sauer auf ihn, und Sylvia wird es auch sein, wenn ich ihr davon erzähle. Aber das Gefühl nimmt nun endgültig Gestalt an: Die Dorfbewohner empfinden mich als Bedrohung.

9. *Die halbe Wahrheit*

Sylvia hat mir einen Jogginganzug mitgebracht. Sie zieht ihn aus der Tüte, und ich zucke zurück. Der glänzende Stoff ist von großen roten und weißen und dunkelblauen Streifen durchzogen. Es wird mich Überwindung kosten, ihn anzuziehen, aber Sylvia ist ganz stolz auf das Schnäppchen. Der Anzug war auf den halben Preis herabgesetzt. Ich hätte für etwas Dezenteres gern das Doppelte bezahlt.

Sylvia schnuppert ausgiebig an den Äpfeln, die ich dekorativ in einer Schale auf dem Küchentisch plaziert habe.

»Sind die wirklich nicht gespritzt?«

»Er hat es gesagt.«

»Wer?«

»Der Apfelbaron.«

»Kann man den Leuten hier trauen?«

»Gute Frage. Sehr gute Frage.«

Sie preßt die Lippen zusammen und legt den rotbäckigen Apfel mit spitzen Fingern zurück. Sie hat auch sonst keine Ähnlichkeit mit Schneewittchen, während ich mich durchaus mit dem Gesicht eines Zwergs schmücke. Dieses Märchen geht mir nicht mehr aus dem Kopf, seit ich die scheue Tochter des Apfelbarons gesehen habe, die sicher fürchtet, daß ich sie umbringen soll. Im Auftrag ihrer Schwiegermutter ... Schwiegervater? Wenn sie seine leibliche Tochter ist, muß er eine erheblich jüngere Frau haben. Vielleicht sollte ich mich um die Verwandtschaftsverhältnisse im Dorf kümmern?

Der Böse in Sylvias Geschichte ist ihr Chef. Er will sie offensichtlich hinter die Sieben Berge schicken und gibt ihr keine Chance, sich zu bewähren. Einen für Sylvia nachvollziehbaren Grund dafür gibt es nicht.

Sie setzt sich an den Küchentisch, stützt die Ellbogen auf und verbirgt ihr Gesicht hinter den Händen.

»Erzähl mal mehr von dem Arzt«, sagt der Therapeut in mir.

Sie seufzt.

»Ich verstehe nicht, wie sich ein Mensch so wandeln kann. Er war freundlich und nett bei den Bewerbungsgesprächen und auch am ersten Tag noch. Und plötzlich geht bei ihm eine Jalousie herunter.«

»Wann war das genau?«

Sie nimmt die Hände vom Gesicht und grinst. »Bartzsch, du sollst das Detektivspiel sein lassen.«

»Vielleicht ist ja doch irgend etwas vorgefallen. Du hast es nur nicht registriert.«

»Jemanden wie mich kriegt er nicht so schnell wieder. Schließlich bin ich nicht nur Arzthelferin, sondern auch ausgebildete Krankenschwester mit Hebammenexamen. Soll er sich doch so ein Dummchen holen. Er wird schon sehen, was er davon hat.«

Ihre Augen funkeln wütend. Noch gibt sie nicht auf. »Scheißfreundlich war der. Blumen am ersten Tag. Flirtet mit mir. Ich weiß jetzt auch genau, wann das angefangen hat: nach der Mittagspause am zweiten Tag. Er hatte noch einen Hausbesuch. Er kommt zurück mit eisernem Gesicht. Total kalt. Ich denk, er hat Ärger mit seiner Frau gehabt. Kein persönliches Wort mehr den ganzen Tag. Na gut, kann ja mal vorkommen. Am nächsten Morgen ruft er mich rein, ist wieder ganz freundlich, fragt mich, ob ich mich eingelebt habe, ob mir die Wohnung gefällt und was du so machst. Doch das war's dann. Den Rest des Tages hat er mich nur angeschnauzt. Arschloch!«

»Was hat er über mich gefragt?«

»Von deinem Detektivspiel wußte er schon. Vielleicht habe ich es ihm früher mal erzählt. Er meinte, du langweilst dich vielleicht hier. Er wollte wissen, wie du den Tag verbringst, ob du an einer Sache arbeitest. Ich habe ihm von unserem Therapieplan erzählt. Ich glaube, er hält nicht viel davon.«

»Bist du sicher, daß du ihm früher von meinem Hobby erzählt hast?«

»Ich bin eigentlich sicher, daß ich es ihm nicht erzählt

habe. Ich habe niemandem davon erzählt. Du weißt ja, was ich davon halte.«

Ich setze meinen treuherzigen Hundeblick auf.

»Nur mal angenommen, er hat was zu verbergen. Und dann erfährt er, daß seine neue Angestellte die Mitarbeiterin eines Detektivs ist.«

»Bartzsch, ich warne dich, hör auf mit dem Blödsinn.«

Ich grinse und ziehe den Kopf ein. »Schon gut. Der Hausbesuch in dieser Mittagspause war hier in unserem Dorf, nicht wahr.«

»Alle hier sind seine Patienten. Bist du ihm hier begegnet?«

»Nein.«

»Wieso … Bartzsch, was geht da in deinem Hirn vor sich?«

Also, nun mal raus mit der halben Wahrheit. Ich erzähle, daß jeder im Dorf weiß, daß ich Detektiv bin, verschweige aber die Quelle. Sie kratzt sich am Kopf, sucht nach einem Bleistift, steht auf, tut so, als müßte sie etwas am Herd abwischen, und holt sich ganz nebenbei einen der Bleistifte aus der Küchenschublade. Schon hat sie ihn zwischen den Zähnen.

»Meinst du wirklich, die haben sich nach uns erkundigt?« fragt sie mit scheuem Seitenblick.

»Vielleicht wollten sie nur wissen, wer ihre neuen Nachbarn sind. Ist doch verständlich.«

»Neugierig sind die schon. Eine Reihe von Patienten haben sich auch nach dir erkundigt. Ich habe immer Schwierigkeiten, wenn die von dir als meinem Mann reden. Aber die haben nie darauf angespielt, daß du Detektiv bist.«

»Ich glaube, die haben Angst vor mir.«

»So ein Quatsch. Die haben nur noch nie einen Detektiv gesehen. Kennen die nur aus dem Fernsehen, und jetzt haben sie einen leibhaftigen … Bartzsch?«

Sie kommt einen Schritt auf mich zu, forscht in meinen Augen. »Hast du etwa einen Auftrag angenommen?«

»Nein, aber ich fürchte, die Dorfbewohner glauben

das. Sie denken alle, ich sei aus einem bestimmten Grund hier.«

»So ein Blödsinn. Was sollte denn das sein?« Sie stutzt, grinst. »Vielleicht haben sie herausgefunden, daß wir nicht verheiratet sind, und fürchten um die Moral im Dorf.«

»Dann laß uns heiraten.«

Sie lacht. »Das muß ich mir sehr gründlich überlegen.«

Ich habe nichts anderes erwartet und spiele ein bißchen weiter: »Du willst mich nicht?«

Sie grinst. »Du verheimlichst mir zuviel.«

»Na gut, ich habe dir nicht erzählt, daß mich gleich drei Leute als Detektiv beauftragen wollen.«

Sie sieht mich verunsichert an.

»Keine Sorge, ich habe abgelehnt.«

»Was waren das für Aufträge?«

»Mord und Diebstahl.«

Sie sieht mich zweifelnd an.

Ich weiß, ich muß sie gleich küssen.

»Bartzsch, das stimmt doch nicht?«

»Du sagst es.« Ich küsse sie auf die Stirn, auf die Wangen. Sie läßt es sich gefallen.

»Du willst die ganze Wahrheit wissen?«

Sie nickt. Ich küsse sie auf das linke Ohrläppchen und die Nasenspitze.

»Die ganze Wahrheit ist: Ich liebe dich.«

Endlich nimmt sie den Bleistift aus dem Mund.

Ich weiß, daß ich ein Schurke bin.

10. In stiller Trauer

Das ist mir noch nie passiert: Ich gucke morgens aus dem Fenster und freue mich nicht auf ein ausgiebiges Frühstück, sondern auf meinen Lauf rund ums Dorf. Statt leckerer, in der Backröhre aufgewärmter Brötchen stehen mir die Hanteln vor Augen, die mir Sylvia geschenkt hat und die noch nicht ausgepackt sind. Ich scheine eine Verwandlung durchzumachen, die nur damit enden kann, daß ich bei der Mister-Universum-Wahl wenigstens den Dritten mache, also gleich hinter Arnold Schwarzenegger und Sylvester Stallone plaziert werde. Diese Vorstellung erschreckt mich dann doch, und ich lasse mich am Frühstückstisch nieder, den Sylvia für mich gedeckt hat, bevor sie in die Praxis fuhr. Sie hat aus Müslikörnern auf dem Teller ein Herz geformt. Ist sie nicht süß?

Vielleicht hätte ich ihr doch beichten sollen, daß der Rückgang der Neurodermitis nicht auf ihre Schüttelmixtur, sondern auf meine Kortisonsalbe zurückzuführen ist. Immerhin aber habe ich ihr im Bett noch von den Anträgen im Fall der Hühnermorde, der Apfel- und der Seeadlereidiebe erzählt. Meiner Idee, daß es sich dabei zweifellos um stümperhafte Manöver handelt, mich von den zahllosen Leichen abzulenken, die rund ums Dorf in den Wäldern verscharrt wurden, wollte sie allerdings nicht folgen. Wir wissen doch genau, daß nach blutigen Auseinandersetzungen auf dem Land die freiwillige Feuerwehr gerufen wird, um die Toten über die Wälder zu verteilen. Und wenn der eine oder andere später vermißt wird, wird auf die Großstadt verwiesen, deren Anziehungskraft und Verderbtheit: »Sie wissen doch, früher oder später landen die Frauen vom Lande dort im Bordell.«

»Ach, Sie vermissen Herrn Soundso, der wollte ja immer schon in die Großstadt.«

»Und?«

»Ach, neulich hat man dort eine Leiche aus der Kanalisation gezogen, die sah ihm verdammt ähnlich.«

Das Gespräch wird dann mit einem »Reisende soll man nicht aufhalten« beschlossen, und schon wendet sich mit einem Achselzucken der Bauer erneut der Arbeit zu, einem Huhn den Kopf abzuhacken.

Da das Zeitungsabonnement noch immer nicht funktioniert, hole ich mir zum Frühstück die alten Regionalbeilagen hervor. Ich gehe sie nochmals chronologisch durch. Seltsam. Warum hat der unbekannte Sammler plötzlich aufgegeben? Die vorletzte Ausgabe hat ein großes Loch. Was habe ich da ausgeschnitten? Richtig, das war der überfahrene Bauer. In der letzten Ausgabe, vier Tage später datiert, finde ich eine Todesanzeige. Sie könnte dazu passen:

Ein schrecklicher Unfall riß meinen geliebten Mann, unseren lieben Vater im Alter von 55 Jahren aus dem Leben: Friedrich Puck.

In stiller Trauer: Ingrid Puck, geborene Funke, Silke Puck.

Die Trauerfeier findet im engsten Familienkreis statt. Von Beileidsbekundungen bitten wir abzusehen.

Ich krame das Foto vom Unfallort hervor. Genau, der Tote hieß Friedrich P. Kenne ich das Gatter nun oder nicht? Um das zu überprüfen, muß ich noch mal beim Apfelbaron vorbei – vielleicht die Gelegenheit, mich zu Kaffee und Kuchen anzumelden. Der setzt mir bestimmt keinen Tee vor.

Ich spähe aus dem Fenster, denn dem Hühnerzüchter und Boxer Malschewski möchte ich nicht begegnen. Ich laufe los, niemand ist zu sehen. Aber ich gebe mich keiner Täuschung hin, die beobachten mich alle. In meinem neuen Jogginganzug bin ich kaum zu übersehen. Peinlich, nach hundert Metern mache ich wieder schlapp. Ich bemühe mich, mit federndem Schritt und hocherhobenem Kopf weiterzugehen. Die sollen bloß nicht glauben, ich könnte nicht mehr!

Endlich verbirgt mich ein Gebüsch vor den Augen des

Dorfes, und ich kann ein wenig in mich zusammensinken. Also, das mit dem dritten Platz hinter Sylvester Stallone ist sowieso peinlich ...

Verdammt, was ist mit meinen Bronchien? Ich glaube, da bahnt sich was an. Kaum ist die Neurodermitis im Abklingen, meldet sich das Asthma wieder. Mein Hochgefühl ist dahin.

Wichtigste Regel eines Asthmatikers ist es, beim ersten Anzeichen eines Krampfes sofort zu reagieren. Wartet man in der Hoffnung, es gehe wieder vorbei, wird es meist so schlimm, daß man um eine sehr hohe Kortisondosis nicht umhinkommt. Ich bin lange genug Asthmatiker, um immer alles dabei zu haben. Ich stecke mir den Inhalator in den Mund, lege den Kopf weit in den Nacken, damit möglichst viel direkt in die Lunge gelangt, und drücke ab. Inzwischen soll es wirksamere Inhalatoren geben, die nur noch die Hälfte des Medikaments verbrauchen, aber Pharmaindustrie und Zulassungsbehörden blockieren das Gerät. Ich muß mal sehen, ob es mir jemand aus dem Ausland mitbringen kann.

Schluß mit Jogging. Langsam gehe ich weiter. Meine Bronchien beruhigen sich. Ich komme zu dem Weg mit dem Knick. An einer Stelle öffnet sich der Erdwall mit den Haselnußsträuchern zu einem brachliegenden Feld. Das Gatter am Eingang ist geschlossen. Das obere Eisenrohr bildet einen flachen Rundbogen, darunter drei gerade Querstreben. An den Außenseiten und in der Mitte jeweils ein senkrechtes Rohr. Es ähnelt einem Bettgestell, das ich aus dem Krankenhaus kenne, deshalb ist es mir beim ersten Mal aufgefallen. Und wenn es nicht Tausende solcher Gitter gibt, dann ist es das von dem Foto. Es ist mit einer Kette und einem Vorhängeschloß gesichert, aber selbst ein kleines Kind könnte darüberklettern.

Ich gehe ein Stück ins Feld hinein. Es ist umgegraben worden, und dann hat man es brachliegen lassen. Das muß schon länger her sein. Ich finde keine Spuren, die auf das Unglück hindeuten. Ich klettere zurück auf den Weg, will eigentlich umkehren, da sehe ich, daß ich am Ende des Weges, in Höhe der Apfelplantage, wieder erwartet werde. Es ist der lange Werner. Er lehnt an seinem Rost-Renault, schaut zu Boden und zieht mit der Schuhspitze einen Kreis in den Sand. Er scheint so eine Art Faktotum im Dorf zu sein und hat wohl die Aufgabe, mich zu beobachten.

Ich erreiche ihn. »Moin«, sagt er. Er sieht mich nicht an. Immerhin begrüßt er mich. Ein Fortschritt.

»Moin«, sage ich. Es geht mir inzwischen leicht von den Lippen. Ich suche einen Vorwand, um stehenzubleiben, klopfe auf das Dach seines Autos und will gerade sagen, was er selbst sicher besser weiß, daß die Karre nicht mehr die neueste ist, da fragt er: »Was gefunden?«

Er wagt es nicht, mir in die Augen zu sehen.

»Was soll ich denn finden?«

Jetzt hebt er den Kopf, sieht mich feindselig an.

»Das, was Sie suchen.«

Nein, ich habe mich getäuscht, das ist kein feindseliger Blick, der heult fast.

»Was soll ich denn suchen?«

Ich höre den Apfel, bevor er zu Boden fällt und über den Weg rollt. Unsere Köpfe zucken beide in die Richtung, aus der er geworfen wurde.

»Werner!« Das ist ein schneidender Befehl.

Drohend, mit erhobenem Krückstock steht der Baron zwischen seinen Bäumen.

»Arbeit«, sagt Werner. Er nickt, grinst unbeholfen und geht auf den Baron zu.

Ich umrunde die Plantage. Als ich an der Vorderseite ankomme, steht da schon der Apfelbaron. Er ist etwas außer Atem, hat es wohl eilig gehabt, mich abzufangen. Er sieht mich an, und ich lausche seinen Atemzügen. Es hört sich nach leichtem Asthma oder dicken stinkenden Zigarren an. Ich lasse ihm ein bißchen Zeit, sehe über den gepflegten weiten Rasen mit den feldsteingefaßten Blumeninseln zum Haus hinüber. Eine Gardine bewegt sich, und für einen Augenblick ist verschwommen das bleiche

Gesicht seiner Tochter zu sehen. Man kann den Eindruck bekommen, sie wäre hier eingesperrt.

Der Apfelbaron hat inzwischen genug Luft, räuspert sich.

»Wollt' Ihnen noch einen Tip geben. Wegen der Apfeldiebe. Sie erkennen meine Äpfel sofort – bei denen ist der Stiel oben, alle anderen haben ihn unten.«

Er bleibt vollkommen ernst.

»Na, dann ist der Fall ja einfach.« Ich grinse ihn an. Seine Mundwinkel zucken, und seine Augen werden noch dicker und kleiner. Er lacht nach innen.

Ich frage ihn, ob die Einladung zu Kaffee und Kuchen ernstgemeint war.

Er nickt. Halb vier.

Mit dem spiele ich heute nachmittag mal Hase und Igel.

11. Eine ziemlich leere Drohung

Natürlich habe ich mir meine geliebte Zeitung noch geholt. Diesmal hat mich die Frau hinter der Theke so genervt angesehen, als würde ich alle fünf Minuten in ihren Laden kommen und etwas verlangen, was sie nicht führt.

Ich suche mir das Impressum heraus. Jetzt muß die Sache systematisch angegangen werden. Ich rufe in Lübeck bei der Redaktion an und frage, ob man mir den Regionalteil der letzten zwölf Monate schicken kann. Man verbindet mich mit dem Vertrieb. Die Frau am Telefon gibt meine Frage in den Raum weiter. Die gesamte Vertriebsabteilung grüßt mit einem Heiterkeitsausbruch, der einem Lachanfall ähnelt.

Ich erfahre, es würde sich um ein Buch von fast tausendfünfhundert Seiten handeln, einen halben Meter hoch und fünfunddreißig Zentimeter breit.

Natürlich kann ich alle Ausgaben einsehen und gegen Gebühr die für mich interessanten Seiten fotokopieren lassen.

Tja, wenn ich wüßte, wonach ich suche und wann es passiert ist, dann würde ich jetzt nach Lübeck fahren.

Falscher Weg. Versuchen wir was anderes. Zum Beispiel, ich gehe zur Polizei. Die nächste Wache ist sieben Kilometer entfernt. Die müßten wissen, was hier so an Verbrechen in der letzten Zeit vorgefallen ist. Unaufgeklärte Morde, Totschlag, Brandstiftungen, Überfälle, Einbrüche, Vergewaltigungen, Kindesmißhandlungen, Drogenhandel ... Die Polizei wird mir was husten. Oder sie drücken mir einen Stempel auf die Stirn: Irrer!

Falscher Weg. Versuchen wir was anderes. Warten wir einfach ab. Irgendwann wird mir irgendwer irgend etwas erzählen, oder irgendwer wird sich irgendwie verraten. So ein zielloses Warten kann verdammt lange dauern. Ich glaube, das halte ich nicht aus.

Tut mir leid, Sylvia. Ich will ja auch nur so ein ganz kleines bißchen Detektiv sein. Das verstehst du doch?

Falscher Weg, sagst du. Ich soll mich um meine Gesundheit kümmern und Zeitung lesen.

Genau! Warum bin ich nicht gleich darauf gekommen: der für dieses Gebiet zuständige Redakteur. Der wird sich an alle wichtigen und mysteriösen Ereignisse erinnern. Zurück zum Impressum. Da haben wir es. Es weist den Lokalredakteur als Frau aus. Jetzt muß ich nur überlegen, wo ich sie treffen kann. Ganz zufällig. Weiht nicht die Feuerwehr einen neuen Schaumteppich ein? Oder gibt es eine öffentliche Sitzung aller Löschteiche? Ein Froschkonzert zu Ehren des ältesten Geflügelzüchters? Einen Wettbewerb im Kaninchensatteln? Eine Ausstellung der schönsten Häkeldecken des Landfrauenverbandes? Die Einweihung einer Jahresbaustelle auf der Autobahn? Und wenn es nur die Blutspendeaktion aller bleichgesichtigen Apfelbarontöchter ist! Irgendein Ereignis, bei dem ich diese Journalistin ganz bestimmt treffe? Da muß doch was angekündigt sein.

Hurra! Ich habe etwas gefunden. Eine Vier-Zeilen-Meldung: Morgen ist das Richtfest für die neue Fahrzeughalle der Feuerwehr in … Her mit der Landkarte! Wo ist das? Es ist nur sechs Kilometer entfernt. Mist, es steht keine Uhrzeit dabei. Wann sind normalerweise Richtfeste? So um die Mittagszeit. Ich werde mit dem Fahrrad hinfahren. Meine Unruhe legt sich. Diese Journalistin ist genau die Person, die ich brauche.

Ich versuche weiter die Zeitung zu lesen. Es gelingt mir nicht, mich auf den Text zu konzentrieren. Ich ertappe mich dabei, wie ich zwischen Küchenzeile und Tisch hin und her gehe, anfange, die Küchenschränke und den Herd zu putzen, und mir dabei das Feuerwehrrichtfest und meine Begegnung mit der Journalistin ausmale:

Betrunkene Feuerwehrmänner torkeln mit Schnapsgläsern in der Hand auf mich zu. Ich erkenne sie sofort. Ihr langes Haar ist von leuchtendem Blond mitten unter den dunkelblauen Uniformen eines schwankenden Heeres grölender Feuerwehrleute. Hilflos hält sie ihre Kamera in die Höhe, um sie vor den schäumenden Wellen aus Bier und dem Sprühregen aus billigem Branntwein zu retten. Eine Kette kotzender Uniformierter versperrt mir den Weg zu ihr. Ihr Mund formt einen Hilferuf. Doch was vermag der Schrei eines kleinen Vogels gegen das tausendfach verstärkte mundartliche Gedicht eines Maurerpoliers. Dann treffen sich unsere Augen. Und für einen kurzen Moment herrscht vollkommene Stille. Sie weiß, wer ich bin! Und daß ich gekommen bin, um jene schwere Last des düsteren Geheimnisses von ihr zu nehmen.

Wie ein Schwimmer, mit weit ausgreifenden Armen, gelange ich durch die dichtgedrängte Menge zu ihr, fange sie in jenem Augenblick auf, als ihr der Alkoholdunst und die Rauchschwaden der Grillwürstchen den Atem nehmen. Ich trage die Ohnmächtige hinter einen Berg von Schnapsleichen und setze sie nieder. Sie öffnet die strahlend blauen Augen und sieht mich dankbar an.

»Du sollst die Wahrheit erfahren«, flüstert sie mir ins Ohr. »Und wenn man mich dafür töten wird.«

»Niemand wird das wagen!« Meine ohnehin entschlossenen Züge formen sich zur eisernen Maske, und ich spüre, wie sich der im Schulterhalfter steckende Revolver treu an mich schmiegt.

»So ein Quatsch!«

Manchmal geht meine Phantasie mit mir durch. Vielleicht sollte ich doch anfangen, Geschichten zu schreiben, wie Sylvia es vorgeschlagen hat. Aber sie will mich damit doch nur von meinen Schwierigkeiten ablenken, mich in dieses Dorf einzuleben und auf mein Leben als Detektiv zu verzichten.

Das Klirren der zerspringenden Fensterscheibe schreckt mich auf. Der Stein rollt über den Tisch und fällt zu Boden. Blitzschnell bin ich draußen. Der Steinwurf muß vom Nachbargrundstück gekommen sein, doch es ist niemand zu sehen. In der Hütte neben dem Hühnerstall wird Holz gehackt. Dann ist es ruhig. Die Stalltür schwingt auf, und Werner kommt mit verkniffenem Gesicht und einem Stapel Holzscheiten auf den Armen heraus. Er sieht nicht zu mir herüber und geht durch die Hintertür in Malschewskis Haus.

Dieses Arschloch, schmeißt mit Steinen. Wütend gehe ich zurück, sammle die Scherben zusammen, hole die Kehrschaufel und fege alles hinein. Wie erkläre ich Sylvia die kaputte Scheibe, ohne ihr angst zu machen? Am besten, ich war es selbst mit dem Besenstiel.

Zum Glück ist es nur eine kleine Scheibe des von Sprossen unterteilten Fensters. Ich hole Papier und Klebeband, um es abzudichten. Auf dem Nachbargrundstück ist es jetzt ruhig, und ich habe den Verdacht, daß es gar nicht Werner war, der den Stein geworfen hat. Es sollte nur so aussehen, als sei er es gewesen.

»Das machst du nicht noch einmal mit mir«, murmle ich. Eine ziemlich leere Drohung.

Die Hauptstraße entlang. Jetzt sehen mich alle, obwohl ich keinem begegne. Vorbei an den kleinen Häusern, die immer gleich aussehen, als wären sie unbewohnt. Immer die gleichen unbewegten Gardinen, die gleichen Topfblumen mit immer gleicher Blüte – wahrscheinlich Plastik. Sogar der Rasen in den kleinen Vorgärten hat immer die gleiche Länge. Vielleicht auch Plastik. Nie steht oder sitzt jemand vor dem Hauseingang. Vorbei am Bäcker. War ich noch nie drin. Sylvia bringt alle Lebensmittel aus Grömitz mit. Vorbei am Zeitungsladen. Ein Hund ist davor angebunden. Ich fabriziere ein Schnalzen. Er beachtet mich nicht.

Vorbei am Gasthof, der seit Jahren geschlossen ist und zum Verkauf steht. Vorbei an dem Schild, das in hundert Meter Entfernung Apfelverkauf, eigene Ernte, Mittagspause von zwölf bis fünfzehn Uhr ankündigt. Nach schätzungsweise zweihundert Metern kommt das gleiche Schild noch einmal, doch statt der Entfernungsangabe zeigt ein dicker roter Pfeil nach links. Das letzte Haus vor dem Ortsende. Es liegt etwas zurück, und die sandige Auffahrt führt an ihm vorbei in den Hof dahinter. Ich nehme die Auffahrt, denn der schmale Plattenweg zum Vordereingang des Hauses sieht aus, als wäre er nur Dekoration.

Hinten im Hof stehen Berge von leeren Apfelkisten. Die beiden langen Holzschuppen dienen wohl zur Lagerung der Äpfel. Vor den Schuppen thront auf einem Podest eine alte Balkenwaage. An einem Pfahl daneben ist eine freihängende Messingglocke angebracht. Unter ihr ein Pappschild: Bedienung – bitte läuten!

Die darf ich bestimmt nicht betätigen. Ich gehe zur Hintertür des Wohnhauses. Sie hat eine Klingel und ein Namensschild: Neumann. Die Vordertür ist wohl wirklich nur Dekoration oder dient dazu, sich aus dem Haus zu schleichen, wenn hinten unangenehmer Besuch klingelt.

Ich bin angenehm. Frau Neumann öffnet, stellt sich mir als Neumann vor und weiß schon, wer ich bin. Sie ist mindestens so alt wie ihr Mann – also kaum die Mutter der Tochter. Sie freut sich, lacht, entschuldigt die Unordnung, aber während der Ernte sei das Haus immer ein wenig vernachlässigt. Wir stehen direkt in der großen Küche. Durch einen langen Gang geht es in eine Art Jägerzimmer, jedenfalls hängen Geweihe an den Wänden und ein Eberkopf über dem Kamin. Sie sieht meinen Blick, lacht. Der olle Kram!

Von hier führt sie mich in den seitlich angebauten Wintergarten. Da sitzt der Baron schon, den Stock zwischen den Knien. Er will zur Begrüßung aufstehen, läßt es dann bleiben. Er komme so schlecht hoch. Wieder kaut er an etwas herum, und ich rieche deutlich, was er immer im Mund hat. Ob Nelken einen Stoff enthalten, der süchtig macht? Oder sind die gegen Zahnschmerzen gut?

Die beiden sind um mich bemüht, als wäre ich der heimgekehrte verlorene Sohn. Ich bekomme ein Extrakissen unter den Hintern und eines in den Rücken. Ich werde abgefragt, was ich wünsche. Die Liste der Schnäpse, von denen ich einen vorweg trinken soll, ist so lang, daß ich am Ende die Sorten vom Anfang nicht mehr weiß. Macht ja nichts, ich trinke nichts Hochprozentiges. Das enttäuscht die beiden. Dann aber Kaffee (zwei Sorten) oder Tee (fünf Sorten) und Obsttorte (drei Sorten), selbstverständlich mit oder ohne Sahne. Und vielleicht hinterher ein Schnäpschen? Danke, lieber nicht.

Während der Apfelbaron plaudert – er weiß seltsamerweise bereits, daß ich das Dorf etwas öde und die Bewohner etwas seltsam finde –, tischt seine Frau so viel Kuchen auf, daß ich mich frage, ob noch jemand erwartet wird. Aber es sind nur drei Tassen und Teller aufgedeckt. Ich kriege Kaffee. Hurra, endlich. Auch wenn ich vermutlich nach der ersten Tasse mit Durchfall aufs Klo verschwinden muß.

Als die Hausfrau sich setzt, wage ich eine vorsichtige Frage: »Ihre Tochter … kommt … nicht?«

Sie sieht mich prüfend an, ob ich als potentieller Bewerber für die Stelle als Schwiegersohn in Frage komme, dann lacht sie.

»Ach nein, sie fühlt sich nicht.«

»Ist krank«, ergänzt ihr Mann.

»Hoffentlich nichts Ernstes?« weiß ich mich zu benehmen.

»Nein«, lacht sie.

»Doch«, sagt er. »Nesselsucht.«

»Ist doch nicht schlimm«, sagt sie.

»Doch«, sagt er. »Hat sie nämlich immer, schon fast ihr ganzes Leben lang. Nichts hilft.«

»Doch«, sagt jetzt sie. »In letzter Zeit hat doch die …«

»Papperlapapp«, sagt er. »Quacksalber!«

Mir ist vollkommen klar, was das Mädchen wirklich hat. Ich knöpfe die Ärmel meines Hemdes auf, streife sie hoch und zeige ihnen die Unterseiten meiner Arme. »Sie meinen, sie hat so was hier. Neurodermitis.«

Die beiden sehen mich erschrocken an.

Die Frau nickt stumm. Sie hat ihr Lachen verloren.

»Ja. Neurodermitis«, sagt der Baron. »Bei Silke – sie ist eigentlich nicht unsere Tochter, sondern Pflegetochter, doch das macht keinen Unterschied –, bei ihr ist es schlimmer. Praktisch am ganzen Körper.«

»Nein, das stimmt nicht«, protestiert seine Frau.

»Aber fast«, sagt er. »Hilft doch nichts, es zu verniedlichen.«

»Ich weiß, wie schwer es ist, damit zu leben«, tröste ich. »Es ist fast unmöglich.«

Mit einem Mal ist es still. Die Löffel klappern unanständig laut auf den Tellern.

»Ich nehme an, Sie haben schon alles versucht?« breche ich das Schweigen.

Die fröhliche Frau Neumann ist in sich zusammengesunken. Sie wiegt den Kopf. »Sie hat deshalb sogar die Schule verlassen und vergräbt sich, will keinen sehen. Es ist ein verdammter Fluch, der auf ihrer Familie liegt.«

»Else!« warnt der Baron seine Frau in scharfem Ton.

»Ist doch wahr«, begehrt sie noch einmal auf. »Und hier im Dorf glaubt mancher, es sei ansteckend. Sie ist doch keine Aussätzige.«

»Jetzt ist es aber genug!« Der Apfelbaron knallt seinen Stock gegen den Tisch.

Seine Frau lacht, richtet sich auf und lächelt mich an. »Und haben Sie sich schon eingelebt? Es ist sicher nicht leicht, wenn man aus der Großstadt kommt.«

»Es sind mehr die Leute hier.« Ich sehe dabei den Baron an. Er hat beide Hände auf den Stock gestützt und starrt auf seinen leeren Kuchenteller. Er grummelt, ohne aufzusehen: »Ein Detektiv ist ihnen eben noch nicht untergekommen.«

»Wahrscheinlich befürchten sie, ich werde hinter ihre kleinen Geheimnisse kommen«, sage ich lachend. »Falls es welche gibt.«

»Hier gibt's nichts aufzudecken. Rein gar nichts. Sie haben sich so ziemlich in dem langweiligsten Dorf angesiedelt, das es weit und breit gibt. Und wenn Ihnen jemand etwas anderes erzählt hat, will er sich nur wichtig machen.«

»Und die Apfeldiebe?«

Er grinst wieder. »Wenn ich die erwische, kriegen sie Prügel. Die einzige gerechte Strafe.«

Ich frage noch jene Dorfbewohner ab, die ich kennengelernt habe. Die Zeitungsfrau bezeichnet er als »alten Muffelkopp«, meinen Vermieter Langarm als »lügenhaften Zuchtbullen«, will jedoch keine Erklärung dazu abgeben, und meinen Nachbarn Malschewski als »Pleiteboxer«. Er empfiehlt mir, den »Hühnerficker« selbst nach seiner Karriere als Boxer zu befragen. Und der lange Werner sei früher Knecht auf einem Hof gewesen, doch der Bauer sei gestorben und seine Frau, die »alte Nutte«, habe den Hof verpachtet. Werner sei ein kindliches Gemüt, etwas zurückgeblieben, manchmal auch verwirrt, und einfach hier im Ort hängengeblieben. Alle versuchen ihn ein bißchen zu beschäftigen.

Die Frau des Barons schüttelt den Kopf über die Ausdrücke ihres Mannes. Er grunzt sie an.

»Ich sag nun mal, wie es ist. Ich nehm auch vor den Leuten kein Blatt vor den Mund. Dürfen die ruhig wissen, wie ich über sie denke.«

Ich verabschiede mich. Der Baron bleibt sitzen und scheint plötzlich deprimiert zu sein. Seine Frau bringt mich zur Tür. Fast hätte ich Silke übersehen, so still steht sie in ihrem langen weißen Kleid an einen weißen Küchenschrank gelehnt, verschmilzt fast mit ihm.

»Silke, sag Guten Tag«, fordert ihre Pflegemutter.

»Tag«, sagt Silke fast unhörbar.

»Silke, bitte richtig!«

Zögernd hebt Silke die Hand, ich greife fest danach. Sie sieht dabei zu Boden.

»Bartzsch mit z, wie der Kindermörder«, lasse ich meinen Standardscherz vom Stapel. »Außerdem ein Leidensgenosse.«

Sie hebt die Augen, forscht in meinem Gesicht, bis ihr Blick auf die roten Flecken an meinem Hals fällt.

Für einen winzigen Augenblick lächelt sie. Sie ist wirklich eine Schönheit, auch wenn es schlimm um sie bestellt ist. Sie versucht es mit Puder zu kaschieren, aber die Neurodermitis krisselt um ihre Augen, die Haut ist an den Mundwinkeln rissig, und am Hals kommt es heraufgekrochen, um sich krustig an den Ohrläppchen auszutoben.

»Ich hoffe, wir sehen uns mal wieder. So zum Erfahrungsaustausch«, versuche ich mich anzubiedern. Sie reagiert nicht.

Ausgerechnet auf dem Rückweg beginnt der Kaffee mit Macht in meinem Gedärm zu wirken. Ich schaffe es gerade noch bis zum heimatlichen Klo. Wenn man da länger sitzen muß, sieht man klarer. Zwei Dinge wollte der Herr der Äpfel nicht erklären: Warum mein Vermieter ein »lügenhafter Zuchtbulle« ist. Und woher die Neurodermitisfee stammt. Vielleicht gibt es einen Zusammenhang, und sie ist die uneheliche Tochter meines Vermieters?

13. Einmal Erbsensuppe

Jahrelang habe ich nicht mehr auf einem Fahrrad gesessen, und jetzt geht's gleich mit einer Strapaze los: sechs Kilometer gegen den Wind. Ich will zu dem Feuerwehrrichtfest fahren und hoffe, dort die Journalistin zu treffen.

Ich komme mit der Gangschaltung nicht zurecht und trete des öfteren ins Leere, wobei ich jedesmal auf den stahlharten Sattel aufschlage. Ich wußte gar nicht, daß der Mensch im Schritt einen Knochen hat. Wenn ich zurück bin, muß ich im Lexikon mal nachgucken, wozu der gehört. Vergebens versuche ich, den Sattel höher zu stellen, aber die Werkzeugtasche enthält nur einen Kombischlüssel, mit dem ich mehrmals von der Mutter abrutsche und mir eine blutende Wunde am Handrücken beibringe. Na gut, bleibe ich eben im dritten Gang und fahre etwas O-beinig, auch wenn es schwer zu treten ist.

Natürlich trage ich die falsche Kleidung. Der Wind bläst mir in den Halsausschnitt der Jacke, fährt mir an Brust und Rücken hinunter, um, mit einem Großteil meiner Körperwärme, fauchend durch die Hosenbeine zu entweichen. Mein Hintern schmerzt bereits, meine Finger sind abgestorben, und meine Handflächen brennen. Tief hat sich darin das Muster der Griffe eingeprägt. Mir kommen erhebliche Zweifel, ob das Fahrrad ein für den Menschen geeignetes Fortbewegungsmittel ist.

Es ist nicht nur der Wind, der sich gegen mich stemmt, ich habe auch das Gefühl, als ginge es ständig bergauf. Ich halte nach der Hälfte der Strecke erschöpft an, und sofort ist da kein Wind mehr. Ich lasse das Fahrrad einfach gegen die Böschung fallen und schwanke wie ein Seemann, der nach stürmischer Fahrt erstmals festen Boden betritt. Mir ist leicht schwindelig. Ich muß mich setzen. Vorsichtig greife ich mir in den Schritt. Bestimmt ist da alles schon ganz wund. Auch mein Nacken knackt und schmerzt. Ich werde umkehren. Ich schaue zurück und kann es nicht fassen: Es sieht so aus, als ginge auch der Rückweg nur bergauf.

Ich lasse mich mit dem Rücken ins Gras fallen. Hier oben im Norden sieht es oft so aus, als bestehe die gesamte Landschaft nur aus Wolken: aus weißem behäbig aufquellendem Schaum, aus einer Herde eiliger grauer Fetzen oder oft auch aus sich über dem Horizont in Positur stellenden Wattemonstern. Sie verlangen einfach, daß man sich ins Gras legt und ihnen bei ihrem Lustspiel der Verwandlungen zusieht. Doch diesmal haben sie wohl ein Drama im Sinn. Dicke Wolken lassen anscheinend die Naturgesetze außer acht und ziehen von allen Seiten heran, türmen sich über mir auf und nehmen eine bedrohlich graue Färbung an. Warum sollte es zu meinem Unglück nicht auch noch anfangen zu regnen?

Ich schrecke hoch, ein Wagen fährt vorüber, vielleicht ist es ein Taxi!

Es sind Urlauber. Der ganze Wagen ist voller Gepäck, und oben auf dem Dach haben sie ihre Fahrräder festgeschnallt. Als wollten sie mir sagen: So macht man das! Zwischen den Windelpaketen im Rückfenster streckt mir ein kleiner Junge die Zunge heraus.

Ein Taxi wäre jetzt das richtige. Aber Taxis gibt es auf dem Land nur selten. Wenn man eines braucht, meldet man das möglichst schon einen Tag vorher an, sonst kann es passieren, daß man den Taxiunternehmer anruft und er behauptet, der Wagen sei unterwegs, man solle in einer Stunde noch mal anrufen. Im Hintergrund hörst du eine Fernsehshow laufen, und du weißt ganz genau, er will sie bloß zu Ende sehen.

Ich zwinge mich wieder auf mein Fahrrad. Es wird Regen geben, und bei einem Richtfest hat man, der Sache entsprechend, noch kein Dach über dem Kopf. Am Horizont sind schon einige Wolken dabei, den Unterschied zwischen Himmel und Erde in einem verwaschenen Grau aufzulösen. Aber dieses Richtfest – so hoffe ich – sollte auch eine berauschende Gelegenheit für alle Taxifahrer der Umgebung sein, betrunkene Feuerwehrmänner nach Hause zu fahren. Dann laß ich eben mein Fahrrad stehen.

Das Richtfest ist leicht zu finden. Die Feuerwehrkapelle spielt. Breitbeinig betrete ich den schlammigen Bauplatz. Nun bin ich endgültig wund zwischen den Beinen und werde in den nächsten Tagen Windeln tragen müssen.

Ich bin zu spät dran, denn die Wirklichkeit hat meine Phantasie schon überholt. Ein betrunkener Feuerwehrmann torkelt auf mich zu, so daß ich gerade noch ausweichen kann. Seine Uniform hat er sich bereits mit Erbsensuppe bekleckert. Hilflos wischt er mit einem Papiertaschentuch an sich herum und verliert dabei das Gleichgewicht. Vergebens suche ich das leuchtend blonde Haar inmitten der dunkelblauen Uniformen eines schwankenden Heeres grölender Feuerwehrleute. Die Journalistin sieht wohl ganz anders als in meinen Träumen aus. Möglicherweise ist sie nicht mehr da, denn die Reden sind wohl schon vorbei. Das Pult mit dem Mikrofon ist verwaist. Jetzt hört auch die Musik auf zu spielen. Wie auch immer, der alles überdeckende Geruch nach Erbsensuppe zieht mich an. Er erinnert mich an meine Leibspeise, Linsensuppe mit Blutwurst, für deren Genuß ich immer grausam bestraft wurde. Mein Darm reagierte darauf allergisch. Trotzdem konnte ich nicht davon lassen, bis Sylvia in meine Küche trat. Seitdem verkümmern meine sowieso geringen Kochkünste unter einer Eliminationsdiät. Hier wäre die Gelegenheit, heimlich zuzulangen, auch wenn es bloß Erbsen sind. Und falls es schiefgeht, die Wirkung des Kaffees von gestern war auch nicht so schlimm.

Die langen Tische vor dem Fahrzeughallenrohbau sind voll besetzt. Und das Dunkelblau der Uniformen überwiegt, doch an einem Tisch sehe ich drei Frauen sitzen, und eine davon hat eine Kamera vor sich liegen. Sie könnte es sein, denn irgend etwas ist anders an ihr als bei den anderen Frauen. Ihre Bewegungen sind schneller, und immer wieder wendet sie ihre Augen von den jeweiligen Gesprächspartnern ab und läßt sie über die Menge streichen, als gelte es, jemanden aufzuspüren. Ich zwänge mich durch eine Gruppe Uniformierter und bekomme etwas Bier über die Hose gegossen.

»Britta Bolten!« Ich lasse es wie eine Begrüßung klingen. Die Frau mit der Kamera blickt auf, und ich nicke ihr zu. »Ich wollte mal mit Ihnen sprechen. Muß nicht gleich sein.«

Es arbeitet in ihr. Sie versucht mich zuzuordnen. Ich gehe weiter auf den großen fahrbaren Bottich mit der Erbsensuppe zu. Ich hoffe, die Journalistin ist so neugierig, daß sie mir folgt, denn ich möchte sie lieber allein sprechen. Während mir ein alter Feuerwehrmann mit zitternder Kelle Erbsensuppe in den Plastikteller füllt, sehe ich sie am Tisch mit den Getränken stehen. Sie läßt sich ihr Glas Wein nachfüllen. Ich balanciere meinen Teller in ihre Nähe, werde angestoßen, meine Suppe schwappt über den Rand, und die etwas seltsam aussehende Fleischeinlage, die der Alte extra für mich herausgefischt hatte, fällt auf meinen rechten Schuh und rutscht von dort langsam herunter in den Schlamm.

»Nicht von hier, was?« Sie steht direkt vor mir und nippt an ihrem Weißwein. Das dunkle Haar hängt wie eine kurze Gardine rund um ihren Kopf herum.

»Doch, bin ich. Zwei Dörfer weiter.«

Sie zweifelt.

»Sie glauben mir nicht?«

»Hier sagt niemand Sie zueinander.« Ihre Augen sehen mich immer nur ganz kurz an und wandern sofort weiter durch die Menge. Sie sucht jemanden.

Ich nenne ihr meinen Namen, lasse den Scherz mit dem Z weg, und ihre Augen kehren sofort vom Ausflug zurück, werden minimal größer und bleiben etwas länger bei mir, bis sie sich wieder verabschieden.

Lange genug, um zu erkennen, sie weiß etwas über mich.

»Ach so«, bestätigt sie.

»Ich dachte, Sie könnten mir erzählen, was in meinem

Dorf in den letzten zwölf Monaten Ungewöhnliches geschehen ist.«

Sie zieht die Mundwinkel verächtlich herab und lacht durch die Nase. »Hier passiert nie etwas.« Und sie ergänzt: »Nichts, was Sie interessieren könnte.«

Der Suppenteller in meiner Hand wird langsam so heiß, daß ich nicht mehr weiß, wie ich ihn halten soll.

»Keine Todesfälle, Unfälle …«

Sie schüttelt den Kopf, ohne mich anzusehen.

»… Raub, große Einbrüche. Hier ist doch auch nicht alles friedlich?«

»Sie sind hierhergekommen, weil Sie einen Auftrag haben, nicht wahr?«

Sie kennt die Gerüchte über mich. Ihre Augen kommen kurz zu Besuch.

»Sagt man das?«

»Die Leute reden viel.«

Ich probiere einen Löffel Suppe und verbrenne mir die Zungenspitze.

»Nein, ich habe keinen Auftrag, im Dorf glauben das aber alle.«

»Warum forschen Sie dann nach?«

»Weil eben alle denken, ich sei hinter etwas her, deshalb scheine ich immer wieder versehentlich in etwas hineinzutappen, was die Meinung der Leute verstärkt, ich würde versuchen, etwas herauszubekommen. Ein Teufelskreis. Ich kann tun und lassen, was ich will. Es kommt immer dasselbe heraus. Nur ich weiß absolut nichts – nichts, was hier in letzter Zeit vielleicht geschehen ist.«

Ihre Augen wandern wieder, und jetzt ahne ich, sie sucht niemanden, sie will nur wissen, ob sie beobachtet wird und von wem. Sie schwenkt herum, will wohl gehen.

»Ich fürchte, ich kann Ihnen nicht helfen. Sie müßten mir schon präziser sagen, wonach Sie suchen.«

Die denkt auch, ich sei wegen eines Auftrags in das Dorf gezogen. Na gut, dann mache ich das Spiel eben mit.

»Wie wär's mit Brandstiftung?« Vergebens suche ich nach einer Gelegenheit, den Suppenteller abzustellen.

»Ja, da gab es eine Brandstiftung. Anfang des Jahres. Ein Stallgebäude. Die Polizei hat die Täter: zwei kleine Jungen.«

»Mord?«

»Null.«

»Ungeklärte Todesfälle.«

»Null.«

»Ist überhaupt jemand gestorben?«

»Drei, vier oder fünf. Das Dorf ist überaltert. Gehen Sie doch auf den Friedhof. Ich glaube, zwei waren Unfälle, wenn ich mich recht erinnere. Ein schwerer Verkehrsunfall. Betrunken. Und ein Bauer ist, glaube ich, in seine Häckselmaschine gefallen oder so. Alles nichts für einen Detektiv.«

»Ich bin keiner, war nie ein richtiger.«

Plötzlich ist sie wieder ganz bei mir, auch mit den Augen, und lacht. »Aber in Hamburg sind Sie im Polizeicomputer. Ich habe da eine Freundin.«

Sie hat schon über mich recherchiert.

»Ich bin wohl kaum als Detektiv verzeichnet, eher als möglicher Täter.«

»Gute Tarnung.« Sie lacht. »Übrigens, die Suppe tropft Ihnen auf die Hose.«

»Scheiße.« Der Teller hat sich in meiner Hand unbemerkt geneigt. Erbsen rollen über mein rechtes Knie, Suppentropfen folgen perlend, bis sie vom Stoff aufgesogen werden. Zum Glück ist die Suppe nicht mehr so heiß.

»Aber irgend etwas muß in diesem Dorf passiert sein, sonst hätten nicht alle Angst, daß ich es aufkläre.«

Ich schaue auf, und die Journalistin ist weg. Sie sitzt an ihrem alten Platz, nur ihre Augen wandern. Ich hätte sowieso nichts von ihr erfahren. Die Dorfbewohner sind für ihre Arbeit wichtiger als ich.

Die Musik spielt einen Tusch. Ein Zimmermann tritt unsicher grinsend ans Mikrofon und umklammert es. Er brüllt hinein, und ich verstehe kein Wort. Akustisch nicht und inhaltlich nicht. Es muß ein Gedicht auf Plattdeutsch sein. Dann entdecke ich, daß dem Mann an einer Hand zwei Finger fehlen. Endlich ist er mit seinem Text zu Ende. Alles grölt vor Lachen. Die kannten das Gedicht wohl schon. Die Musik setzt mit einem Marsch ein. Ich löffle meine Suppe. Sie schmeckt hervorragend. Langsam nähere ich mich dabei dem Platz der Journalistin. Sie übersieht mich offensichtlich. Wahrscheinlich ist sie mit allen im Bunde. Muß sie ja. Sind ja alles ihre potentiellen Informanten für den Regionalteil.

Ich bringe meinen Teller zu einer Mülltonne, und plötzlich stehen mir die fehlenden Finger des Zimmermanns deutlich vor Augen, und ich weiß mit einem Mal, daß die Fleischeinlage, die mir am Anfang vom Teller fiel, ein abgeschnittener Finger war. Ich gehe zurück, suche die Stelle, wo er mir herunterfiel. Der Feuerwehrmann hatte ihn extra für mich herausgefischt. Da ist er, festgetreten in den Schlamm. Ich wage es nicht, mich zu bücken. Endgültige Gewißheit zu haben wäre schrecklich.

14. *Saukerl!*

Direkt vor der Fahrzeughalleneinfahrt wurde mit Böcken und Balken eine primitive Bar aufgestellt. Ich stelle mich zu den Feuerwehrleuten davor. Sie trinken Bier und Schnaps. Ich bekomme von der dicken schwitzenden Frau dahinter sofort ein gefülltes Schnapsglas hingestellt. Der Feuerwehrmann neben mir wendet sich in meine Richtung und sagt »Prost«. Ich hebe mit ihm zugleich das Glas und nippe vorsichtig daran. Kümmel.

Der Mann sieht mir freundlich, aber spöttisch zu. Er ist eigentlich zu alt, denke ich, um aktiver Feuerwehrmann zu sein.

»Die Feuerwehr ist ziemlich wichtig hier, was?« frage ich.

»Ha, sonst würde es ja nicht brennen ... äh, löschen.« Er ist ein bißchen betrunken.

»Und gibt es auch einen Löschteich hier?«

»Wer?« Er rückt näher und bläst mir seinen hochprozentigen Atem ins Gesicht.

»Löschteich. Letztes Jahr ist doch einer darin ertrunken.«

»Funke.«

»Nee, so ein Teich mit Wasser.«

Er lacht und kriegt sich gar nicht wieder ein. »Funke hieß der. Siegfried. Prost!«

»Ach so.«

»Hat sich umgebracht. War abzusehen. Immer depri... traurig. Gehörte nicht auf die Welt. Ja, so ist das.«

»Wieso?«

»Die Mutter hat ihn nicht haben wollen. Und der Vater war der Heilige Geist. Nicht mal zur Beerdigung ist er gekommen.« Er lacht.

»Der Heilige Geist?«

»Weiß doch jeder, wer das war.«

»Wer denn?«

Er sieht mich mißtrauisch an. »Ich verbrenn mir nicht

die Schnauze!« Er wendet sich zum Trinken etwas ab, kommt dann zurück. »Wer bist denn du?«

»Tourist.«

»Ach so.«

»Wie ist denn das, wenn es brennt? Ich meine, Sie haben doch einen Beruf. Im Notfall sind Sie vielleicht gar nicht da?«

»Brennen tut's nur nachts.«

»Und wenn Sie die Sirene nicht hören?«

Er lacht. »Muß ich nicht. Gibt's eine auto... eine automatische Telefonwahl. Und wenn es klingelt ...« Er lacht wieder. »Dann bin ich Beamter. Von dem Moment an. Ehrenbeamter. Ist wegen der Versicherung. Kann einem ja mal was passieren im Einsatz.«

Bei dem Wort Beamter hat er sich gestrafft und versucht nüchtern zu wirken.

»Ich komme ja aus der Großstadt. Gibt es keine Berufsfeuerwehr?«

Er kichert. »Die Konkurrenz in Neustadt. Kommt immer zu spät. Wir sind schneller.«

»Und wie ist das mit dem Rettungswagen. Bei uns macht das auch die Feuerwehr.«

»Nee, der kommt aus Grömitz. Das macht die Freiwillige nicht.«

»Aber können tut sie es auch?«

»Erste Hilfe, klar. Schnaps haben wir immer an Bord. Prost!«

Ich kriege das zweite Glas hingestellt, obwohl ich selbst das erste kaum angetrunken habe. Er guckt auf das Glas und grinst. »Hilde, gib dem Gast mal was zu trinken dazu.« Hilde gießt mir Bier ein und schiebt es mir hin.

Ich frage ihn nach meinem Dorf, ob er die Leute dort kennt. Er nickt und lacht.

»Jetzt aber los«, sagt er, legt den Arm um mich und prostet mir zu. Ich nippe an dem Bier. »Die Leber«, sage ich. »Alles kaputt.«

Er trinkt in einem Zug sein Glas leer.

»Da hat sich doch ein Bauer auf dem Feld selber überfahren, und die freiwillige Feuerwehr hat ihn gefunden. Waren Sie da auch dabei?«

Er setzt das Glas ab, nimmt den Arm von meiner Schulter. »Nö.«

»Na ja, deshalb kam ich darauf, daß die Feuerwehr hier auch den Rettungswagen fährt.«

»Nö.«

»Und kennen Sie den Neumann, den mit den Äpfeln?«

»Nö, den schon gar nicht.«

»Ich dachte, Sie kennen die Leute.«

»Ist nicht mein Bezirk.« Er rückt von mir ab.

Ich nippe noch ein bißchen an dem Bier und versuche es wieder unverfänglich. »Und kann man sich bei der Feuerwehr bewerben?«

Er sieht mich lange an, dann sagt er: »Muß man wohl hier wohnen.«

»Heinz!« brüllt jemand aus der Menge. Er zuckt zusammen, hebt die Hand, nimmt sein Glas und geht auf den Feuerwehrmann zu, der ihn gerufen hat.

Ich überlege, was ich mit meinen vollen Gläsern mache. Trinken auf keinen Fall. Aber es wird mir auch nicht gelingen, sie unbemerkt auf den Boden zu kippen. Ich schiebe mich langsam am Rand der Theke entlang, um schon mal Abstand zum Alkohol herzustellen. Nach einer Weile werde ich gehen und so tun, als würden mir die Gläser nicht gehören. Ich versuche die Journalistin zu entdecken. Sie scheint das Richtfest verlassen zu haben. Plötzlich steht mein Feuerwehrmann mit finsterem Gesicht vor mir. Er greift nach meinem Bierglas und schüttet es mir mit Schwung ins Gesicht.

»Saukerl!« sagt er mit zusammengebissenen Zähnen.

15. Erbsensuppe, zweiter Teil

Die Rückfahrt ist eine Qual. Die biernasse Jacke, samt Hemd, klebt mir an der Brust. Es geht wieder nur bergauf, und der Wind hat wohl gedreht, denn er weht mir ins Gesicht. Durch die feuchte Kleidung friere ich erbärmlich. Ich kann auch nicht mehr auf diesem harten Sattel sitzen. Die Erbsensuppe kommt mir zweimal hoch. Beim zweiten Mal halte ich an, beuge mich über den Straßengraben, denn ich denke, es ist besser, mich zu übergeben. Aber es geht nicht. Ich gehe ein Stück zu Fuß und schiebe das Rad neben mir her. Jetzt gibt die Erbsensuppe Ruhe.

Ich fahre ein Stück, ohne mich auf den Sattel zu setzen, denn die schmerzende Stelle zwischen den Beinen fühlt sich jetzt so wund an, daß ich einen Blutfleck auf der Hose erwarte. Ein Wagen überholt mich. Es ist Werner mit seiner Rostkarre. War der auch auf dem Richtfest? Ob mein Fahrrad auf seine Ladefläche paßt? Er sieht sich nicht mal um.

Dieser alte Feuerwehrmann hat einen Fehler gemacht. Nachdem man ihn informiert hatte, von wem er sich da ausfragen läßt, hätte er ganz gelassen reagieren müssen. So weiß ich, daß ich die richtigen Fragen gestellt habe. Nur brauchbare Antworten habe ich nicht bekommen.

Plötzlich durchzuckt ein Blitz meine Eingeweide, so daß ich abrupt bremse, das Fahrrad von mir werfe und gebeugt den nächsten Blitz erwarte. Das habe ich nun von meiner Gier nach Erbsensuppe, oder war es der Alkohol? Wenn kein weiterer Blitz folgt, kommt garantiert das Donnergrollen. Ich sehe mich schon mal nach einem Gebüsch um, aber ausgerechnet hier führt die Straße zwischen flachen Feldern hindurch. Weiter vorn wird sie wieder von einem Knick eingefaßt, hinter dem ich notfalls verschwinden könnte. Also fahre ich weiter. Ich spüre, wie mein Darm sich gegen die Erbsensuppe wehrt. Er wirft sich herum und beschwert sich grummelnd. Welches Gewürz mag das bloß sein, das meinen Körper dermaßen in Aufruhr versetzt? Wahrscheinlich ist es einfach zuviel Salz und Pfeffer.

Mein Bauch bläht sich auf und gibt weitere eindeutige Signale. Die Zeit eilt. Ich erreiche gerade noch den Knick und kann dahinter verschwinden. Meine Hose habe ich noch nie so schnell herunterbekommen.

Wissen Sie, wie das ist, wenn man in der Landschaft sitzt, der Hintern langsam kalt wird und man kein Klopapier hat? Irgendwann im Leben passiert es jedem. Nur bei mir ist es schlimmer. Mein Darm rumort weiter, und ich wage gar nicht, aus der Hocke hochzukommen.

Wenn mich hier jemand sieht! Diese Haltung ist eines Detektivs wirklich nicht würdig. Stellen Sie sich mal einen deutschen Fernsehkommissar in dieser Haltung vor. Geht nicht. Diese Vaterfiguren haben, außer im Gesicht, gar keine Körperöffnungen. Und ihre Assistenten, diese geruchlosen Ideale von Schwiegersöhnen, verfügen sicher nicht einmal über Geschlechtsteile.

Aber auch einen Philip Marlowe oder Sam Spade, ganz zu schweigen von ihren europäischen Verwandten wie Hercule Poirot oder Lord Peter Wimsey, würde man niemals in einer solchen Situation antreffen. Ein Detektiv muß nicht müssen – und schon gar nicht so lange und heftig wie ich.

Es rumort nicht nur in meinem Bauch, sondern auch in meinem Hirn. Wenn diese Journalistin mit allen anderen im Bunde ist, hat sie bestimmt verbreitet, wer ich bin. Und sie hatte Angst, mit mir gesehen zu werden. Ich sollte nicht einfach abwarten, sondern zum Angriff übergehen. Wie heißt eine meiner Devisen, wenn ich einen Fall klären will: Mach dich selbst als Täter verdächtig! Kaum möglich, wenn alle schon wissen, daß ich der Detektiv bin.

Ich schaue zum Himmel auf und sehe die Ahnenreihe der großen Detektive. Auf ihren Gesichtern liegt ein spöttisches Grinsen. Wenn doch bloß mein Darm mitspielen würde!

Es dauert noch eine Weile, bis ich wieder auf das Fahrrad steigen kann. Von Sitzen kann keine Rede sein, jetzt brennt es zweifach.

Mein Dorf ist schon in Sichtweite, da sehe ich Werner, traurig an seinen Wagen gelehnt, auf der Straße stehen. Leider ist mir im Augenblick nicht danach, ihn auszufragen. Ich muß schnell nach Hause und die Unterhose wechseln.

Ich will mit einem »Moin« vorbeifahren, da dreht er sich mir zu, hat plötzlich einen Stock in der Hand und wirft ihn mir zwischen die Speichen des Vorderrads. Das Rad blockiert. Ich stürze fast mit dem Kopf voran über die Lenkstange, kann mich aber noch fangen und kippe zur Seite in den Straßengraben.

Wütend klettere ich heraus. Werner ist zehn, zwanzig Meter in ein Feld hineingelaufen, steht dort und hat seine Arme fest um den Oberkörper geschlungen.

»Du Arschloch!« schreie ich. Ich sehe einen großen Stein am Feldrand, will ihn zuerst ihm nachwerfen, doch da fällt mir etwas Besseres ein. Ich hebe ihn auf, gehe zu Werners Renault und schleudere ihn gegen die Seitenscheibe. Sie rieselt als Kristallregen herab. Triumphierend sehe ich mich nach Werner um. Er läuft weiter auf einen Knick zu. Ich weiß nicht, ob meine Sinne mich täuschen, aber dort hinten im Gebüsch steht eine weiße Gestalt.

Ich überlege, ob ich ihm nachlaufen soll, wenigstens so weit, daß ich erkennen kann, ob sich dort tatsächlich die Neurodermitisfee verbirgt. Aber ich bin nicht in der Verfassung dazu.

Ich inspiziere mein Fahrrad. Das Vorderrad ist hin. Es ist verbogen, einige Speichen hängen locker heraus. Es dreht sich gerade noch, aber ich muß den Rest des Wegs schieben. Werner ist stehengeblieben. Er steht bewegungslos auf dem freien Feld. Wenn er die Arme ausbreitet, wird er zur Vogelscheuche.

Ich sehe zu seinem Wagen und ärgere mich über meine Reaktion. Aber mit der zerbrochenen Scheibe ist meine Wut verraucht. Der Kerl tut mir leid.

Ich weiß nicht, warum.

16. Bitter

Ich bin eine jämmerliche Figur. Ich liege in meinem Isolierzelt und spüle meinen völlig leeren Darm mit schwarzem Tee, indem ich mich von einer Seite auf die andere rolle, damit die neutralisierende Flüssigkeit jede Darmzotte erreicht. Schweiß bricht mir aus, und ich komme mir so krank, schwach und erbärmlich vor, daß ich zu zittern beginne. Warum muß das einfache Leben bei Allergikern immer wieder so entsetzliche Nebenwirkungen haben?

Sylvia kommt nach Hause, entdeckt mich im Bett, und ihr mitleidsvoller Blick macht mich erst recht krank. Wie ein kleines Kind gestehe ich ihr die Erbsensuppe und jammere über die Fahrradfahrt. Den Rest meiner Erlebnisse spare ich mir für später auf. Sylvia wird ganz Krankenschwester. Ihr beruflicher Ehrgeiz ist geweckt, und schon liege ich wie auf einem Behandlungstisch. Meine wunden Stellen werden gesalbt und gepudert, und ihre Kommandos, wie ich mich zu bewegen habe, sind von solch routinierter Freundlichkeit, als wäre ich Patient Nummer dreihundertsechsundzwanzig.

Daß ich bei ihrer Behandlung eine Erektion bekomme, läßt sie kichern und aus der Rolle fallen. Sie kriecht zu mir ins Bett und wird ganz Geliebte.

Ich bin nicht bei der Sache. Mir schießen eine Menge Gedanken durch den Kopf: Ob ich wohl so ein Typ bin, der nur auf die Krankenschwesternummer abfährt? Ob ich wegen der schmerzenden Wunden vielleicht ein verkappter Masochist bin? Ob ich nicht viel zu krank bin für das, was ich gerade treibe? Und ob es stimmt, daß angesichts des nahen Todes der Geschlechtstrieb noch einmal erwacht?

Aber dann ist mir alles egal.

Während ich noch matt im Bett liege, ist Sylvia bereits in der Küche und kocht mir einen neuen Tee, der besser für meine Eingeweide sein soll. Plötzlich höre ich sie laut lachen. Das ist in den letzten Tagen ein seltenes Geräusch. Ich wickle mich in einen Bademantel und tappe neugierig nach unten.

»Was gibt es zu lachen?«

»Ich glaube, ich habe heute etwas ganz Blödes gemacht.« Sie kichert in sich hinein und gießt mir dunkelgrünen Tee in eine Tasse – oder hat er eine dunkelblaue Farbe? Ich probiere vorsichtig. Er ist wie erwartet von scheußlicher Bitterkeit.

Sylvia setzt sich zu mir.

»Weißt du, heute haben mich wieder ein paar Patienten nach dir gefragt. Und alle wollten im Grunde nur erfahren, ob du als Detektiv mit einem Auftrag hier bist. Als mir das zu blöd wurde, habe ich einmal einfach ja gesagt. So aus Spaß.«

»Ehrlich?«

»Ja. Ich habe gesagt, du wärst an einem Mordfall dran.« Sie kichert.

»Du bist verrückt.«

»Dabei habe ich die ganze Zeit gegrinst, sie hätte eigentlich merken müssen, daß es nur Spaß ist. Aber die wollte das nicht merken.«

»Wem hast du das gesagt?«

»Es war eine Frau aus unserem Dorf. Du hättest sie mal sehen sollen. Es verschlug ihr die Sprache. Und dann habe ich noch einen draufgesetzt.«

»Sylvi ...«, sage ich warnend.

»Trink deinen Tee.«

»Er ist furchtbar bitter.«

»Das muß er auch, sonst hilft er nicht.«

»Der Placeboeffekt?«

»Nein, der wirkt wirklich.«

Sie wartet stumm, bis ich trinke. Ich schlucke alles auf einmal, denn dann ist es wenigstens vorbei. Doch Sylvia steht auf, holt die Kanne, um nachzufüllen. Ich halte die Hände über die Tasse.

»Komm schon, eine Tasse noch! Sonst erzähle ich dir nicht den Rest.«

Das öffnet die Tasse.

»Los! Was hast du ihr noch gesagt?«

»Als ich sah, wie das alles bei ihr ankam, da hat mich irgendwie der Teufel geritten, und ich habe gesagt, du wärst kurz vor der Aufklärung des Falles.«

»Sylvi, weißt du, was du da getan hast?«

Sie zieht den Kopf zwischen die Schultern und lacht tonlos. »Klar.«

»Erstens hast du mich hier endgültig als Detektiv etabliert. Du! Du wolltest doch, daß ich damit aufhöre.«

»Das kannst du ja trotzdem.«

»Gezwungenermaßen, weil mich die Dorfbewohner umbringen werden.«

Sie lacht. »Klar.«

»Und zweitens: Was meinst du, was jetzt hier im Dorf passiert. Du hast eine Lawine losgetreten. Alle Todesfälle der letzten Zeit sind plötzlich Morde. Jeder wird Motive suchen und Verdächtige. Stell dir mal vor: ein normaler Tod eines alten Mannes. Jetzt haben ihn plötzlich die Erben umgebracht. Wußten wir es doch. Die haben sich schon damals beim Begräbnis so komisch benommen und so weiter.«

Sylvia kichert. »Dabei ist gar kein Mord passiert.«

»Doch.«

Sie runzelt die Stirn.

»Wenn mich mein Gefühl nicht täuscht, ist die Feuerwehr darin verwickelt, drei, vier Einwohner des Ortes – und natürlich die Mörderin.« Ich sage extra Mörderin, weil die weibliche Form so schön konkret klingt.

Sie lacht, nimmt mich nicht ernst.

»Küß mich«, fordere ich. Sie beugt sich über den Tisch und will mir einen sanften Kuß geben, aber ich fahre mit der Zunge zwischen ihre Lippen. Sie schreckt zurück, leckt sich über die Lippen.

»Puh, das ist bitter.«

»Ja«, sage ich, »aber du hast es gewollt. Jetzt komme ich um meine Rolle als Detektiv nicht herum.«

»Aber einen Mord gibt es doch nicht?« Sie fordert Bestätigung. Ich sage lieber gar nichts, hebe die Tasse, als wollte ich ihr zuprosten.

»Bitter für mich«, sage ich und freue mich. Sylvia hat, ohne es zu wollen, genau das Richtige getan.

Ein Dorf in Aufruhr.

17. Rot

Es ist Mittwoch. Mittwochs hat Sylvia frei. Im Dorf ist alles ruhig. Wie immer. Oder verdächtig ruhig?

Sylvia packt die beiden verbliebenen Umzugskartons aus. Nach und nach erzähle ich ihr vom Kaffee beim Apfelbaron Neumann, von Silke, der Neurodermitisfee, von meinen Gesprächen auf dem Richtfest. Von Siegfried Funke, dem mysteriösen Toten aus dem Löschteich. Sie lacht über die Bierattacke des Feuerwehrmanns, aber nicht über die Auseinandersetzung mit Werner – das kaputte Fahrrad scheint sie mehr zu bekümmern.

Ich schlage ihr beziehungsweise mir selbst vor, eine Liste der uns bekannten Dorfbewohner samt ihren Kindern anzulegen, um die Verwandtschaftsverhältnisse herauszubekommen. Sie ist begeistert, macht den Plan zu ihrem eigenen. Schon sitzt sie am Küchentisch und schreibt. Die Umzugskartons sind vergessen. Sie kann aus der Arztpraxis noch ein paar Leute dazutragen, die ich gar nicht kenne.

»Entscheidend ist«, sagt sie, »den Vater und die Mutter des ertrunkenen Siegfried Funke zu finden.«

»Vielleicht im ...«

Sie springt auf und hat das Telefonbuch schon in der Hand.

»Halt mal, das war jetzt meine Idee«, maule ich.

»Hier gibt es mehrere Funkes. Nein!« Sie schlägt mit der flachen Hand auf die Seiten. »Weißt du was? Der steht noch drin! Siegfried Funke. Im Nachbardorf.« Schon greift sie sich das Telefon und wählt.

»Augenblick! Wer ist hier der Detektiv?«

»Pst.« Sie lauscht in den Hörer. »Ja, guten Tag, Eva Braunmüller hier. Ich wollte gern Siegfried sprechen.«

Sie sagt lange nichts, dann: »Tut mir leid, das wußte ich nicht. Können Sie mir denn die Telefonnummer von seinem Vater ... Ach. Und vielleicht von seiner Mutter ...

Ach. Dann vielleicht von seinem Freund. Wie hieß der noch? … Ach. Na schön. Wiederhören.«

Ich bin unruhig auf und ab gegangen, die Lippen verkniffen und die Hände geballt. Am liebsten hätte ich ihr den Hörer aus der Hand gerissen. Aber sie hat es sehr gut gemacht. Auf die Idee, nach einem Freund zu fragen, wäre ich gar nicht gekommen. Ich denke nicht daran, sie zu loben.

»Verdammt noch mal, Sylvia, du kannst mir nicht alles aus der Hand nehmen. Erst willst du, daß ich das Detektivspiel aufgebe, und jetzt … und jetzt benimmst du dich wie ein lächerlicher, unüberlegter Amateurdetektiv.«

»Willst du gar nicht wissen, was ich erfahren habe?« säuselt sie.

»Nein«, schreie ich. »Doch.«

Die Nachmieter haben ihr berichtet, daß der Vater unbekannt ist, Siegfried war ein uneheliches Kind, und die Mutter ist nach dem Tod ihres Mannes nach Hamburg gezogen. Die Telefonnummer haben sie nicht. Und einen Freund hat Siegfried nie gehabt.

Sylvia übernimmt jetzt sogar meine Schlußfolgerungen: Wir kommen nicht weiter. Wenn Funke der Mädchenname der Mutter ist, finden wir sie nicht im Hamburger Telefonbuch.

»Verdammt, du hättest nach dem Namen der Mutter fragen sollen.«

»O. k., es war ein Fehler, aber ich wollte den Eindruck einer alten Freundin erwecken, da kann ich so etwas nicht fragen.«

Natürlich hat sie recht. Sie beginnt auf dem Bleistift zu kauen und sieht mich mit blitzenden Augen an. »Weißt du was? Diese Mutter in Hamburg, die könnte deine vermeintliche Auftraggeberin sein, die dich hierher geschickt hat, um den Tod ihres Sohnes zu klären. Das macht Sinn.«

Diesmal war ich schneller gewesen als sie. Der Gedanke war mir schon gekommen.

»Bei der Einweihung eines Löschteiches ertrinkt man

nicht darin«, fährt sie fort. »Da sind doch jede Menge Leute dabei.«

»Du sagst es.«

»Bartzsch, wir finden die Mutter. In der Praxis gibt es eine Patientenkartei, die sehr weit zurückreicht. Morgen schau ich nach. Wir klären den Fall.«

»Wir?«

»Klar«, grinst sie, »so wie wir gleich gemeinsam das Mittagessen machen und heute nachmittag gemeinsam nach Grömitz zum Einkaufen fahren.«

Was soll ich dazu sagen, im Grunde freue ich mich über ihr Engagement. Es ist das erste Mal, daß sie meinen Fällen nicht abwehrend gegenübersteht.

Als wir das Haus verlassen, steht der Nachbar Malschewski winkend am Zaun, in der einen Hand ein totes Huhn.

»Ich komme gelegentlich vorbei«, rufe ich.

»Ich mag den nicht«, sagt Sylvia.

»Ich auch nicht.«

Sylvias alter VW will zuerst nicht anspringen, so daß ich insgeheim vermute, die Dorfbewohner haben die Zündkabel durchgeschnitten. Doch dann poltert der Motor los.

Wir parken in Grömitz hinter der Polizeiwache, auf dem großen Parkplatz, wo einmal wöchentlich Gemüsemarkt ist. Heute stehen am Rand des Platzes nur zwei Schuljungen vor ihren Fahrrädern und bieten Äpfel aus zwei Kisten an. Wir gehen über den Platz zum Supermarkt. Nach einer halben Stunde kehren wir mit den Einkäufen für eine Woche beladen zum Wagen zurück.

»Ich komme gleich.«

Sylvia sieht mir stirnrunzelnd nach. Ich gehe zu den Jungen mit den Äpfeln.

»Na, verdient ihr euch was für's Taschengeld?«

Beide nicken eifrig. Ich nehme einen Apfel aus der Kiste.

»Wollen Sie welche? Wir haben aber keine Tüten.«

»Solche Äpfel sieht man selten«, sage ich. »Diese haben nämlich den Stiel oben, alle anderen haben ihn unten.«

Einem der beiden Jungen schießt das Rot ins Gesicht. So rot wie die eine Seite der Äpfel.

18. Ich bin kein Held

Allergiker aller Großstädte! Kommt aufs Land!

Halt! Wartet. Ich bin vielleicht ein wenig zu euphorisch. Aber zwei Tage nach meinem Besuch des Feuerwehrrichtfestes geht es mir erstaunlich gut. Keine Ekzeme, meine Neurodermitis geht immer weiter zurück, keine verklebten Augen, kein Heuschnupfen, selbst meine Bronchien lassen die Luft geschmeidig passieren. Ich fühle, ich werde mich nie mehr in jenes schuppige, röchelnde Ungeheuer verwandeln, das ich so oft war. Wenn jetzt Hochsommer wäre, würde ich sogar versuchen, mich auf einen jener Teppiche des Todes zu legen, wie mein Freund Gerd blühende Wiesen zu bezeichnen pflegt.

Mir geht es gut, obwohl ich diese anstrengende Radtour noch ein wenig am Hintern spüre. Selbst die aggressive Erbsensuppe war schnell überwunden. Doch, mein Stuhlgang ist von fester Konsistenz. Danke, Herr Doktor, für die Nachfrage.

Wie bitte? Sie führen meine reduzierte Bereitschaft, auf Allergene zu reagieren, auf die Luftveränderung zurück. Eine Reise in die Alexanderhausklinik nach Davos wäre noch geeigneter?

Luftveränderung?

Ist das nicht jener großartige Trick, mit dem Ärzte seit Jahrhunderten psychosomatische Krankheiten behandeln? Sie wollen doch nicht etwa den Grund für mein Asthma und meine Allergien in mir selbst suchen? Ich weiß, es ist im Augenblick wieder mal schick, alle Krankheiten als Reaktion der Psyche zu betrachten. Herr Doktor, eine solche Einstellung macht mich ganz krank.

Wie bitte? Mit diesem Ausspruch hätte ich die Theorie selbst bewiesen? Dann ist die allergische Reaktion einer Friseurin auf chemische Stoffe beispielsweise in Haarfärbemitteln nur Zeichen ihrer Abneigung gegen diesen Job?

Vielen Dank, Herr Doktor, ich glaube, ich suche mir einen anderen Arzt.

Natürlich weiß ich, wie sehr der psychische Zustand den Verlauf einer Krankheit beeinflussen kann. Und ich gebe zu, daß es mir Vergnügen bereitet, durch Felder und herbstliche Wälder zu laufen oder mich am Strand, warm eingepackt, gegen den Wind zu stemmen. Ich kann es morgens gar nicht erwarten loszulaufen. Vielleicht bin ich schon einer von den Joggingjunkies: Dieses rhythmische Auf und Ab des Gehirns in seiner Flüssigkeit soll ja süchtig machen.

In der Nacht hat es geregnet. Und nachdem ich beim Dreisprung über die Pfützen auf dem schlammigen Feldweg fast ausgerutscht bin, gehe ich lieber langsam. Ich begegne niemandem, nicht einmal der Apfelbaron steht wie üblich grinsend am Wegesrand. Ich springe über den Graben auf sein Grundstück und klaue mir den leuchtendsten aller Äpfel. Die Strafe folgt sofort: Ich trete in ein Matschloch, und lehmige Soße läuft mir in die Schuhe. Jetzt habe ich genug von den aufgeweichten Wegen und biege zur Dorfstraße ab. Verräterisch beult der Apfel meine Hosentasche, aber es ist wieder mal niemand zu sehen. Die Häuser wirken gewohnt verlassen, nichts deutet darauf hin, daß es hinter dem korrekten, täglich gleichen Faltenwurf der Gardinen ein Leben vor dem Tode gibt. Vielleicht sind alle dreihundert Einwohner geflohen? Oder sie haben sich angstvoll in der Kirche versammelt, beten stumm, bekreuzigen sich, überlegen, welche Jungfrau sie opfern sollen, und warten, daß der Ausguck auf dem Turm das Verschwinden jenes Monsters mit den Lehmfüßen und dem Jogginganzug meldet.

Nicht einmal ein Auto überholt mich auf meinem Weg durch das Dorf. Aber das Gefühl, beobachtet zu werden, bleibt.

Da ich mich heute kaum verausgabt habe, beschließe ich, meinen Ausflug auszudehnen. Gleich hinter dem letzten Haus des Dorfes gibt es einen Weg, den ich noch nicht kenne. Und sofort ist Leben da. Zwei große Schäferhunde machen mich zum Objekt ihrer Wut. Ich weiß, es ist alles nur gespielt, ohne den Zaun zwischen uns wären sie lammfromm. Ich bleibe stehen, grinse sie an und treibe sie damit zur Raserei. Das ist meine kleine Rache für die zahlreichen Allergieanfälle, die ich Hundehaaren verdanke. Bevor sie sich vor Aggressivität selbst zerfleischen, gehe ich weiter.

Der Weg führt auf einem Damm in einen lichten Laubwald hinein. Jetzt kommt auch noch die Sonne durch die Wolken und beleuchtet einige der Zweige. Ich erspare mir die üblichen Adjektive und überhaupt jede weitere Beschreibung, denn es sieht tatsächlich genauso aus wie auf diesem Kalenderfoto, das Ihre Mutter oder Großmutter so sehr liebt.

Ich will in leichten Trab fallen, bleibe aber nach wenigen Schritten wieder stehen und lausche. Als Indianer wäre ich vollkommen ungeeignet, mir fehlen wirklich alle Kenntnisse der Geräusche im Wald, doch hier alarmiert etwas meinen Urinstinkt. Es heißt ja, daß der Allergiker dem Urmenschen am nächsten ist, denn dieser wäre in der heutigen Zeit mit all ihren chemischen Substanzen in Luft, Wasser und Nahrung auch Allergiker. Es ist still. Ich höre keine Zweige knacken, aber ich weiß, hier ist jemand. Irgendwo neben dem Weg, verdeckt durch die vorzügliche Tarnung grüner, gelber und auch schon brauner Blätter. Ein einziger Vogel piept gleichförmig – und plötzlich weiß ich, das ist ein Warnruf. Ich habe also doch die Fähigkeiten eines Urmenschen. Leider habe ich nicht seine Bärenkräfte, denn wenn ich Pech habe, halten sich hier sämtliche Dorfbewohner versteckt, um mit Knüppeln über mich herzufallen. Wie so oft geht meine Phantasie mit mir durch, malt mir die schrecklichsten Bedrohungen in den blutigsten Farben aus und macht mich zum Angsthasen. Sämtliche Detektive der Welt lachen mich für das aus, was ich jetzt vorhabe: Ich werde umkehren! Doch ich habe kaum eine halbe Drehung gemacht, da erstarre ich. Da steht einer zwischen den Bäumen, keine fünf Meter entfernt. Es ist Werner, bloß Werner, doch seine Augen sind schreckensgroß. Er preßt seine blutigen Lippen mit den Fingern zusammen. Jetzt erkenne ich, was er tut, und meine Knie werden weich. Ich kann es nicht glauben: Er sticht sich mit einer Nadel durch die Lippen und zieht einen Faden hindurch. Das kann nicht sein, ich muß mich täuschen. Doch wieder zuckt die Nadel hoch, ein weiterer Stich folgt. Oh, verdammt ... der Kerl näht sich die Lippen zusammen!

»Hör auf!« schreie ich, aber er hört nicht auf. Das Blut läuft über sein Kinn, tropft auf sein Hemd. Wieder will er zustechen, ohne den Blick von mir zu nehmen.

»Du sollst sofort aufhören mit dem Scheiß!« Ich wandle am Rande der Hysterie. Er ist unbeeindruckt. Ich kann das nicht länger mit ansehen. Ich schätze die Breite des Grabens neben dem Weg. Das schaffe ich mit einem Sprung. Doch was tue ich danach? Ich kann ihm doch nicht den Faden aus den Lippen ziehen? Dabei falle ich bestimmt in Ohnmacht.

»Scheiße, Scheiße, Scheiße.«

Ich muß es tun. Ich springe, schaffe es nicht ganz, lande mit den Händen voran im Schlamm der Böschung. Ich ziehe mich an dem langen Gras hoch. Es schneidet mir in die Finger. Ich verliere den Halt, rutsche mit den Füßen ab und stehe im modrigen Wasser des Grabens. Ich krabble hoch, richte mich auf. Werner hat die Hände heruntergenommen. Sein halber Mund ist bereits vernäht, der blutige Faden mit der Nadel hängt von seinen Lippen herab.

»Du Idiot. Warum machst du das?«

Er sagt nichts, kann er ja auch nicht, sieht mich nur mit waidwundem Blick an, dann dreht er sich um, geht langsam in den Wald hinein.

Ich kann ihm nicht folgen, meine Beine sind zu schwach. Ich wüßte auch gar nicht, was ich mit diesem Idioten machen sollte. Ich kann kein Blut sehen. Ich glaube, mir wird schlecht. Ich zittere am ganzen Körper. Ich muß mich an einen Baum lehnen, rutsche langsam daran herunter, bis ich auf dem feuchten Waldboden hocke.

Nein, ich bin kein Held. Ich bin kein Held.

Ich zittere noch immer. Ich rufe Sylvia in der Praxis an, obwohl sie es mir verboten hat. Sie kämpft noch immer mit dem Arzt und will ihm durch private Telefongespräche keinen Anlaß geben, sie zurechtzuweisen. Es ist mir egal. Ich wünsche mir sogar, daß er sie auf der Stelle entläßt, wir unsere Sachen packen und noch heute dieses Dorf verlassen, das ohne Zweifel eine Außenstelle des Landeskrankenhauses für gefährliche Geistesgestörte ist.

Es klingelt lange, und wie es der Zufall will, habe ich die mürrische Stimme des Arztes direkt in der Leitung. Wahrscheinlich ist gerade viel los in der Praxis, und er hat seine Angestellten gescheucht, und zur Strafe muß er nun selbst abheben. Diese Vorstellung läßt mich schadenfroh und eiskalt werden.

»Ach, Herr Doktor, ich hätte da ein Problem … ich würde gern mal Frau Lüscher sprechen. Bartzsch ist mein Name.«

Ich höre, wie er die Luft einsaugt. Ich habe ihn auf achtzig gebracht.

»Herr Bartzsch!« Jedes Wort kommt wie ein Peitschenhieb. »Wir sind hier eine gut funktionierende Praxis …«

»Na, das will ich doch hoffen. Wie viele Patienten rechnen Sie im Quartal ab?«

Er antwortet nicht, sondern brüllt vom Hörer weg: »Sylvia! Kommen Sie mal sofort!«

Wortlos scheint er den Hörer zu überreichen.

»Ja.«

»Sylvia …«

»Du, ich kann jetzt nicht. Ich komme in der Mittagspause.« Schon hat sie aufgelegt.

Ich überlege, ob ich gleich noch mal anrufe.

Lieber nicht.

Ich tigere in der Wohnung auf und ab, fange an, Staub zu wischen und zu saugen. Aber das Bild von Werners blutigen Lippen geht mir nicht aus dem Kopf. Vielleicht saß er gerade im Behandlungszimmer und ließ sich die Stichwunden mit Jod bepinseln. Jetzt grinst er den Arzt an, und der schlägt ihm anerkennend auf die Schulter:

»Na siehst du, war doch gar nicht so schlimm! Und diesem Bartzsch haben wir einen Schrecken eingejagt! Der läßt bestimmt die Finger von allen weiteren Nachforschungen.«

Er greift in seine Brusttasche, zieht eine Zahnbürste heraus, biegt sie wie der Arzt von der Zahnputzforschung im Werbefernsehen und brüllt zur Tür: »Fräulein Sylvia, kommen Sie mal sofort! Nehmen Sie die Zahnbürste, und schrubben Sie das Blut vom Fußboden. Oder können Sie etwa kein Blut sehen?«

Vampire, allesamt. Saugen Blut wie mein Staubsauger Staub. Da fällt mir ein, ich war noch immer nicht auf dem Friedhof.

Ich schalte den Sauger wieder ein: Milben, ergebt euch! Ihr habt keine Chance.

Mittags kommt Sylvia nach Hause und sieht mich abgehetzt an.

»Was ist los? Mein Gott, ich mußte dich so abwimmeln. Hinterher fiel mir ein, daß du vielleicht einen schweren Asthmaanfall hast und Hilfe brauchst.«

Sie setzt sich erschöpft auf einen Stuhl, reibt sich die Wangen und fängt an zu kichern. »Was hast du mit meinem Chef gemacht? Der war plötzlich die Freundlichkeit in Person. Ich durfte sogar zehn Minuten früher gehen. Ich soll dich grüßen, und er würde sich freuen, auch dich als Patient zu haben. Er kenne sich in der aktuellen Asthmatherapie gut aus.«

»Woher weiß er, daß ich Asthma habe?«

»Ich habe es ihm gesagt. Das Beste kommt noch: Er hat mich gelobt, als ich ging. Ich wäre wirklich eine gute Kraft und so weiter.«

Sie kichert wieder. »Ich glaube dem kein Wort. Die andere Sprechstundenhilfe hat mir erzählt, daß er bis über beide Ohren verschuldet ist. Er hat für die Praxisübernahme ordentlich blechen müssen. Und gleich danach ist so ziemlich alles kaputtgegangen. Die haben ihm das Röntgengerät stillgelegt. Er hat es ebenso neu anschaffen müssen wie das Sonographiegerät und das Endoskop. Und dann kam auch noch das Kostendämpfungsgesetz. Dem steht das Wasser bis zum Hals.«

Sie hebt die Arme über den Kopf und streckt sich zufrieden. »Nun sag schon, was hast du mit dem gemacht?«

»Ich glaube, der denkt, ich kenne seine Situation. Ich hab ihn nämlich, mehr als Witz, danach gefragt, wie viele Patienten er abrechnet.«

»Wunderbar. Ach, Bartzsch, selbst wenn der freundlich wird, ich möchte bei dem nicht bleiben. Dem kündige ich zu einem Zeitpunkt, wenn es ihm überhaupt nicht in den Kram paßt!«

Sie steht auf, geht zum Küchenschrank, schüttet sich Müsli auf einen Teller. »Was ißt du?«

»Nichts.«

»Ist dir nicht gut? Warum hast du mich angerufen? Was hast du?«

Wie schnell sie sich doch von einem schadenfrohen Biest in eine fürsorgliche Krankenschwester verwandeln kann! Ich erzähle ihr von meiner Begegnung mit Werner. Sie will es mir nicht glauben. Ich muß schwören, daß es wahr ist. Sie glaubt es trotzdem nicht.

Ich fange selbst an zu zweifeln. Vielleicht war es ein Taschenspielertrick? Vielleicht habe ich mir alles nur eingebildet. Schließlich entwickle ich in letzter Zeit seltsame Phantasien.

Ach, Sylvia, laß uns zurück nach Hamburg.

20. *Im Ring*

Sylvia ist wieder weg, das Bild vom blutenden Werner ist noch da. Ob echt oder nicht, es läßt mich allmählich wütend werden. Ich muß jetzt wissen, was hier los ist, und irgend jemanden zur Rede stellen. Boldhagen vielleicht? Nein, der hält mir höchstens einen Vortrag über Datenschutz. Ich stopfe meinen Jogginganzug in die Waschmaschine und merke erst, als das Wasser einläuft, daß ich das Waschpulver vergessen habe. Entweder ist dieser Werner ein total Verrückter, aber das glaube ich nicht, oder er wollte mir mit seiner Selbstverstümmelung ein Zeichen geben. Eine Verzweiflungstat. Er will oder er kann nicht sprechen. Wahrscheinlich war er Zeuge irgendeiner Tat und wird unter Druck gesetzt. Vielleicht hat er gesehen, wie Siegfried Funke ermordet wurde.

Ich stelle die Waschmaschine ab, aber diese blöde Pulverschublade läßt sich nicht öffnen. Ich schlage mit der Faust zu, aber sie klemmt. Wütend trete ich mit dem Fuß dagegen. Das Ding bekommt einen Sprung und öffnet sich. Ich schütte das Pulver hinein, die Hälfte rieselt auf den Boden. Es ist mir egal. Als ich die Maschine wieder anstelle, tropft vorn Wasser heraus. Ich trommle mit den Fäusten darauf herum, aber meine Wut verraucht nicht.

Ich versuche mich unter der Dusche zu beruhigen. Ich werde zuerst den Nachbarn und Hühnerschänder zur Rede stellen, aber es bringt nichts, wenn ich ihn in dieser Stimmung besuche. Ich muß kalt werden, eiskalt. Ich sehe, wie sich rote Flecken auf meiner Haut ausbreiten. Laut fluchend flüchte ich aus der Duschkabine. Ich habe mich zu lange dem Chlor ausgesetzt. Vor dem Spiegel sehe ich die ganze Bescherung: Hals, Brust und Schenkelinnenseiten sind großflächig betroffen. Ich reibe mich trocken, und alles wird noch schlimmer, fängt unerträglich zu jucken an. Ich lege mich nackt ins Bett, wickle das Bettuch fest um meinen Körper, um dem Juckreiz nicht nachzugeben. O Gott, hoffentlich geht das mit der Neurodermitis nicht wieder los. Meine Atemmeditationsübung fällt mir ein, und tatsächlich gelingt es mir damit, mich zu beruhigen.

Nach einer halben Stunde kann ich aufstehen und über meinen Wutausbruch grinsen. Ich bin sicher, Sylvia wird mir die kaputte Waschmaschine verzeihen.

Ich ziehe mich an und gehe rüber zum Nachbarn. Malschewski? Der Name ist mir schon mal begegnet. Aber wo? Er öffnet, sieht mich schweigend von oben bis unten an, als hätte ich ihn zu einem Weltmeisterschaftskampf herausgefordert.

»Sie waren mal Boxer«, sage ich ihm auf den Kopf zu. Kein Kunststück.

Er nickt.

»Wenn ich mich recht erinnere, haben Sie ein paar glänzende Kämpfe geliefert«, biedere ich mich an. Es ist ein Schuß ins Schwarze. Er tritt einen Schritt zurück und winkt mich herein.

»Ist dreißig Jahre her. Waren Sie da überhaupt schon auf der Welt?«

In seinem Wohnzimmer stinkt es genauso wie in seinem Hühnerstall. Und es ist genauso staubig und unordentlich. Ich darf eine mit Trophäen, Fotos und Zeitungsausschnitten übersäte Wand bewundern. Ich stoße auf einen Artikel über die Eröffnung der Malschewski-Boxschule hier im Dorf. Es ist zehn Jahre her. Ich tippe auf das Foto, das ihn vor dem Dorfgasthof als Trainingszentrum zeigt.

»Hat das funktioniert? Auf dem Land?«

»Meine Frau hat die Gaststätte gemacht, und hinten im Veranstaltungsraum hatte ich einen richtigen Boxring.«

»Ihre Frau?«

»Ist abgehauen.«

»Ist sie das?« Ich habe ein Foto gefunden, auf dem er mit einer Frau und einem weiteren Mann vor seinem Haus steht.

»Nee, bloß Feriengäste von nebenan. Nette Leute. Kommen jedes Jahr. Jetzt nicht mehr.«

Er schiebt ein paar Zeitungen von den Sesseln und bietet mir Platz an. »Kennen Sie Tiger Thiessen?«

Ich schüttle den Kopf.

»Meine Schule. Steht auf der Rangliste der WBO immer noch auf Platz neunundvierzig. War mal auf vierzehn! Ich habe das irgendwo.« Er holt ächzend eine Mappe mit losen Zeitungsausschnitten unter dem Sessel hervor und wühlt sie durch.

»Und warum läuft das nicht mehr?« Ich klopfe gegen den Glasrahmen mit dem Zeitungsartikel.

»Pleite. Kein Nachwuchs mehr.«

»Die Gaststätte ist auch geschlossen.«

»Pleite. Keine Gäste mehr.«

Er hat ein Foto mit Widmung von Tiger Thiessen gefunden und gibt es mir.

»Dieser Werner …«, beginne ich mein Verhör.

»Fliegengewicht.«

»Ich meine, was macht der hier im Dorf?«

»Hat ganz gute Anlagen und eine tolle Reichweite, ist aber zu blöd, um zu trainieren.«

»Haben Sie den heute schon gesehen?«

Er schüttelt den Kopf.

»War der nicht Knecht auf einem Bauernhof?« Ich gebe ihm das Foto zurück und setze mich. Er sieht mich an, als nähme er Maß, um meine Nase genauso platt zu hämmern wie seine.

»Was willst du?« Das ist eine Aufforderung zum Kampf.

»Es interessiert mich eben.« Ich hebe ergeben die Hände.

»Ich an deiner Stelle würde mal ein bißchen vorsichtiger sein.« Der Gong zur ersten Runde. Eine Drohung.

»Was ist mit den toten Hühnern?« Ein Scheinangriff.

Er reagiert nicht, sondern verschränkt die muskulösen Arme, um mich zu beeindrucken. Er schweigt, will keine Angriffsfläche bieten und läßt mich nicht aus den Augen. Ich spüre, daß ich nichts in der Hand habe, um ihn aus der Reserve zu locken – und wenn ich etwas hätte, müßte man mich wahrscheinlich anschließend halbtot heraustragen.

»Wer hat dich geschickt?« Es ist ein Jab, mit dem er mich auf Distanz halten will.

Ich blocke ab und versuche eine Provokation: »Was glaubst du denn?«

»Sie ist es, nicht wahr? Die Alte. Du kommst doch aus Hamburg?«

Es hat funktioniert. »Vielleicht.«

»Hau ab. Verschwinde! Von mir erfährst du nichts.« Seine Armmuskeln zucken, langsam ballen sich seine Hände.

Vorsichtig stehe ich auf. Immerhin gibt er zu, etwas zu wissen. Und meine vermeintliche Auftraggeberin kennt er auch. Wie komme ich zur Tür, ohne ihm den Rücken zuzuwenden? Er stützt sich auf die Armlehnen des Sessels. Gleich springt er, dann bin ich tot.

»Ich gehe schon«, versuche ich ihn von seinem Sprung abzuhalten und bin bereits an der Haustür. Durch mein Lauftraining habe ich vielleicht einen kleinen Vorteil, sollte er mich verfolgen. Aber er bewegt seine Körperfülle ausgesprochen langsam.

Ich überlege, wie ich meine Flucht wenigstens in einen kleinen Punktsieg verwandeln kann. Ich gehe rückwärts zum Gartentor. Er ist in der Haustür stehengeblieben.

»Und Siegfried Funke?«

Er runzelt die Stirn. »Da hast du dich wohl in der Tür geirrt.«

Ich lege noch nach:

»Deine Hühner«, sage ich, »die bringst du selber um. Stimmt's?«

Er lacht laut und läßt dabei seinen Bauch wackeln.

Das war wohl nichts. Na denn, kein Punktsieg. Welche interessante Erfahrung nehme ich nun mit für den Kampf mit dem nächsten Gegner?

Besser vorbereiten!

21. Die schönen Kirschen

Ich bin ein Anhänger der »ganzheitlichen Observierungsmethode des kriminellen Raumes«. In der einschlägigen Fachliteratur fehlt bis heute das entsprechende Standardwerk – denn die Theorie ist von mir, und ich habe das Buch noch nicht geschrieben. Unter »kriminellem Raum« versteht man die möglichst weitgefaßte Umgebung, im Zweifel also die ganze Welt. Ganzheitliche Vorgehensweise bedeutet eben, nicht gezielt vorzugehen, sondern alle Vorgänge im kriminellen Raum, die von der Norm abweichen, zu registrieren, bis sich daraus ein Vektor ergibt, der auf ein Verbrechen weist. Das alles stammt aus der Chaos-Forschung. Sie kennen ja das berühmte Beispiel vom Schlag des Schmetterlingsflügels in Peking, der letztlich dazu führt, daß in Paris ein Sturm losbricht. Für die nach der ganzheitlichen Methode im kriminellen Raum arbeitenden Detektive bedeutet das: Ein Handtaschenraub in Peking kann letztlich zu einem Millionenbankraub in Paris führen.

Ich sehe bereits das hämische Grinsen auf Ihrem Gesicht. Sie werden sagen, ich hätte ja auch gar nichts in der Hand, um gezielt vorzugehen, und meine Theorie sei bloß ein simpler Krückstock, um überhaupt weitermachen zu können. Darf ich Sie mit aller mir zur Verfügung stehenden Arroganz auf meine bisherigen Fälle aufmerksam machen!

Außerdem habe ich doch etwas in der Hand. Es ist das Gästebuch meines Vermieters, das ich zwecks Verewigung in die Hand gedrückt bekommen hatte. Der Schattenboxkampf mit meinem Nachbarn und dessen Hinweis auf Feriengäste haben mich jetzt danach greifen lassen. Ich habe nämlich bei allem etwas Wichtiges vergessen: Von Mai bis September gibt es hier einen ausgeprägten Ostseebad-Tourismus. Sehen Sie, da sind wir wieder bei der ganzheitlichen Observierungsmethode.

Ich quäle mich durch das fast zehn Jahre zurückreichende Gästebuch, vorbei an erbärmlichen Reimen, hilflosen Kinderzeichnungen und routinierten Danksagungen. Zwei Familien kommen immer wieder vor. Eine davon aus Bochum mit einem Kind, dessen Zeichnungen von Segelschiffen auf der Ostsee von Jahr zu Jahr besser geworden sind. Doch dann plötzlich kein Segelschiff mehr, sondern ein brennendes Haus.

Aha!

Dann tauchen da noch regelmäßig sehr verschnörkelt geschriebene Texte auf. Sie stammen von einem Ehepaar aus Hamburg. Einmal haben sie ein Foto von sich eingeklebt. Es ist jenes ältere Paar, das auch auf einem Bild bei dem Boxer zu sehen war. Jedes Jahr, meist gegen Ende des Sommers, haben sie sich eingetragen – ihre Gastgeber überschwenglich lobend und ihnen ausführlich dankend für die gemeinsamen gemütlichen Abende. Nur in diesem Jahr waren sie nicht da. Und ihre letzte Eintragung ist knapp und unpersönlich, fixiert nur den Zeitraum ihres Aufenthalts im vergangenen Herbst sowie die Unterschrift: Carl-Hermann Fessler und Frau. Die sorgfältig geschriebenen Zeilen haben fallende Tendenz. Nach zehn Jahren Urlaub in diesem Dorf ein Abschied im Streit? Ich will das Buch schon zuklappen, da fällt mir das Datum ins Auge. Es ist derselbe Tag, mit dem die Zeitungssammlung oben in der Abseite aufhört. Habe ich da irgend etwas übersehen? Ich hole mir die letzte Ausgabe. Durch das Loch der ausgeschnittenen Todesanzeige für den verunglückten Bauern lese ich einen kurzen Artikel mit der Überschrift: Zeugen gesucht. Es geht um Siegfried F., den Toten aus dem Löschteich. Die Polizei sucht Zeugen des Vorfalls auf dem Feuerwehrfest. Denn nach dem Obduktionsergebnis ist er zwar ertrunken, hatte jedoch keinen Alkohol im Blut.

Na bitte, man muß einfach mehr Zeitung lesen und die ganzheitliche Observierungsmethode des kriminellen Raumes nicht vergessen. Ich werde diese Feriengäste einfach anrufen.

Auf jeden Fall muß sich zu Beginn des vergangenen

Herbstes etwas ereignet haben, worin auch der Grund für deren Abreise und niemalige Wiederkehr zu finden ist. Vielleicht waren die auch auf dem Feuerwehrfest und haben alles gesehen.

Nein, ich rufe erst an, nachdem ich mit der Frau meines Vermieters gesprochen habe, und die will ich aufsuchen, solange ihr Mann noch nicht zu Hause ist.

Frau Langarm sieht mich schon durch das Küchenfenster. Ich gebe ihr ein Zeichen, und sie begrüßt mich in der offenen Haustür, reibt sich die nassen Hände lange an ihrer Küchenschürze trocken. Sie sieht mich dabei sorgenvoll an. Sie will mir die Hand nicht geben. Ich nehme ihr die Befürchtung, ich sei als Detektiv gekommen: »Entschuldigen Sie, könnten Sie mir vielleicht mit etwas Zucker aushelfen?«

Sie ist erleichtert. »Ja, gern. Kommen Sie herein.«

Ich folge ihr durch den Flur. »Ihr Mann ist nicht da, was? Ich hätte nämlich auch eine Frage an ihn.«

Sie geht nicht darauf ein. »Ich habe immer ein paar Pfund Zucker in Reserve. Die Früchte aus dem Garten – ich mache ja immer meine Marmelade selber. Wissen Sie, ich gebe Ihnen einfach ein ganzes Paket. Sie können es mir ja bei Gelegenheit zurückgeben.«

Sie wühlt in der Speisekammer, reicht mir zwei Gläser mit eingemachten Kirschen heraus. »Können Sie mal halten? Der Zucker steht nämlich dahinter.«

Jetzt hat sie ein Paket, reicht es mir, aber ich habe beide Hände voll. Wir tauschen ein Glas Kirschen gegen ein Kilo Zucker. Der richtige Zeitpunkt für eine Attacke: »Ich dachte, Ihr Mann könnte mir vielleicht erklären, was es mit dem Tod im Löschteich auf sich hat.«

Das Glas fällt ihr aus der Hand, zerbricht, und blutrot breiten sich Saft und Kirschen über den Kachelboden der Küche aus. Sie springt einen halben Schritt zurück und schlägt die Hände vor das Gesicht.

»Die schönen Kirschen!«

»Es tut mir leid. Habe ich Sie erschreckt?«

Sie holt Eimer und Lappen, doch statt sauberzumachen setzt sie sich an den Küchentisch und nimmt den Eimer auf den Schoß.

»Ich bin ja nie damit einverstanden gewesen, daß mein Mann bei der Feuerwehr mitmacht. Es genügt doch, habe ich gesagt, wenn du deinen Beitrag zahlst, mußt du da auch noch mitmachen. Aber er wollte es ja unbedingt.«

Ich stelle den Zucker und das zweite Glas Kirschen auf dem Küchentisch ab, setze mich zu ihr, nicke ihr aufmunternd zu, und sie erzählt weiter.

»Die geben das natürlich nicht zu, weil die anderen Frauen auch dagegen sind. Aber die machen das heimlich. Ich weiß das ganz genau.«

Ich weiß zwar nicht, wovon sie redet, aber ich denke, es ist gut, so zu tun, als wüßte ich Bescheid: »Ich habe es mir schon gedacht.«

»Ich finde es so furchtbar. So eine schreckliche Sache, auch wenn das nur kleine Tiere sind. Das ist doch Quälerei.«

»Und warum machen die das?«

Sie schüttelt den Kopf. »So ein dummer heidnischer Glaube. Die denken, wenn man in einem neuen Löschteich ein Tier ertränkt, trocknet er niemals aus. Früher sollen sie sogar Hunde genommen haben. Jetzt machen sie das angeblich nur mit Goldhamstern. Schrecklich ist es trotzdem.«

»Und letztes Jahr im Herbst, der tote Feuerwehrmann im Löschteich?«

Sie sieht mich entsetzt an. »Sie glauben doch nicht etwa … Nein, das können Sie doch nicht …«

»Es kommt nicht darauf an, was ich glaube.«

»Nein, nein, nein.« Sie steht auf, geht auf die Knie und sortiert die Glasscherben in den Eimer.

»Der Tote …«, sage ich drohend.

»Nein, nein, Herr Bartzsch, jetzt gehen Sie wirklich zu weit. Das war doch ein Unfall. Die schönen Kirschen. Die waren noch vom letzten Jahr, da hatten wir so viele, prall und süß waren die. Ich hatte sie extra aufgespart.«

»Und warum sollte Ihr Mann nicht bei der Feuerwehr mitmachen?«

Sie sieht mich nicht an, wischt meine Frage mit dem Lappen, ein paar Kirschen und einem »Ach!« zur Seite.

»Die mögen Sie wohl nicht, die Feuerwehrleute?«

Sie arbeitet schweigend weiter.

»Der Tote«, bewege ich mich auf sehr dünnem Eis, »war der mit Ihnen verwandt?«

Sie antwortet nicht und arbeitet verbissen weiter.

»Damals, vor einem Jahr, da waren Sie auch auf dem Feuerwehrfest?« Ich beuge mich vor, um ihr ins Gesicht zu sehen. Sie hält inne, zieht die Nase hoch. Tränen stehen ihr in den Augen.

»Die schönen Kirschen«, heult sie. Dann steht sie auf, rennt mit dem Eimer raus. Draußen sehe ich sie am Müllbehälter. Als ich nachkomme, dreht sie mir den Rücken zu.

Sie hat Glück, denn in diesem Moment fährt der Glaser vor. Wurde ja auch Zeit, daß er kommt und die kleine Scheibe auswechselt. Ich winke ihn heran.

Muß ich mir das Geständnis eben später holen. Den Zucker habe ich sowieso auf ihrem Küchentisch zurückgelassen.

22. In der Gewalt der Triebe

»Haben Sie hier im Dorf öfter zu tun?«

»Wissen Sie, wenn die hier eine Scheibe brauchen, dann setzen sie die selber ein. Aber kaufen tun sie die bei mir, wenn Sie das meinen.« Er hat die Daumen hinter die Träger seiner blauen Latzhose geklemmt. Die Daumenspitzen gucken innen wieder hervor und sind schon ganz weiß, so sehr wird ihm das Blut abgeklemmt von der stramm über dem dicken Bauch sitzenden Hose.

»Sie sind neu hier, was? Oder nur Urlaub?«

»Neu.«

»Haben Sie eine Frau?«

»Ja, warum?«

»Nur so.«

Er folgt mir. Wir kommen zu der kaputten Scheibe. »Da ist sie.«

Er stellt sich davor auf, ohne die Daumen hervorzuziehen, und sagt: »So, so. Ihre Frau ist wohl nicht da?«

»Kennen Sie die Leute hier?« frage ich.

»Wie man's nimmt.« Er betrachtet noch immer die kleine Scheibe, als sei sie ein unlösbares Problem. »Wir machen ja mehr Neubau, da sieht man keine Frauen. Wenig Reparatur. Und wenn, dann sind das ja immer Hausfrauen.«

»Heute müssen Sie mit mir vorlieb nehmen.«

Er lacht. »Bin ich schwul?«

»Sind Sie es?«

»Mach kein' Scheiß.«

Er lacht. »Dann wollen wir mal.« Aber er rührt sich nicht, starrt die Scheibe an. »Sieht aus wie eingeworfen, was?«

»Tja, wer macht so was?«

»Vielleicht hat ja einer reingeguckt und was gesehen.«

»Was?«

»Na, was man so an Schweinereien sieht, wenn man heimlich durchs Fenster guckt.«

»Gibt es solche Leute hier? Und die werfen dann die Scheibe ein?«

»Soll ja vorkommen.« Er lacht. »Ich frag ja auch nur, ob ich überhaupt erst eine neue Scheibe einsetzen soll.«

»Sie meinen, der nächste Stein kommt bestimmt?«

Er lacht. »Könnte ja sein. Weiß ich, was Sie da drinnen treiben? So auf die schnelle auf dem Küchentisch.«

»Sie haben eine ziemlich einseitige Phantasie.«

Er lacht. »Ich meine ja nur so. War nur Spaß.«

Seine Daumen sind noch immer eingeklemmt. Er fixiert die Scheibe, legt den Kopf schräg, dann sagt er: »Ich schätze mal: in der Breite fünf Zentimeter länger und in der Höhe zehn Zentimeter länger.«

»Länger?« Im gleichen Augenblick ärgere ich mich über meine Nachfrage, denn ich weiß, was kommt.

Er lacht. »Länger als ein anständiger Schwanz.«

Endlich befreit er einen Daumen, zieht einen Zollstock hervor und hält ihn mir hin. »Messen Sie mal nach.« Er grinst. »Ich meine natürlich die Scheibe.«

Ich schüttle den Kopf, und er nimmt selbst Maß.

»Sag ich doch: dreiundzwanzig mal achtundzwanzig. Das wäre ein Ding, was? Achtundzwanzig! Da würden die Weiber Schlange stehen.« Er steckt den Zollstock zurück und klemmt seine Daumen wieder unter die Hosenträger. Ich beschließe, ihn von seinem Thema abzubringen.

»Letztes Jahr ist hier doch einer im Löschteich ertrunken?«

»Siegfried.«

»Sie kannten ihn?«

»Liebeskummer.«

»Der hat sich ertränkt?«

»Klar doch.« Er lacht. »Als die ihn rauszogen, hat er einen Ständer gehabt. Sagt man. Ich habe es ja nicht gesehen.«

»Liebeskummer?«

»Der hat doch seine Halbschwester gebumst.« Er lacht. »Soll man ja nicht machen, was? Aber in der Not ...«

»Wer ist denn seine Halbschwester?«

»Nee, nee, ich hab nichts gesagt. Nachher heißt es, ich hätte das behauptet.«

»Haben Sie doch.«

»Ist nur so Gerede.«

Er geht langsam zu seinem Wagen zurück, und ich folge ihm. An der Heckklappe des kleinen Lieferwagens klebt eine Sammlung bunter Bilder, nackte Frauen, die sich in verschiedenen Stellungen räkeln. Er öffnet die Klappe. »Dann woll'n wir mal sehen, was der Puff zu bieten hat.«

In einem Gestell stehen etliche Glasscheiben. Daneben ein Werkzeugkasten und Eimer. Er hebt den Werkzeugkasten heraus. Darunter kommen einige Pornozeitschriften hervor.

»Dieser Siegfried«, nehme ich mein Thema wieder auf, »mit wem war der denn hier verwandt?«

»Inge, mach's mir, daß ich singe. Das war seine Mutter. Die hat später geheiratet, aber den Siegfried wollte sie nicht, der kam zur Großmutter nach Hamburg.«

Der Glaser zieht eine angebrochene Scheibe heraus, mißt sie ab und legt den Glasschneider an.

»Komm her, mein schönes Kind, ich ritze dich jetzt ganz geschwind.«

»Und wer war der Vater?«

»Und bist du nicht willig, dann brauch ich Gewalt.« Er schlägt mit dem Ende des Glasschneiders auf die Scheibe, und sie bricht an der gezeichneten Stelle. Er hält die Scheibe hoch und grinst durch sie hindurch. »Sagen wir es mal so: Sie wollte ihn nicht nennen. Wahrscheinlich konnte sie es auch gar nicht.« Er lacht. »Und stecke ich von hinten drin, dann rate mal, wer ich wohl bin.«

Er legt die Scheibe ab, blättert eines der Pornohefte durch. »Wen nehmen wir denn heute?« Dann reißt er eine Seite mit einem nackten Mädchen in der Badewanne heraus, greift in den Eimer mit dem Kitt, formt ein längliches Stück und legt es auf die Zeitschriftenseite. »Die Qualle durch das Weltmeer segelt …«

»Der Vater? Wer war das?« unterbreche ich seine geistige Orgie.

Er legt die Scheibe und den Kitt auf die Werkzeugkiste. »Heiß, ganz heiß«, sagt er, nimmt die Werkzeugkiste auf und geht um das Haus herum zu dem Fenster.

Er beginnt die Reste der alten Scheibe zu entfernen und enthält sich jeder weiteren Sprüche. Ich gehe ins Haus. Als ich in die Wohnküche komme, hat er bereits den spröden Kitt aus dem Rahmen gekratzt. »Soweit das Vorspiel«, sagt er durch das Loch. »Jetzt kommt der Moment, worauf das Mädel brennt.«

Für einen Moment verschwindet sein Kopf, dann taucht er mit der neuen Scheibe auf und probiert ihren Sitz. »Paßt, wackelt und hat Luft.«

Er nimmt sie wieder heraus, um noch einige Kittreste zu entfernen.

»Der Vater?« frage ich durch das Fenster und nicke in Richtung Vorderhaus. »Ist das der da?«

»Heiß, ganz heiß.«

Ich setze Wasser auf, um ihm einen Tee zu machen. So unangenehm der Kerl ist, ich brauche noch ein paar Informationen von ihm. Schließlich kommt er herein und wedelt mit einem Quittungsblock. Ich weise auf einen Stuhl am Küchentisch.

»Was hat der Siegfried Funke denn hier gemacht?«

»So mit Zwanzig ist der aus Hamburg zurückgekommen. Stand eines Tages vor der Tür, und da hat ihn der Alte dann doch aufgenommen.«

»Der Alte?«

»Sein Stiefvater.«

»Wie heißt der denn?«

»Ist auch nur noch auf einem Grabstein zu lesen.«

Er setzt sich und beginnt die Rechnung zu schreiben. »In jedem Puff ist das die Regel, erst wird gezahlt und dann …«

»Und das ging gut mit dem Stiefvater und dem Siegfried?«

»Nee, der hat ihn nach einiger Zeit wieder vom Hof gejagt, da ist er zu seinem Vater, der hat ihn auch rausgeschmissen. Wollte es ja nicht zugeben, daß er der Vater ist. Danach hing der Siegfried hier so rum.«

Er sieht von der Rechnung auf.

»Haben Sie ein Klo hier?«

»Die kleine Tür neben dem Eingang.«

Er erhebt sich. »Sie sollten sich die Arbeit von draußen noch mal ansehen. Können Sie die Scherben selbst wegmachen, oder muß ich das ...«

Ich winke ab und hole mir die Kehrschaufel. Draußen sammle ich die Glassplitter zusammen und bringe sie zum Mülleimer. Als ich zurückkomme, sitzt er immer noch auf dem Klo. Ich gucke mir die Rechnung an. Die Fahrtkosten sind höher als die Arbeits- und Materialkosten. Wenn das noch mal passiert, setze ich die Scheibe selbst ein. Der Wasserkessel pfeift, ich stelle ihn ab und gieße den Tee auf. Wo bleibt der Glaser? Ich zähle das Geld ab und lege es auf die Rechnung. Er sitzt noch immer auf dem Klo. Wahrscheinlich hat er Verdauungsprobleme wie viele dicke Menschen. Aber allmählich wird mir die Sache unheimlich. Ich gehe raus und versuche, durch das kleine Klofenster zu gucken. Ich traue meinen Augen nicht. Er steht da, die Latzhose heruntergelassen, und macht an seinem Schwanz herum. In der unbewegten Hand hält er das briefmarkengroße gerahmte Bild von Sylvia, das vorhin noch auf der Fensterbank in der Küche stand.

Sylvia kommt aus dem Lachen gar nicht wieder heraus. Sie kichert und prustet, so daß sie dabei ihren Tee verschüttet. Zweimal habe ich ihr die Geschichte von dem Glaser im Klo erzählen müssen, und beim zweiten Mal habe ich noch ein paar Details dazu erfunden, denn so richtig hinsehen mochte ich gar nicht. Wer weiß, was der mit mir gemacht hätte, hätte er mich gesehen.

»Wahrscheinlich hätte er dich aufgefordert mitzumachen«, kichert sie

Selbst daß er ihr Bild hat mitgehen lassen, kümmert sie nicht.

»Ich schenke dir ein neues. So schön war es nicht.«

»Er muß davon begeistert gewesen sein. Hast du keine Angst, dem mal zu begegnen?«

»Ich glaube, solche Männer sind harmlos.«

»Mir machen sie angst.«

»In deren Phantasie spiele ich eine bestimmte Rolle. Und die wissen ganz genau, daß ich in der Realität ihren Erwartungen nie gerecht würde.«

»Ich weiß nicht.«

»Danke.«

»Wofür?«

»Daß ich deiner Erwartung entspreche. Eines mußt du mir versprechen. Wenn ich dir ein neues Bild schenke, geh bitte niemals damit aufs Klo.« Sie fängt wieder an zu kichern.

»Dann mußt du mir versprechen, falls du mich jemals verläßt, nimm alle Bilder mit.«

Sylvia springt auf, setzt sich auf meinen Schoß, überschüttet mein Gesicht mit Küssen, zerwühlt mein Haar, und ihre Hände fahren unter mein Hemd.

»Komm mit aufs Klo«, flüstert sie in mein Ohr.

Ich glaube, ich bin ein glücklicher Mensch.

»Sylvia?«

Sie brummt nur als Antwort. Sie schläft schon fast.

»Könntest du mir einen Gefallen tun?«

Wieder nur ein Brummen.

»Dieser Werner. Ich brauche seinen Nachnamen. Könntest du nicht in eurer Patientenkartei ... und auch diese Silke, die Pflegetochter des Apfelbarons ... ist doch bestimmt Patientin. Überhaupt die Krankengeschichte all dieser Leute ... von Siegfried ...«

Sie antwortet nicht. Ihr Atem geht gleichmäßig. Ich streiche ihr über das zerzauste Haar. Es läßt sich nicht glätten. Wieso kann ich nicht schlafen?

Vorsichtig krieche ich aus dem Bett, verlasse das Schlafzimmerzelt und klettere die Wendeltreppe hinunter in den dunklen Wohnraum. Ich sehe durch die neue Scheibe nach draußen. Der Mond ist nicht zu sehen, aber er wirft ein grelles Licht. Die Hühnerställe wirken wie Grabsteine. Der Friedhof fällt mir ein, den ich noch inspizieren muß, und die Geschichte vom verlorenen Sohn Siegfried. Vielleicht sollte ich mich jetzt anziehen, über den Friedhof gehen und Grabinschriften entziffern. Ich sehe mich schon mit wehendem Mantel zwischen den Grabsteinen hin- und herhuschen, Namen und Geburtsdaten murmelnd. Vielleicht beobachtet mich dabei ja einer von den Dorfbewohnern, und morgen macht dann das Gerücht, ich sei ein Vampir, im Dorf die Runde. Nein, ein Vampirjäger.

»Mein Name ist Helsing. Doktor van Helsing!« murmele ich. »Würden Sie bitte das Tuch von Ihrem Hals entfernen.«

Zitternd kommt die schöne bleiche Tochter des Apfelbarons meinem Wunsch nach. Die blutroten Bißmale auf ihrem wächsernen Hals sind ganz frisch. Ich sollte mir ein Kruzifix und Knoblauch besorgen. Zu spät. Werner löst sich aus der Krone einer alten Eiche, breitet seinen Umhang aus und kommt mit blutbeschmiertem Mund und angespitzten Eckzähnen im Sturzflug auf mich herunter.

Nein, dann doch lieber die Geschichte vom verlorenen Sohn. In der Bibel geht die Geschichte gut aus, obwohl sie genausogut mit einem Mord unter Brüdern enden könnte. Siegfried Funke kehrt zurück. Der Stiefvater nimmt ihn wie seinen eigenen Sohn auf, und der leibliche Sohn, um sein Erbe besorgt, bringt ihn um.

Nein, die Mutter muß die zentrale Figur sein. Der uneheliche Sohn war ihr doch von Anfang an im Weg. Und dann steht Siegfried plötzlich vor der Tür als leibhaftige Bedrohung ihres Glücks. Ich lasse meine Phantasie spielen:

Zögernd betritt der junge Mann den Bauernhof. Ein paar braune Hühner fliehen vor ihm. Die Stalltür öffnet sich quietschend. Ein Frau mit einem Kopftuch kommt heraus, in jeder Hand eine schwere Milchkanne.

»Mutter!«

Die Frau preßt die Lippen zusammen.

»Mutter, ich bin es. Erkennst du mich nicht?«

»Scher dich zur Feuerwehr!« stößt sie hervor.

»Ich bin es doch, dein Siegfried.« Seine Augen schwimmen in Tränen.

»Ich hätte dich schon vor zwanzig Jahren der Feuerwehr zur Einweihung eines Löschteichs übergeben sollen.«

In diesem Moment öffnet sich die Stalltür erneut. Meine Phantasie soll mir jetzt den Auftritt des Halbbruders zeigen, doch sie weigert sich. Ein junges Mädchen tritt auf. Mit außerordentlich blasser Haut ... Bruder und Schwester ...

Ich Idiot! Wie hießen die Frau und die Tochter des überfahrenen Bauern?

Ich mache Licht, wühle in meinen noch ungeordneten Zeitungsausschnitten. Da, die Todesanzeige.

»Was machst du?«

Ich fahre erschrocken zusammen. Sylvia steht hinter mir. »Das kannst du nicht wirklich wollen, daß ich die Krankengeschichten aus der Patientenkartei abschreibe. Ich komme mir schon wie ein Dieb vor, weil ich versuche, diese Mutter von Siegfried darin zu finden. Du weißt genau, daß solche Daten geschützt sind.«

Ihr Nachthemd ist ebenso zerknittert wie ihr Gesicht. »Du machst mir Alpträume.«

Sie setzt sich, schiebt sich frierend die Arme weit zwischen die Beine. »Was machst du da?«

»Ich glaube, ich habe es.«

»Was?«

»Die Familie mit dem Fluch. Der Tote hat nämlich die Mutter von Siegfried geheiratet. Siegfried und Silke sind Halbgeschwister.«

Sylvia sieht mich schweigend an. Sie führt gerade in Gedanken ein Gespräch mit einem Nervenarzt und erklärt ihm die Notwendigkeit, mich in eine geschlossene Anstalt einzuweisen.

Ich schiebe ihr den Zeitungsausschnitt mit dem vom eigenen Trecker überfahrenen Bauern und seine Todesanzeige hin. Seine Frau, Ingrid Puck, geborene Funke, muß die Mutter von Siegfried sein. Jetzt lebt sie in Hamburg. Und Silke Puck, die Tochter, muß mit der Silke beim Apfelbaron identisch sein.

»Das paßt ja wirklich alles zusammen.« Es kommt ein wenig zögernd. »Und wer hat den Siegfried nun warum umgebracht?«

»Der Glaser sagte, er hätte was mit seiner Halbschwester ...«

»Silke? Du denkst, sie könnte ihren Halbbruder Siegfried in den Löschteich ...«

»Na ja«, unterbreche ich sie, »es würde alle Vorgänge erklären.«

»Bartzsch, wollen wir nicht lieber wieder ins Bett ...«

»... und weiter träumen?« Ich stehe auf, streiche über ihr zerzaustes Haar. Es läßt sich nicht glätten. In diesem Moment heult die Sirene los. Die Feuerwehr! Die habe ich bei meinen Erklärungsversuchen ganz vergessen.

Eine seltsame Erregung rieselt über Sylvias ebenmäßige Haut ...

24. *Es brennt*

Im Norden ist ein heller Feuerschein am Himmel zu sehen. Das kann nicht weit sein.

Wir sehen einander an und wissen wortlos, wir müssen dahin. Dabei treibt uns weder Neugier noch Sensationslust, noch der Wunsch zu helfen, zu retten oder mitzulöschen. Es ist die Gewißheit, dort nicht erwünscht zu sein, ein Verbot zu übertreten, weil wir nur auf diese Weise entdecken können, ob es ein Geheimnis gibt.

Hastig kleiden wir uns an, eilen zum Wagen. Die Sirene ist verebbt. Niemand ist auf der Straße, nirgends dringt ein Lichtschein aus den Häusern. Es scheint fast so, als sei niemand außer uns alarmiert. Vielleicht galt die Sirene nur uns, und es gibt gar kein Feuer. Doch der rote Widerschein am Wolkenhimmel weist uns den Weg.

Ein Feldweg geht von der Hauptstraße ab, er scheint uns richtig, endet aber vor einem Gatter. Erst jetzt fällt mir auf, daß wir nicht miteinander sprechen. Sylvia wendet den Kopf und fährt mit aufheulendem Motor den gesamten Weg rückwärts. Der nächste Feldweg führt uns zum Feuer. Es ist eine alleinstehende Scheune auf freiem Feld. Rechts und links des Weges parken schon eine Reihe Wagen. Sylvia fährt bis nach vorn durch. Das halbe Dorf muß auf den Beinen sein. Stumm und fast bewegungslos stehen die Leute als schwarze Schattenrisse vor dem brennenden Gebäude. Aber vielleicht übertönt das laute Knistern und Knacken des sich wehrenden Holzes ihre Stimmen.

Wieso, frage ich mich, sind die alle hier, aber die Feuerwehr nicht?

Nun, es ist nur eine Scheune, ein Schuppen fast, vielleicht leer, so daß es sich nicht lohnt, das Feuer zu löschen. Vielleicht ist es auch einer jener gewinnbringenden Brände, bei denen man der Feuerwehr vorher ein Zeichen gibt, ja nicht anzurücken, bevor alles verbrannt ist. Solange der Schornstein nicht fällt, gilt ein Haus bei der Versicherung nicht als vollständig niedergebrannt, hat mir mal jemand erzählt. Vielleicht gibt es für Scheunen eine vergleichbare Regel?

Das Feuer züngelt an allen vier Seiten hoch, schwarzer Qualm schießt wie eine Flüssigkeit zwischen den noch nicht brennenden Brettern hervor, Flammen stoßen durch das Dach und schicken hübsche Funkenregen in den Himmel. Ist ja bloß eine Scheune.

Ich versuche jemanden zu entdecken, den ich kenne, doch die schwarzen Gestalten erscheinen alle gleich. Sie halten respektvoll Abstand von dem Feuer, und ich denke, wenn ich weiter nach vorn gehe, kann ich ihre von den Flammen beleuchteten Gesichter erkennen. Sylvia will mich am Arm zurückhalten, doch ich entwinde mich ihr, denn ganz dicht an der Scheune, fast zu dicht an den Flammen, steht eine schmale Gestalt in einem langen Mantel; die erkenne ich auch an ihrem Umriß. Sie hat die Hände vor dem Gesicht, geht in die Knie, steht wieder auf, geht zurück in die Hocke und taumelt wieder hoch.

Ich bin bei ihr, spüre die Hitze fast unerträglich auf meiner Haut. Sie sieht mich nicht. Ich fasse sie am Arm, will sie zurückziehen, da blickt sie mich leer an.

»Silke, komm weg hier!«

Selbst für einen gesunden Menschen ist das zu nah am Feuer, und für einen Neurodermitiker, dessen Haut unter Feuchtigkeitsmangel leidet, erst recht. Sie will nicht, sieht zur Scheune. Ich lege meinen Arm um ihre Schultern, um sie von der Glut wegzudrehen. Ihre Hände zucken hoch, kratzen am Gesicht und am Hals. Erst jetzt sehe ich, daß der Hals schon blutig ist.

»Silke, komm.«

»Sie ... sie haben ihn umgebracht!« Tränen schießen ihr aus den Augen. Sylvia ist jetzt bei uns, fragt: »Wen hat wer umgebracht?«

»Werner. Werner ist da drin.«

In diesem Moment kommt der Apfelbaron angerannt, würdigt mich keines Blickes, reißt seine Tochter aus meinem Arm. Er schiebt sie vor sich her. Sie stolpert. Brutal zieht er sie hoch und führt sie zu einem Auto.

Es gibt keine Möglichkeit mehr, in die Scheune zu kommen. Das Bild des im brennenden Stroh liegenden Werners steht mir vor Augen. Kein Schrei kann seinen vernähten Lippen entweichen.

Sylvia zieht mich ein Stück von der Hitze zurück. Die Feuerwehr ist endlich eingetroffen. Ich erkenne meinen Vermieter Langarm und meinen Nachbarn Malschewski unter den Leuten, die bedächtig, wie bei einer Übung, die Schläuche ausrollen. Einer schreit ab und zu Befehle, die niemand zu befolgen scheint. Es dauert sehr lange, bis Wasser aus einer Spritze schießt. Außerdem wird es einige Sekunden später abgestellt.

Sylvia geht zu den Feuerwehrleuten, die diskutierend vorm Löschwagen stehen.

Das Dach der Scheune stürzt ein. Für einen Augenblick scheinen die Flammen verlöschen zu wollen, doch gleich darauf schießen sie höher als zuvor aus dem Inneren hervor.

Das Zucken der Flammen hat etwas Hypnotisches. Als Kind war ich kurze Zeit bei den Pfadfindern, bis sie mir wegen meiner Haut einen unbarmherzigen Spitznamen gaben: Kruste. Ich konnte es nicht ertragen, obwohl es einen anderen gab, den sie aus gutem Grund »Pickel« riefen. Die Lagerfeuer waren das Wichtigste. Den ganzen Tag über wurde dafür Holz gesammelt. Sobald das Feuer abends brannte, begannen wir zu singen oder Geschichten zu erzählen. Doch immer machte uns das Feuer nach einiger Zeit stumm. Ich bekam das Gefühl, wir am Feuer wären allein auf der Welt, die letzten Überlebenden. Alles, was die Menschen getan hatten, war vergeblich gewesen, verbrannt, zu Staub und Asche zerfallen. Auch unser Leben war sinnlos, mit unserem Tod würde der Planet dem Vergessen anheimfallen, und Gott würde sich einem anderen Planeten als Spielzeug zuwenden.

Sylvia kommt mit schnellen Schritten zurück.

»Die sagen, es lohnt sich nicht mehr zu löschen. Sie passen nur noch auf, daß die Flammen nicht auf den Knick da drüben übergreifen.«

»Hast du sie gefragt …?«

Sie nickt. »Da wär keiner drin. Nur ein paar Geräte und Heu.«

»Woher wollen die das wissen. Die sind doch viel zu spät gekommen.«

Ich entdecke Boldhagen unter den Zuschauern. Er trägt Jägerkleidung, Kniebundhose, sogar einen Hut mit Gamsbart und ein Gewehr schräg über dem Rücken. Ich höre schon seine Formulierungen. Er ist die denkbar komplizierteste Auskunftsperson. Wir gehen auf ihn zu. Er erkennt mich mit einem Lächeln.

»Herr Bartzsch. Ihre wehrte Gemahlin?« brüllte er gegen das Prasseln des Feuers an.

Sylvia stellt sich selbst vor.

»Auf der Pirsch?«

»Nun, die Obliegenheiten eines Wildhüters …«

»Das war doch Brandstiftung«, komme ich zur Sache.

»Ich will mal sagen, wenn Ihrerseits diesbezügliche Erkenntnisse vorliegen, die eine solche Möglichkeit in Betracht ziehen lassen können, sollten Sie das morgen bei der Feuerwehr zur Niederschrift ins Brandprotokoll erklären.«

»Was meinen Sie denn?«

»Zu den Pflichten eines Gemeindemitglieds, und als solches habe ich Sie ja schon begrüßt, gehört es, Beobachtungen dieser Art, die einen möglichen kriminellen Tatverdacht …«

»Es heißt, da sei noch einer drin gewesen.« Ich weise mit dem Daumen auf die Scheune. Ich erwarte, daß ich auch dieses zur Niederschrift erklären soll, doch er antwortet nicht, sieht mich mit halboffenem Mund erstaunt an und fällt polternd aus der Rolle: »Wer hat Ihnen denn das gesagt!«

»Die Gesichter der Leute hier.«

Er runzelt die Stirn, dann lacht er verhalten.

»Guter Witz.«

Wir gehen zum Auto zurück. Ein Vorderreifen ist platt. Sylvia hebt die Augenbrauen, sagt aber nichts. Ich untersuche den Reifen und finde ein Loch an der Seite, ein größerer spitzer Gegenstand muß hineingestochen worden sein. Sylvia hat schon Reservereifen und Wagenheber ausgepackt. Ich zeige ihr das Loch. Sie wiegt den Kopf, dann schiebt sie mich weg. »Laß mich das machen, ich kann das besser.«

Kann sie wirklich.

Nach und nach werden alle Wagen um uns herum gestartet. Wir sind die letzten, nur die Brandwache ist noch da. Die Scheune hat ihre Form verloren, ist zu einem brennenden Haufen zusammengefallen.

Bei der Rückfahrt sind wir uns einig: Keine Scheune brennt von allein so gleichmäßig von allen Seiten. Eine gemeinsame Meinung haben wir auch über Silke: Sie bedarf dringend einer Behandlung.

25. Was bleibt mir übrig?

Ich frühstücke mit Sylvia. Sie schweigt, konzentriert sich ganz auf ihr Müsli, das sie sich aus verschiedenen Körnern und Trockenfrüchten selbst mischt. Ich sehe ihr an, daß sie etwas plant.

Als ich Sylvia zum ersten Mal begegnete, machte sie auf mich den Eindruck einer tatkräftigen, entschlossenen Frau. Sie war Arzthelferin, und ich hatte die mir unbekannte Praxis aufgesucht, um mir Kortison verschreiben zu lassen. Ärzte, die mich kannten, verschrieben es mir damals kaum noch in der von mir gewünschten Menge. Ich hatte zuviel davon bekommen. Während ich noch im Wartezimmer saß, geschah ein Unglück. Der Arzt starb an einem anaphylaktischen Schock, einer allergischen Reaktion. Ich eilte zu Hilfe und erlebte eine vollkommen andere Sylvia. Beim Anblick ihres toten Arbeitgebers wurde sie hilflos und verwirrt. Sie war nicht einmal in der Lage, einen Rettungswagen herbeizutelefonieren.

Ich war vom ersten Augenblick an in Sylvia verliebt, wagte jedoch das Balzverfahren nur sehr vorsichtig in Gang zu setzen. Es lag nicht an der unglücklichen Situation, sondern daran, daß ich mich als Allergiekrüppel, als Aussätziger empfand. Doch Sylvia stand wenig später überraschend vor meiner Wohnungstür. Es ist ihre Art, Dinge kurzentschlossen in die Hand zu nehmen; andererseits kann sich ihre Aktivität plötzlich ins Gegenteil verkehren: Sie sinkt völlig in sich zusammen und verwandelt sich in ein hilfloses, Bleistifte kauendes Bündel. Mir ist das sehr angenehm. Ich brauche dann nicht so große Schuldgefühle zu entwickeln, wenn mich meine Krankheit wieder mal in das tiefe schwarze Loch der Depressionen stürzt. Und derzeit habe ich das Gefühl, ziemlich am Rand zu wandeln.

»So«, sagt sie, schiebt den Teller mit einem Ruck von sich. »Ich geh dann mal. Und ich werde aus dieser Patientenkartei herausholen, was nur herauszuholen ist!«

Sie gibt mir einen Kuß auf die Stirn. »Es kann sein, daß ich deshalb in der Mittagspause nicht komme.«

Weg ist sie.

Ich räume den Frühstückstisch ab und merke, daß mir heute ganz und gar nicht nach Joggen ist. Eigentlich wollte ich noch mal zur abgebrannten Scheune, aber auch das kommt mir überflüssig vor. Was soll da schon sein? Ein paar verkohlte Knochen etwa?

Einzig mein Bedürfnis nach dem Regionalteil der Tageszeitung treibt mich schließlich aus dem Haus.

Es muß die frühe Stunde sein, daß ich tatsächlich zwei Dorfbewohnern begegne – sie sehen mich nicht an – und eines der Häuser ein offenes Fenster hat. Der Anblick des Wohnzimmers – geblümte Tapete, schwere Polstersessel und eine Anrichte, auf der eine Sammlung kleiner Glastiere steht – deprimiert mich.

Die Zeitungsverkäuferin reagiert auf mein »Moin« mit einem haarfeinen Lächeln. Oder täusche ich mich?

Ermutigt sage ich: »War ja ein nettes Feuer!«

»Was?«

»Na, die Scheune.«

»Ach, hat es gebrannt?«

»Ja.«

Es interessiert sie nicht.

Vor dem Laden blättere ich die Zeitung durch. Natürlich steht noch nichts von dem Brand in der vergangenen Nacht darin. Ich gehe weiter in Richtung Apfelbaron, weiß aber, daß ich heute nicht den Mut habe, ihn zu besuchen. Vielleicht steht er ja draußen.

Ich umrunde das Haus, bis ich schließlich auf dem dahinterliegenden Feldweg anhalte. Niemand zu sehen. Wahrscheinlich steht er gerade vor dem Badezimmerspiegel, entfernt mit einer Nadel zwischen den Zähnen klemmende Nelkenfasern und bewacht mit einem schrägen Blick durch den Spiegel Silkes Zimmertür. Sie hat Stubenarrest, und ihre Hände sind auf dem Rücken zusammengebunden, damit sie sich nicht kratzen kann.

Meine trübselige Stimmung treibt mich auf den Friedhof. Die Backsteinkirche daneben ist immer abgeschlossen. Aber selbst wenn sie geöffnet wäre, in diesem sinnlosen Symbol der Nächstenliebe würde ich kaum das Geheimnis entdecken, warum man mir so feindlich begegnet. Es gibt kein Pfarrhaus. Sonntags morgens kann man Pastor und Organist über die Landstraßen flitzen sehen, um in kurzen Abständen in immer anderen Gemeinden die gleiche Predigt zu halten – vor immer den gleichen, wenigen alten Leuten. Der Friedhof macht einen gepflegten Eindruck. Es muß jemanden geben, der sich darum kümmert. Vielleicht Werner.

Ich schreite die Gräber ab und notiere vier im letzten Jahr Gestorbene, alle in einem Alter, in dem man eben stirbt. Kein Grab von Siegfried Funke. Vielleicht als Selbstmörder außerhalb der Friedhofsmauer begraben? Es gibt andere Funkes, schon lange tot. Friedrich Puck, den vom Trecker überrollten Bauern, finde ich. Er liegt mit seinen Eltern im Grab.

Ich gehe noch einmal langsam durch das Dorf, lasse auch die beiden Seitenstraßen nicht aus und versuche, hinter die Häuser zu gucken, um Werner irgendwo bei der Arbeit zu entdecken. Aber alles ist in Leblosigkeit erstarrt. Es ist kalt geworden, und feiner Nieselregen hat eingesetzt. Auf der Hauptstraße halten nach und nach einige Autos vor dem Zeitungsladen und der Bäckerei. Die Fahrer springen heraus, eilen in die Geschäfte und kommen mit ebenso schnellen Schritten wieder heraus. Vielleicht ist es nicht der Regen, der sie treibt, sondern eine im Dorf grassierende Seuche? Ich finde niemanden, den ich danach fragen könnte. Selbst der Boxer steht nicht am Zaun, um mit einem Huhn zu winken. Gott sei Dank.

Ich verschließe die Tür vor dem Dorf und breite die Zeitung mit den Nachrichten aus der großen weiten Welt auf dem Küchentisch aus. Nach zehn Minuten merke ich, daß ich lese, ohne irgend etwas aufzunehmen – als handle es sich um eine fremde Sprache. Es interessiert mich nicht.

Was mache ich hier? In diesem Dorf? Wieso gibt es

überhaupt jemanden, der so bescheuert ist, sich eine der fünf oder sechs Ferienwohnungen zu mieten? Wir finden es schön hier, grüßen Carl-Hermann Fessler und Frau aus dem Gästebuch. Ihr seid ja auch blöd.

Müde lasse ich mir ihre Nummer von der Auskunft geben. Ich sollte lieber ins Bett gehen. Ich bin bestimmt nicht in der Lage, raffinierte oder hartnäckige Fragen zu stellen. Im Bett könnte ich mich jetzt ganz klein zusammenrollen und mir die Decke über den Kopf ziehen.

»Fessler.«

»Ach so, ja, Frau Fessler, Sie kennen mich nicht. Bartzsch. Ich wohne in der Ferienwohnung, also ich meine, ich habe Ihren Namen im Gästebuch …«

»Ach, das ist ja nett …«

Ich finde es ganz unterhaltsam, ihrer auf- und absprudelnden Stimme zuzuhören, und erfahre, was ich mir unbedingt ansehen und welchen Ausflug ich unbedingt machen muß, welchen Ausblick ich unbedingt zu genießen habe und wie sie es mit ihrem Mann immer gehalten hat, wo sie eingekauft haben, was für Essen gemacht und welchen Belag sie auf den Brötchen hatten, wenn sie zu den Runensteinen im Staatsforst gewandert sind.

Ich beschränke mich auf Kommentare wie »Ach« oder »Ach, ja.« Wenn ich mich jetzt dankend verabschiede, wird sie sich zu ihrem Mann auf dem Sofa umdrehen und sagen: »Ach, das war ja ein netter Mann. Weißt du, er wohnt gerade in unserer Ferienwohnung.«

Aber ich verabschiede mich nicht und bekomme nach zwei Anläufen – »Ich hätte da noch eine Frage« – Raum, meine Frage zu stellen.

Frau Fessler spricht den Namen meines Vermieters Langarm vollkommen anders aus als ich, so, als wäre sie Französin oder als würde der Name nur aus einer Silbe bestehen. Sie wird überhaupt plötzlich einsilbig. Hält es aber nicht lange durch, und ich erfahre alles, ohne weitere Fragen. Der Langarm ist wirklich der Vater von Siegfried Funke gewesen. Jeder hat das gewußt. Aber er hat ihn von der Türschwelle gestoßen. Und als der arme

Junge sich dann umgebracht hat, ist der Langarm nicht mal zur Beerdigung. Und da hat sie zu ihrem Mann gesagt, jetzt ist Schluß. Und als dann der Bauer Puck vom Trecker überfahren war, da ist der Langarm gleich wieder hinter der Ingrid, der Witwe von dem Puck, herscharwenzelt. Da war der arme Puck noch nicht mal unter der Erde. Und so etwas kann man ja nicht machen. Und deshalb mieten sie die Ferienwohnung nicht mehr.

»Und der Siegfried hat sich wirklich umgebracht?«

»Wie? Ach so. Da gab es gar keinen Zweifel, so wie der war. So depressiv.«

»Und der Langarm hat den Puck umgebracht, um wieder mit Ingrid …«

»Na, Sie haben ja eine blühende Phantasie.«

»Und Werner, kannten Sie den auch?«

»Ach, der Arme. Ist er noch im Dorf?«

»Ja.«

»Ich will mal sagen, er ist ja ein bißchen einfach gestrickt. Aber die Ingrid hätte eigentlich für ihn sorgen müssen.«

»Ingrid Puck?«

»Ja, sie hat ja den Hof nach dem Tod ihres Mannes sofort verpachtet und ist weg. Und der Werner war doch die ganze Zeit Knecht beim Puck gewesen und kriegte ja nichts Neues. Das sind ja alles nur kleine Höfe rundum, die von den Bauern allein bewirtschaftet werden.«

»Und Silke?«

»Was?«

»Na, die Tochter.«

»Wie?«

»Silke, was war mit der?«

»Was soll mit der sein?«

»Frau Fessler, ich habe den Verdacht, als das alles passierte, da waren Sie gar nicht mehr im Dorf?«

»Nein, ich meine Ja, aber die Marianne hat mir das alles erzählt. Ich habe sie noch mal angerufen und ihr gesagt, daß wir wohl nicht wiederkommen.«

»Marianne?«

»Sie hat den Zeitungsladen und ist ja eine so patente Person, wenn wir von unseren Ausflügen zurückkamen, haben wir bei ihr immer einen Schnaps …«

»Ja, ich kenne sie auch.«

»Grüßen Sie sie unbedingt von mir.«

»Und Malschewski, den Boxer von nebenan auch?«

»Ach, wissen Sie, muß nicht sein, ist ja ein komischer Kerl, wenn ich dessen Frau gewesen wäre, hätte ich auch das Weite gesucht.«

»Die Neumanns, den Apfelbaron?«

»Das sind ja wirklich reizende Leute. Was haben wir gelacht! Ich habe gerade zu meinem Mann gesagt, der ist ja jetzt in Pension, laß uns jedes Jahr eine Kiste Äpfel bei ihm bestellen. Wissen Sie, die Holsteiner Cox, die eß ich ja so gern. Einen abends zum Fernsehen, das hält gesund und jung, sag ich.«

Es reicht. Ich bedanke mich und verabschiede mich höflich. Falls notwendig, kann ich ja noch mal anrufen.

Ich massiere mein rotes Ohr.

Ich sehe schon, ich muß mich auf die Lauer legen. Mich fröstelt bei dem Gedanken, in einem Knick verborgen darauf zu warten, daß Silke allein das Haus verläßt. Was bleibt mir anderes übrig?

26. Die treibende Kraft

Ich liebe es, die Dinge auf mich zukommen zu lassen. Irgendwann kommen sie immer. Das schlimmste ist, an einer zugigen Ecke oder in einem kalten Hauseingang zu stehen, um jemanden zu beobachten – oder in einem Gebüsch zu liegen, so wie jetzt.

Selbst als ich einmal einen verschwundenen Ehemann suchen sollte, hatte ich das nicht nötig. Es genügte, in seinen persönlichen Sachen zu schnüffeln, seine Ehefrau, seine Freunde und Kollegen zu befragen, um aus Vorlieben und heimlichen Wünschen Hinweise auf seinen möglichen Aufenthaltsort zu bekommen.

Nicht nur, daß ich in einem stacheligen Gebüsch liege, es regnet, und mein Trenchcoat wird allmählich durchweicht. Das ist nicht gut für mich. Ich werde eine Erkältung bekommen, und meine chronisch verengten Bronchien werden die zusätzliche Arbeit nicht erledigen können. Überhaupt dieser Trenchcoat, so praktisch er manchmal sein mag, ich hasse ihn. Er läßt mich aussehen wie ein Detektiv. Fehlt nur noch der Hut. Und dann sage ich: Schau mir in die Augen, Silke.

Ich habe das Haus in weitem Bogen über die Felder umrundet. Ich mußte Zäune überklettern, bin an Stacheldraht hängengeblieben (vielleicht ist der Riß im Mantel groß genug, um ihn mit Berechtigung wegwerfen zu können?) und bin in Matschlöcher getreten, nur um von dieser Gebüschreihe aus die Vorder- und Rückseite des Hauses im Blick zu haben. Doch nichts rührt sich. Es kommt nicht einmal jemand, um Äpfel zu kaufen. Vielleicht ist die ganze Apfelplantage eine Tarnung für ... ja, für was? ... für eine im Keller des Hauses eingerichtete Druckerei, in der Werner für die Dorfbewohner Falschgeld druckt, Silke mit der langschnäbligen Ölkanne daneben steht und mal hier und mal da einen Tropfen in das Räderwerk des Drucktiegels gibt. Da haben wir das Geheimnis des Dorfes. Denn wovon lebt zum Beispiel der Exboxer? Eine

Arbeit hat er nicht. Ihr seid verhaftet! Alle. Kommt mit erhobenen Händen aus euren Häusern, stellt euch in Zweierreihen auf und dann Abmarsch zur Polizeiwache nach Grömitz!

Hoffentlich wird keine meiner derartigen Visionen jemals Wirklichkeit. Ich besitze keine Waffe, nicht einmal ein furchteinflößendes Äußeres. Wer mich nicht kennt, vermutet eher, daß ich in Unterwäsche schnüffle, pornografische Inflagranti-Fotos mache und mit Tonbändern Liebesgeflüster aufnehme, um gegen ein geringes Honorar, eher eine Art Schmiergeld, Scheidungsfälle voranzutreiben.

Wenn ich noch eine Weile so durchnäßt in diesem Busch hocke, werde ich mich sicher in ein solches Ekelpaket verwandeln.

Ich stehe auf. Meine Knochen knacken. Ich schiebe mich durch das Gebüsch. Die Regentropfen auf den Blättern haben nur darauf gewartet und rieseln mir eiskalt in den Kragen. Ich rutsche von dem Knick herunter auf den Weg, der in den Hof des Apfelbarons führt.

Frau Neumann öffnet mir die Tür.

»Na, Sie sind ja ganz naß«, lacht sie mich von oben bis unten aus. Das weiß ich selbst. Ich werde trotzdem eingeladen, in die Küche zu treten, bleibe aber an der Tür stehen.

»Ich dachte nur, ich sprech mal mit Silke, wegen ihrer Neurodermitis. Ich habe da ja auch meine Erfahrung mit allen möglichen Mitteln.«

»Ach, die ist gerade deshalb unterwegs. So ein Pech«, lacht sie.

»Beim Arzt?«

»Nein, nein. Wissen Sie«, sie senkt die Stimme, »wir haben da eine Frau, die kennt sich aus. Sie macht auch Warzen weg, und mir hat sie die Gürtelrose besprochen. Und einem Bauern sein Rückenleiden geheilt, da haben die Ärzte jahrelang herumlaboriert, und er ist nur einmal zu ihr, und schon war's weg. Jetzt hat sie sich für Silke was ausgedacht. Aber mein Mann muß das nicht wissen, verstehen Sie, er hält nichts davon, sagt immer: die Kräuterhexe.« Sie lacht, als nähme sie alles selbst nicht ernst.

»Das ist ja interessant. Wo wohnt diese Frau denn? Vielleicht kann sie mir ja auch helfen?«

»Ganz am anderen Ende. Hundert Meter nach dem Ortsschild führt ein Weg quer durch den Wald, wenn Sie da wieder rauskommen, sehen Sie rechts ein Gehöft, und davor kommt eine kleine Kate. Da wohnt sie. Bestellen Sie ihr einfach einen Gruß, dann wird sie es sich schon ansehen. Manchmal macht sie Fremden nämlich nicht auf.« Sie entschuldigt die Kräuterhexe lachend.

Ich wandere als nasser Trenchcoat-Detektiv durch das Dorf – überlege nur kurz, ob ich mich umziehe, verwerfe es gleich wieder: Ich will Silke nicht verpassen.

Im Wald fällt mir ein, daß sie vielleicht einen anderen, mir unbekannten Weg nimmt, um nicht durch das Dorf zu müssen.

Dann sehe ich die hastig flüchtende Gestalt; mit einem Sprung ist sie über den Graben neben dem Weg in den Wald hinein – und das mit einem roten Regenschirm. Ich mache es ihr nach und versuche ihren Weg zu kreuzen. In einem verregneten graugrünen Buchenwald findet man jemand mit einem roten Regenschirm immer!

»Silke, bleib stehen!« rufe ich. »Ich bin's!«

Zwecklos. Sie ist ein Reh mit Regenschirm. Warum klappt sie den nicht zusammen? Er behindert sie doch.

Sie bleibt mit dem Regenschirm hängen. Ich habe sie, bleibe aber in gehörigem Abstand. Sie soll keine Angst vor mir haben. Sie verbirgt sich halb hinter einem Baum.

»Hör mal, Silke«, weiter komme ich nicht, der Lauf war zu anstrengend, ich muß erst mal abhusten.

»Silke, wir müssen unbedingt miteinander reden.«

Langsam kommt sie hinter dem Baum vor. Ich erschrecke: Ihr Gesicht und ihr Hals sind blau, nein, violett bemalt, nur Augen und Mund sind davon ausgespart. Sie schüttelt den Kopf, dreht sich um und läuft weg.

Gut, Silke, lauf, mit so einer Bemalung würde ich auch mit niemandem sprechen wollen. Das ist also das Wundermittel. Wahrscheinlich darf der Regen es nicht abwaschen, denn sie hält weiterhin den Schirm über sich. Ich kenne ja allerhand alternative Methoden, Neurodermitis zu behandeln, aber die nicht. In der letzten Zeit war Stutenmilch Mode – es gibt Leute, die schwören darauf. Ihre Neurodermitis haben sie trotzdem. Davor war Goldnerzcreme beliebt. Na ja, da hat man natürliche Kortisone drin gefunden. Die Kräuterhexe muß mir ihre – und vielleicht auch noch andere – Geheimnisse verraten.

Schade, sie sieht überhaupt nicht aus wie eine Hexe, sondern eher wie die britische Königin. Ich sage ihr, wer ich bin. Sie weiß es schon. Sie weiß auch sofort, daß ich Probleme mit der Haut und mit der Lunge habe. Kein Kunststück. Das eine sieht man, das andere hört man. Sie hat gleich einen Tip für mich: Ich soll nicht soviel Zucker essen. Das sagt Sylvia auch, obwohl es wissenschaftlich nicht begründbar ist.

Ich darf den nassen Mantel ausziehen und mich in die kleine Küche der Wunderheilerin setzen. Ich erzähle, daß ich eben Silke gesehen habe.

»Was haben Sie mit ihr gemacht?«

»Ein Extrakt aus verschiedenen Pflanzen.«

»Sieht scheußlich aus.«

»Hauptsache, es hilft der Armen. Sie wissen ja gar nicht, wie sie leidet. Die Leute hier glauben, es wäre ansteckend.«

Mir kommt eine Erleuchtung. »Hatte ihr Bruder es auch?«

»Sie meinen den Siegfried? Haben Sie die Geschichte schon gehört? Es wundert mich, daß jemand darüber spricht.«

»Er hat sich umgebracht.«

»Ach, die haben den doch in den Tod getrieben. Als der eine Wohnung im Dorf suchte, ist der Langarm rumgelaufen und hat dafür gesorgt, daß ihm ja keiner was vermietet. Und die eigene Mutter hat zu ihm gesagt, ich wünschte, du wärst tot. Glauben Sie wirklich, der ist in den Teich gesprungen? Ich war ja nicht dabei, aber wenn ich mir die groben Kerle von der Feuerwehr angucke, weiß ich doch, daß sie ihn reingeworfen und nicht wieder rausgelassen haben. Vorher hatten die ihn ja schon fast bei einem Feuerwehreinsatz umgebracht. Das habe ich gesehen, das Dach brannte bereits, da haben sie ihm befohlen, noch mal in das Haus zu gehen, wegen was weiß ich, und da kam er fast nicht wieder raus. Keiner wollte den armen Kerl hier haben, den hatten sie sich richtig ausgeguckt. So sind die Leute hier, die brauchen immer einen, den sie fertigmachen können.«

Hochinteressant, der giftige Redefluß der Hexe muß in Bewegung bleiben. »Und seine Mutter?«

»Na, das war doch die treibende Kraft. Gerade die Feuerwehrleute mit ihren Uniformen hatten es ihr angetan. Das war ja nicht mehr schön, wie die rumpoussierte. Die hatte doch mit allen was. Ging dann ja auch mit dem Siegfried schwanger. Das war die Strafe, denn dann wollte sie keiner mehr. Mußte den ollen Einsiedler nehmen.«

»Den Puck?«

»Aber den Siegfried wollte der auch nicht auf dem Hof haben. Nun sind sie beide tot. Zeigen Sie mal Ihren Ausschlag.«

»Hatte Siegfried den auch?«

»Nee, der zum Glück nicht, der war glatt und blaß wie ein Gespenst. Zuwenig Blut.«

Ich rolle meine Ärmel hoch, und sie spitzt die Lippen und macht ein schnalzendes Geräusch mit der Zunge. Dann schlägt sie dieselbe Behandlung wie bei Silke vor, aber ich wehre ab. Erst mal abwarten, wie es bei Silke anschlägt. Ich komme wieder.

27. Lieber Jäger, laß mich leben!

Der Regen hat aufgehört. Doch im Wald hängen noch schwere Tropfen an den Blättern, warten, bis ich unter ihnen vorbeigehe. Sie haben eine Wette laufen, wer zuerst meine Nase trifft. Einen Sieger gibt es schon.

Der Wald ist voller flüsternder Geräusche. Natürlich sind alle aus dem Dorf dort verborgen und zischeln einander zu: »Was hat sie ihm gesagt?«

»Wo geht er hin?«

»Was wird er tun?«

Es überrascht mich deshalb nicht, daß Boldhagen im Jagdanzug vor mir auf dem Weg erscheint. Er macht ein wichtiges Gesicht und trägt das Gewehr unter dem Arm.

»Auf der Jagd?«

»Die Obliegenheiten eines Jagdpächters, sehr geehrter Herr Bartzsch ...«

»Ach.«

»Übrigens habe ich Sie schon lange gesehen. Ich sehe überhaupt jeden im Wald, lange bevor er mich sieht.« Er zieht die Mundwinkel verächtlich herab.

»Das gehört wohl zu einem guten Jäger.«

»Die Pflichten eines Jagdpächters ...«, beginnt er wieder zu diktieren. Ich gehe weiter. Er folgt mir.

»... sind auch die Beobachtung und ganzjährige Aufrechterhaltung der natürlichen Ordnung sowie die Verhinderung zerstörerischer Einflüsse vielfältigster Art. Wir Jäger haben unsere Kraft in den Dienst des Schutzes des Lebensraumes Wald zu stellen. Ein kleines Beispiel soll ...«

»Ist schon klar«, versuche ich seinen Vortrag abzukürzen. Er läßt sich nicht beirren.

»So beobachten wir immer wieder Spaziergänger, die in Mißachtung geltender Naturschutzgesetze, sehr geehrter Herr Bartzsch, sowie der Tollwutsperrgebietverordnung, ein Freilaufen ihrer Hunde bewußt in Kauf nehmen, so daß wir schließlich geradezu gezwungen sind, dem Treiben dieser wildernden Tiere mit einem gezielten Schuß ein Ende zu setzen.«

Ich spüre, der will auf etwas Bestimmtes hinaus, und bestätige sein Diktat durch Wiederholung der letzten Worte: »... ein Ende zu setzen. Punkt.«

»Richtig.« Kurze Denkpause. »Vor jedem Spaziergang im deutschen Wald sind deshalb die geltenden Gebote sowie die gängigen Gefahren zu rekapitulieren. So soll es schließlich vorgekommen sein, daß Spaziergänger dem Wildhüter bei Ausübung seiner Pflicht in die Schußlinie gerieten oder gar bei gebückter Haltung mit großen wildernden Hunden verwechselt wurden.«

»Sie meinen, ich sollte vorsichtig sein, wenn ich durch den Wald gehe.«

Er guckt mich an, dann lacht er mit Verzögerung:

»Ha, ha, Sie doch nicht. Sie haben doch gar keinen Hund.«

Das beruhigt mich ungemein.

28. Alkohol im Blut

Sylvia hat die Adresse von Ingrid Puck, geborene Funke. Sie steht nicht im Telefonbuch. Ich bewundere Sylvias Raffinesse, einen Todesfall in der Familie Puck zu konstruieren, um beim Zentralregister des Einwohnermeldeamts in Hamburg die gewünschte Auskunft zu bekommen – sogar mit Telefonnummer!

Auch ihren vom Trecker überrollten Mann, Friedrich Puck, hat sie nun in der Altkartei der Praxis gefunden.

Und rate mal, was der hatte?

Neurodermitis constitutionalis atopica!

Wen wundert es, irgendwoher muß die arme Silke die Veranlagung haben.

Die Methode der Kräuterhexe belächelt Sylvia nicht. Manchmal hätten solch unkonventionelle Behandlungen überraschenden Erfolg. Aber ich sollte mich ja nicht ebenfalls violett anmalen lassen. Die Kräuterhexe scheine endlich mal jemand zu sein, der sich traut, die Wahrheit zu sagen. Wahrscheinlich habe sie aufgrund ihrer Heilerfolge eine unantastbare Stellung in der Dorfgemeinschaft. Von der müsse sie unbedingt ihrem Chef erzählen.

Nanu?

Ja, er hätte sich berappelt. Sei jetzt ganz nett. Habe sich wieder nach mir erkundigt.

Boldhagen mache ihr keine angst. Jemand, der so redet, schieße nicht, ohne vorher einen Antrag mit siebenfachem Durchschlag ausgefüllt zu haben. Da bin ich mir nicht so sicher, ob genau dieser Antrag nicht schon zur Genehmigung beim obersten deutschen Wald vorliegt.

Wir sind nach dem Abendessen ziemlich lange am Tisch sitzengeblieben; nun beginne ich ihn abzuräumen. Natürlich ist eine bestimmte Frage noch offen, aber ich sage nichts, sondern warte, daß sie einen Vorschlag macht. Sie geht zum Bücherregal, neigt den Kopf zur Seite, um die Rückentitel zu lesen.

»Weißt du, daß ich mir ziemlich sicher bin, einmal ein Buch gelesen zu haben, in dem die Bewohner eines Dorfes gemeinsam jemanden umbringen.«

»Kann gut sein.«

Sie dreht sich zu mir um. »Also gut, wer ruft jetzt Ingrid Puck an? Du oder ich? Ich schlage vor, ich.«

»Nein, wir fahren hin.«

»Wäre natürlich noch besser.«

»Bleibt nur die Frage, melden wir uns vorher an oder nicht.«

»Natürlich anmelden.«

»Ich bin dagegen. Wenn du dich anmeldest, will sie wissen, warum du kommst.«

»Und wenn sie nicht da ist?«

»Sonntag zwischen elf und zwölf Uhr? Und wenn nicht, dann haben wir mal wieder einen netten Tag in Hamburg. Wie wär's mit Kino, Theater?«

Sylvia ist begeistert. Noch nicht mal zwei Wochen sind wir auf dem Land, schon versetzen uns die Möglichkeiten der Großstadt in Hochstimmung.

Gerade beschließen wir, mit unserem kleinen Fernseher ins Schlafzelt unter dem Dach zu kriechen, da klopft und klingelt es zugleich.

In der Tür steht Frau Langarm, leichenblaß, und stottert: »Mein Mann, er hat, ist was passiert, können Sie bitte, ich weiß doch nicht, ist alles voll Blut!«

Sylvia rennt mit ihr nach vorn. Ich folge langsam.

Unser Vermieter steht in Feuerwehruniform schwankend am Spültisch, läßt sich Wasser über die linke Hand laufen und kichert. Es ist wirklich alles voller Blut.

»Zeigen Sie mal her!« Sylvia dreht das Wasser ab. Mit dieser Haltung und diesem Ton könnte sie ein ganzes Bataillon betrunkener Feuerwehrleute kommandieren. Sie preßt ein schon blutiges Küchenhandtuch hart auf die Wunde und nimmt es wieder weg.

»Is nich so schlimm«, lallt er. »Gleich wieder in Ordnung.« Er will sich mit der freien Hand an Sylvia festhalten, aber sie scheucht ihn zurück.

»Er wollte sich ein Käsebrot machen«, jammert seine Frau, »und dann ist ihm das Messer vom Käse in die Hand.«

Soviel ich sehen kann, verläuft die Wunde quer über den Handballen und ist ziemlich tief.

»Zwei saubere Handtücher!« befiehlt Sylvia. »Wir fahren ins Krankenhaus.«

»Laß mal, Mädel, das geht gleich wieder«, protestiert er.

Sylvia nimmt die Handtücher in Empfang und sagt zu seiner Frau: »Das muß genäht werden.«

Sie zeigt ihm, wie er die Hand halten und die Tücher auf die Wunde pressen muß.

»Meine Autoschlüssel!« Das war ein Befehl an mich. Ich renne. Als ich zurückkomme, steht sie mit dem Langarm schon am Wagen.

»Ich bringe ihn nach Neustadt, da ist die nächste Notaufnahme.«

»Soll ich mitkommen?«

»Du bleibst hier.« Sie schickt einen Blick zu Frau Langarm, die sich immer noch entsetzt beide Wangen hält. Dann kommen ihre Augen mit einem Grinsen zu mir zurück. »Los, frag sie aus, in diesem Zustand gesteht die alles«, lautet ihr unausgesprochener Befehl.

Verdammt, eines Tages ist sie besser als ich. Nee, ist sie schon.

Ich lege den Arm um die Schultern der Frau und führe sie ins Haus zurück. »Wie kam das denn?«

»Diese verdammte Feuerwehr«, schluchzt sie. »Von wegen Versammlung. Treffen sich doch nur, um sich zu besaufen. O Gott, das Blut. Das krieg ich ja gar nicht wieder raus.«

Wir sind in der Küche zurück. Sie fängt an zu wischen. »Oh, nein, nein. Ich kann das jetzt gar nicht.« Sie setzt sich auf einen Stuhl, schlägt die Hände vor das Gesicht und fängt an zu heulen. »Dieser betrunkene Kerl!«

»Als der Siegfried im Löschteich ertrunken ist, war er da auch dabei?«

»O Gott, Herr Bartzsch, Sie müssen aber auch immer in den alten Sachen wühlen.«

»Und war er nun?«

»Ich kann da jetzt überhaupt nicht dran denken.«

»Ihr Mann, der wollte den Siegfried doch auch nicht haben.«

»Wie soll der denn morgen arbeiten. O Gott.« Sie steht auf, putzt weiter und zieht die Nase hoch.

»Es gibt Leute, die behaupten, der Siegfried wäre umgebracht worden.«

Sie heult los. »Nö, Herr Bartzsch, das können Sie nicht machen, nicht mit meinem Mann.«

Sie putzt eifriger als vorher, ohne mich anzusehen.

»Da ist noch was«, sage ich und zeige auf einen Blutfleck an der gekachelten Wand über dem Herd.

»Bleiben ja zum Glück keine Spuren, kriegt man alles raus, auch aus der Wäsche – fast wie bei Siegfried. Da waren wohl zu viele beteiligt, was?«

Sie sagt nichts, schnieft, nimmt es nur als Stichwort, um die blutigen Handtücher in die Waschmaschine zu schieben. Dann rennt sie aus der Küche, und ich höre sie sich schneuzen. Sie kommt etwas gefaßter zurück.

»Ich weiß schon, was die Leute so reden. Aber mein Mann, der hat dem Siegfried doch noch die Wohnung besorgt, zwar nicht hier im Dorf, aber ...« Sie heult wieder los. »Herr Bartzsch, die sind doch nun alle friedlich unter der Erde. Nun muß doch mal Schluß sein.«

Ich gucke ihr eine Weile beim Putzen zu, dann klopfe ich ihr auf die Schulter und sage, sie solle es mal nicht so ernst nehmen, und gehe.

Nach rund zwei Stunden ist Sylvia wieder da.

»Die haben es gleich genäht, und ich habe ihn wieder mitgebracht.«

»Seine Frau weiß nichts.«

»Er hat nur zugegeben, was jeder weiß, daß Siegfried sein Sohn war. Und es tue ihm leid, daß er tot ist. Klang ehrlich.«

»Falscher Weg?«

Sie denkt einen Augenblick nach, dann schimpft sie los: »Dieses Schwein hat mich ans Knie gefaßt! Diese geile Sau wollte mir im Auto an die Wäsche!«

»Er war betrunken.«

»Was soll das heißen!?« brüllt sie.

30. Der kleine Hund

Ich bin gegenüber den meisten Dorfbewohnern benachteiligt. Ich habe keinen Blick auf die Straße. Die Fenster des Anbaus liegen auf der Seite, wo der Boxer sein Grundstück hat. Nur wenn ich dicht an die Scheiben gehe, sehe ich das Stück Straße vor seinem Haus. So bin ich auf Mutmaßungen angewiesen, was die Geräusche zu bedeuten haben, die von der Straße kommen. Jemand ruft oder flucht. Ich brauche einen Grund, um nach vorn zu gehen. Mir fällt ein, ich könnte mich nach dem Wohlergehen meines Vermieters erkundigen. Doch in diesem Augenblick wird ein weiterer Grund sichtbar: Silke. Sie läuft in mein Blickfeld, bleibt stehen und sieht zu meinem Fenster, dann wieder zum Hauseingang des Vermieters. Plötzlich bückt sie sich und weicht einem Erdbrocken aus, der nach ihr geworfen wurde. Als ich nach vorn komme, hebt mein Vermieter gerade eine weitere Handvoll Erde auf, wirft aber nicht, sondern schreit: »Hau ab, verschwinde!«

»Na, schon wieder gesund«, sage ich scharf.

Langarm dreht den Kopf. »Und ich will es auch bleiben«, sagt er haßerfüllt. »Die soll abhauen!«

Ich gehe zur Straße. Silke wartet, hat aber nur Augen für den Vermieter, um weiteren Wurfgeschossen auszuweichen.

Silke ist nicht mehr violett. Es ist wärmer geworden, und sie trägt wie üblich das knöchellange weiße Baumwollkleid. Sie geht ein Stück aus der Reichweite des Vermieters, und ich folge ihr.

»Wolltest du zu mir?«

Sie nickt. »Langarm läßt mich nicht. Er denkt, es steckt an, wenn ich ihm nahekomme.«

»Idiot!«

»Ich wünschte, es würde ihn anstecken.«

Wir biegen in den Feldweg ein, den ich sonst jogge. Ich warte, daß sie etwas sagt. Sie geht neben mir her und guckt zu Boden.

»Werner ist weg«, sagt sie, ohne mich anzusehen.

»Er wird irgendwo arbeiten.«

»Nein, er ist jeden Tag einmal gekommen.«

»Seit wann hast du ihn nicht mehr gesehen?«

»Seit es nachts gebrannt hat. In diesem Schuppen hat er oft übernachtet.«

»Hat er keine Wohnung?«

»Doch, die Hütte hinter dem Friedhof. Vorn werden die Geräte aufbewahrt. Dahinter hat er eine winzige Kammer. Aber da ist er nicht.«

Ich frage nach anderen Möglichkeiten und erfahre, daß er manchmal bei den Bauern übernachtet, denen er hilft, und daß sie noch von einer Erdhütte im Wald weiß, aber da ist er nie, wenn es geregnet hat. Manchmal im Sommer schläft er auch auf freiem Feld. Doch jeden Tag kommt er einmal zu ihr.

»Warum?«

»Werner ist wie ein kleiner Hund. Als er noch bei uns auf dem Hof gearbeitet hat, wollte er mich immer beschützen.«

»Befürchtest du, es könnte ihm was passiert sein?«

Sie nickt.

»Was?«

Sie zuckt mit den Schultern. Ich erzähle ihr, wie er sich im Wald den Mund zugenäht hat.

»Ja, ich weiß«, sagt sie, »er kam am Abend vorbei. Es war hinten auf dem Hof und schon dunkel, aber ich sah das Blut an seinen Lippen. Ich habe ihm die Fäden aufgeschnitten und herausgezogen.«

»Es sah aus, als wollte er sich selbst daran hindern, etwas zu verraten.«

Sie sieht mich zum ersten Mal an. Ihre Augen sind klein, ihre Stirn ist voller Falten. »Wissen Sie, Werner ist nicht normal. Einmal, als ich noch kleiner war, hat er sich eine Nadel durch die Bauchhaut gestochen und gesagt, er tue es nur für mich.«

»Bei dem Brand hast du gedacht, er wäre in der Scheune?«

»Ich dachte, die bringen ihn um.«

»Wer?«

»Na, die hier. Alle.«

»So wie deinen Halbbruder?«

»Siegfried. Der hat sich doch selbst ...«

»Sicher?«

Sie schweigt einen Augenblick, dann bleibt sie stehen, sieht auf ihre Füße, die in ziemlich derben, schmutzigen Schuhen stecken. »Als wir alle noch zusammen waren, die Mama, der Siegfried, der Papa und ich ... na ja, da ist Werner – der war damals unser Knecht – einmal auf Siegfried los. Ich glaube, er wollte ihn umbringen ... Ich ... es ...« Ihr blasses Gesicht färbt sich rosa. »Ach, es war doch nur ein Spiel.«

Sie dreht sich mit einem Ruck um und geht weiter. »Wir haben im Stroh getobt, und Siegfried hat Monster gespielt, hat sich auf mich gelegt, und dann, und dann hat er mich geküßt. Und da ist der dumme Werner auf ihn los, hat ihn fast erwürgt.«

»Und dann?«

»Mein Vater ist dazwischen und hat Siegfried vom Hof gejagt. Er ist dann weg, hat nur noch mal seine Sachen geholt.«

»Hast du ihn wiedergesehen?«

»Ja, oft. Er ist fast jeden Abend um den Hof herumgeschlichen, hat mich abgefangen. Hat gesagt, ich sollte auch weggehen. Und er würde mich mit nach Hamburg nehmen.« Sie lacht leise. »Er wollte da Haschisch verkaufen und so. Er sagte, davon könnte man gut leben.«

»Du wolltest nicht mit?«

»Nee, ich wollte auch nicht mit meiner Mutter mit nach Hamburg, als sie den Hof verpachtet hat. Ich bin wohl wie mein Vater, eher ein Einsiedler. Ich mache mir nichts aus solchen Orten, wo viele Menschen sind.«

Die Apfelplantage kommt in Sicht.

»Du glaubst nicht, der Werner könnte sich was angetan haben? Ich hatte wirklich den Eindruck, er weiß etwas und fürchtet, daß es herauskommt. Das geht mir übrigens bei einer ganzen Reihe Dorfbewohner so.«

»Ja, die machen alle so Sachen, da regen sich die Neumanns, meine Pflegeeltern, immer so darüber auf. Daher weiß ich das. Der eine klaut auf den Baustellen in Oldenburg Material und verlegt dann hier privat seine Heizungsrohre, der andere kauft einen Acker, der, o Wunder, kurz darauf als Bauland für Ferienhäuser zugelassen wird. Und einen alten Schuppen läßt man lieber abbrennen und mit dem Geld der Versicherung neu bauen – alles solche Sachen. Aber der Werner, der ist doch vollkommen harmlos, auf den prügeln sie bloß alle ein.«

»Aber sie bringen ihn nicht um?«

Die Schlußfolgerung, daß Werner für alle arbeitet und deshalb auch alle ihre Geheimnisse kennt, hat sie sicher auch schon gezogen.

»Manchmal träume ich, es will mich jemand ermorden. Ich laufe und laufe vor ihm davon. Ich weiß, es ist jemand aus dem Dorf, aber ich kann mich nicht umdrehen, um zu sehen, wer es ist.«

Wir haben die Stelle erreicht, wo der Wassergraben neben dem Weg durch ein Rohr geleitet wird und man hinüber zu den Apfelbäumen kann. Ein Trampelpfad führt zum Haus. Ich sehe den Baron zwischen den Bäumen, er stochert mit seinem Stock im Laubwerk.

»Wenn jemand den Werner finden kann«, sage ich und bleibe stehen, denn ich will nicht weiter mitgehen, »dann bist du es. Aber ich suche ihn auch. Ich muß unbedingt mit ihm sprechen. Und wenn du ihn findest, sage ihm, er soll keine Angst vor mir haben.«

Silke nickt. Sie lächelt zum Abschied, dann springt sie neben dem Übergang über den Graben. Sie hebt die Hand, da fällt mir das Wichtigste ein: »Warte! Die Kräuterhexe? Hat's geholfen?«

»Ich weiß nicht. Man muß es siebenmal machen.«

»Wird schon. Ich hoffe es für dich.«

»Und bei Ihnen?«

Ich wiege den Kopf. »Es kommt immer wieder.«

30. Das große Geld

Es geht immer besser. Gehen, laufen, gehen. Ich jogge bis zum Zeitungsladen. »Moin«, sage ich etwas außer Atem. Sie streckt mir mit haarfeinem Lächeln schon die Zeitung entgegen. Es ist Samstag, und die Zeitung ist nicht dicker als an jedem anderen Wochentag, denn hier erscheint die Wochenendausgabe am Sonntag. Der Montag ist dafür zeitungsfrei. Vielleicht muß aus demselben unerfindlichen Grund Sylvia auch heute vormittag arbeiten, oder der Arzt will durch die Samstag-Sprechstunde gleich noch die Patienten mitnehmen, die sich durch das Tragen schwerer Einkaufstüten eine Zerrung geholt haben.

Na, endlich wird über den Brand berichtet: enttäuschende sechzehn Zeilen. Selbstentzündung durch eingelagertes Heu. Der Besitzer Boldhagen hat das Feuer selbst entdeckt. (Ach, deshalb in voller Jagdausrüstung.) Die freiwillige Feuerwehr konnte in vorbildlichem Einsatz die Ausbreitung verhindern. (So wird aus allem ein Erfolg.) Der Sachschaden ist durch die in der Scheune eingestellten Gerätschaften erheblich. (Na, na, war da auch wirklich was drin?)

Den Artikel »Streit ums Altenheim beigelegt« wollte ich eigentlich gar nicht lesen, da fällt mir erneut der Name Boldhagen ins Auge. Der Kreis will ein Altenheim in unserem Dorf bauen. Das Planungsverfahren ist schon lange abgeschlossen, ebenso der Kaufvertrag mit Malschewski, dem Besitzer des auf dem vorgesehenen Baugelände befindlichen Gasthofs. (So kommt man als Pleiteboxer zu Geld.) Der Streit mit der Besitzerin des dahinterliegenden Grundstücks, Ingrid Puck Wwe., (sieh einer an, sie liegt im Streit mit der Gemeinde!) wegen der Grenzbebauung soll demnächst außergerichtlich beigelegt werden. Die Gemeinde wird das Grundstück ebenfalls ankaufen. Über den Preis wird noch verhandelt. Die Baugesellschaft Boldhagen, die den Zuschlag bekommen hat (na bitte, ein öffentlicher Auftrag in Millionenhöhe!), wird noch im Herbst mit dem Abriß der Gebäude beginnen, so daß im Frühjahr mit der Grundsteinlegung gerechnet werden kann.

Warum sagt mir so etwas keiner. Ich bin stinksauer. Hätte ich mir doch denken können, daß es hier irgendwo ums große Geld geht. Wie blöd bin ich eigentlich, daß ich nicht zuerst die üblichen Sachen abchecke. Was zählt der smarte Detektiv in jedem B-Film auf: Geht's nicht um Rauschgift, nicht um Öl oder die Mafia, dann sind Grundstücke, öffentliche Aufträge oder Erbschaften da.

Und natürlich haben alle gedacht, ich stänkere im Auftrag der Ingrid Puck-Funke und will ihnen das große Geschäft vermasseln oder für sie mehr Geld herausholen.

Nun muß doch Friede einkehren. Ich will schon Sylvia anrufen, doch dann zögere ich. Vielleicht macht sie daraufhin den Vorschlag, morgen nicht mehr nach Hamburg zu fahren? Den kleinen Ausflug in die alte Heimat wollte ich mir nicht nehmen lassen. Verschweigen kann ich ihr den Artikel aber auch nicht. Und bei allem, was ich mir so zusammengereimt habe, wäre es trotzdem gut, mit der Witwe Ingrid Puck zu sprechen. Außerdem könnten wir bei meinem alten, ewig todkranken Freund Gerd vorbeischauen und ihm die Absolution verweigern. Er ist schließlich durch seinen Anruf bei Boldhagen an allem schuld.

Ich höre Sylvias alten VW tuckern. Sie kommt herein, als hätte ich sie in eine Zitrone beißen lassen. Ich kriege keinen Kuß, sondern muß mir sofort anhören, warum sie so in Fahrt ist: »Erstens: dieser Scheißarzt! Er schnauzt den ganzen Vormittag mit mir rum. Ich hätte ihn anrufen müssen bei der Schnittverletzung, er wäre sofort gekommen. Dieser Langarsch wäre doch sein Patient. Und ob ich nicht wüßte, bei wem ich arbeite. Wie ich so etwas machen könnte? Ich müßte doch auch einmal ein bißchen im Sinne der Praxis denken. Er strample sich ab, und ich schickte die Patienten zur stationären Behandlung ins

Krankenhaus. Bartzsch, ich habe die Schnauze voll. Und das war erst der Anfang. Das dicke Ende kommt noch.«

»Setz dich, der Tee ist fertig«, sage ich, ohne Wirkung zu erzielen. Sie stemmt die Arme in die Hüften. »Zweitens!« sagt sie, und es zischt dabei zwischen ihren Lippen. »Dieser Boxer! Malschewski! Das glaubst du nicht! Ich komme ins Dorf reingefahren und sehe ihn mit einer Tüte aus der Bäckerei kommen. Er sieht mich auch. Er guckt mich direkt an. Ich schwöre es dir!

Er geht langsam auf die Straße. Ich denke, der sieht mich ja. Und dann merke ich, daß der auf meiner Spur bleibt. Ich steige also in die Bremse und hupe. Meinst du, der bleibt stehen? Nee, der geht direkt auf mich zu. Ich bringe den Wagen kurz vor ihm zum Halten, da schmeißt er die Brötchentüte gegen die Kühlerhaube, geht in die Knie. Ich habe den wirklich nicht berührt! Ehrlich nicht! Der kommt gleich wieder hoch. Ich steige aus, und er sagt, er hätte mich gar nicht gesehen und ich dürfte doch nicht so schnell fahren. Dann beginnt er wegen seiner Brötchen zu jammern, die alle aus der Tüte gekullert sind.

Ich frage ihn, ob ihm irgendwas passiert ist, ob er einen Schwächeanfall gehabt hat. Da sagt er, es sei schon gut, wir brauchten keine Polizei, unter Nachbarn regele man das doch so.«

»Und?«

»Er sammelt seine Brötchen zusammen und geht. Aber dann, dann fängt dieses Schwein auf der anderen Seite der Straße plötzlich an zu hinken, dreht sich um und grinst mich an. Das darf doch nicht wahr sein!«

Stimmt, das hätte jetzt eigentlich nicht mehr passieren dürfen. Eigentlich nicht.

Wir sind erleichtert, als wir das Dorf nicht mehr sehen und nach ein paar Kilometern die Autobahnauffahrt erreichen. Wir albern herum. Ich greife nach Sylvias Knie und sage: »Was meinst du, schönes Kind, wie lang mein Arm reicht. Damit komme ich überall hin.«

Doch plötzlich ist sie ganz ernst. »Ich glaube, da folgt uns einer. Ein Mercedes. Seit wir aus dem Dorf raus sind, ist der hinter uns.«

Ich drehe mich um. Es ist ein großer silbergrauer Wagen, aber man kann nicht sehen, wer darin sitzt. Sylvia fährt genau hundert, und es ist schon merkwürdig, daß er nicht überholt.

Es macht sie nervös. Unsere gute Stimmung ist weg. Als die Raststätte angezeigt wird, sage ich, sie soll halten. Mal sehen, was der dann macht. Ich gehe aufs Klo.

Als ich zurückkomme, sagt sie: »Ich weiß nicht, wo der geblieben ist.«

Wir fahren weiter, und nach einem Kilometer ist er wieder da.

»Fahr ganz langsam«, sage ich. Sie geht runter auf sechzig, aber der Mercedes kommt nicht näher. Ganz im Gegenteil, er scheint weiter zurückzubleiben. Doch dann blinkt er und nimmt die Abfahrt nach Plön.

»Na bitte«, sage ich, »ein Touri, guckt sich die Gegend an.«

Kurz vor Lübeck ist er wieder da.

»Jetzt ist Schluß«, sage ich. »Wenn eine Raststätte kommt, schnappen wir ihn uns.«

Doch es kommt keine. Hinter Lübeck wird der Verkehr dichter, und plötzlich ist er weg.

»Wer war das?« fragt sie.

»Wir sehen schon Gespenster.«

Allmählich fange ich an, die Autobahnfahrt zu genießen. Ich würde gern selbst fahren, doch ich lasse es lieber bleiben. Wir haben zwar die Lüftung des Käfers mit einem Kohlefilter versehen, aber die Blütenpollen schaffen es manchmal trotzdem, hereinzukommen. Und schon allein der Niesreiz würde mich halb blind machen.

Sylvia fährt sicher und ohne Anspannung, und ich döse ein bißchen vor mich hin, lasse mich von dem gespiegelten Zucken des weißen Fahrbahnstreifens in der Seitenscheibe in Trance versetzen. Ich erinnere mich, daß ich als Zwanzigjähriger mal ein Gedicht über eine Autobahnfahrt geschrieben habe. Ja, ja, ich habe damals Gedichte geschrieben, bis mir auffiel, daß alle diese inhaltsschweren Gedanken über das Leben schon andere vor mir in lyrische Form gebracht hatten. Vielleicht hätte ich nicht aufgeben oder mich anderen Künsten zuwenden sollen. Neurodermitiker und Asthmatiker sind zu außergewöhnlichen Leistungen fähig. Sie kompensieren damit wohl, was ihnen das Leben vorenthält. Ich glaube, wenn man die Kulturgeschichte der Menschheit unter diesem Aspekt unter die Lupe nähme, würde man wahrscheinlich entdecken, daß die Hälfte aller bedeutenden Künstler und Wissenschaftler unter Asthma oder Neurodermitis litten. Was hätte aus mir werden können, hätte ich zu malen begonnen, vielleicht wie Picasso, den ich damals bewunderte. So bin ich nur ein ganz gewöhnlicher Allergiker geblieben.

»Er ist wieder da«, schreckt mich Sylvia auf. »Das heißt, ich weiß nicht. Es gibt zu viele davon«, schwächt sie ihren Alarm ab. Aber ihr Blick ist mehr in den Rückspiegel gerichtet als nach vorn.

»Wenn uns jemand folgt, dann um herauszufinden, wer dein Auftraggeber ist«, sagt sie. »Und die vermuten doch, daß es Ingrid Puck ist? Und genau da fahren wir hin. Was wird geschehen, wenn wir zurückkommen?«

»Wollen wir überhaupt zurück?«

»So einfach geht das nicht.«

»Na ja, sie werden uns in Stücke hacken und in die gute Holsteiner Wurst mischen, um sie an Touristen zu verkaufen.«

»Hast du keine Angst?«

»Die haben vor uns Angst.«

Sie nimmt die erste Ausfahrt, grinst mich an, als wir durch Wandsbek fahren. Weißt du noch, sagt ihr Blick, hier haben wir vor kurzem noch gewohnt. Aber der Rückspiegel bleibt ihr wichtigstes Werkzeug.

»Ist er noch da?« frage ich.

»Möglich. Und wenn, dann ist er jetzt raffinierter. Wie macht man das bei einer Verfolgung? Lösen sich da nicht mehrere Wagen ab?«

»Profis würden so vorgehen. Wieso?«

»Jetzt ist es ein roter Opel.«

»Verfolgungswahn.«

Ingrid Puck wohnt in der Bismarckstraße, und wir müssen quer durch die Stadt, aber sonntags ist nicht viel Verkehr. Es sind mehr die vielen Ampeln, die uns aufhalten, so daß wir erst Viertel nach elf eintreffen. Es ist ein großes altes Mietshaus, wahrscheinlich in den zwanziger Jahren entstanden und mit entsprechend großzügigen Wohnungen ausgestattet. Sylvia quetscht sich in eine Parklücke, in die ich mich nicht gewagt hätte. Wir steigen aus. Kein Verfolger.

»Wer redet?« frage ich.

»Ich«, sagt sie.

»Gut«, sage ich.

32. Der Höllenhof

Eine Frau zwischen fünfzig und sechzig öffnet uns. Sie trägt eine gelbe Küchenschürze. Wir fragen nach Ingrid Puck.

»Meine Schwester.« Sie ruft nach ihr.

Wir stellen uns vor, sagen, daß wir aus ihrem Dorf kommen. Sie runzelt die Stirn, zögert, uns reinzulassen.

»Es ist wegen Silke.«

Sie ist erleichtert. Bittet uns in den langen Flur. »Ich dachte schon, der Boldhagen schickt Sie.«

Ingrid Puck führt uns ins Wohnzimmer. Ihre Schwester betrachtet uns neugierig, will uns einen Kaffee machen, aber wir lehnen ab. Wir wollen nicht lange bleiben. Wenigstens einen Saft. Ja, den nehmen wir.

»Was ist denn mit Silke?«

Wir nehmen auf dem Sofa Platz. Sie schiebt sich einen Sessel heran. Sie sieht ganz anders aus, als ich sie mir vorgestellt habe. Sie ist schlank, trägt einen dunkelblauen Hosenanzug und hat ihr dunkles glattes Haar locker hinten zusammengebunden. Ein paar strenge Falten auf der Stirn und um den Mund. Sie sieht aus wie die Frau eines hanseatischen Kaufmanns. Ein bißchen zuviel Goldschmuck. Auf einem Bauernhof kann ich mir sie nicht vorstellen.

»Na ja, Silke geht es soweit ganz gut. Aber wir machen uns Sorgen um sie.«

»Ach, daß sie auch nicht mit nach Hamburg wollte. Um alles in der Welt nicht. Aber war ja vielleicht auch gut wegen der Schule. Sie ist ja kurz vorm Abitur.«

»Sie hat die Schule aufgegeben.«

»Nein! Warum sagt sie mir das nicht?«

Ihre Schwester bringt uns Apfelsaft. Entschuldigt sich, sie wäre gerade in der Küche. Die Vorbereitungen zum Mittagessen. Wir riechen es. Sauerbraten?

»Sagen Sie, ich kenne Sie gar nicht aus dem Dorf.«

Wir erklären unseren Zuzug. Sylvia sagt, daß sie als

Krankenschwester sehr viel Erfahrung mit Neurodermitispatienten hat (nur mit einem, mit mir!) und daß sie sich deshalb Sorgen um Silke macht. Ingrid Puck wisse doch sicher auch, wie sehr der psychische Zustand eine solche Krankheit verschlimmern könne.

Ingrid Puck atmet durch und stöhnt. »Wem sagen Sie das. Mein Mann, der hatte das auch und oft so schlimm, daß man es gar nicht mit ansehen konnte. Wissen Sie, so im Gesicht und auf dem Kopf unter den Haaren. Nichts half. Und manchmal wurde das ja durch den Staub im Schweinestall erst richtig schlimm. Und wie ist es jetzt bei Silke? Hat sie etwa deshalb die Schule aufgegeben?«

»Ich fürchte, ja.«

»Ich werde sie nach Hamburg holen.«

»Ich weiß nicht, ob das gut ist. Es könnte ihre Kontaktschwierigkeiten vergrößern, ihre Krankheit verschlimmern. Ihr Selbstwertgefühl ist sehr gering. Machen Sie ihr das Angebot, aber warten Sie, ob sie von selbst kommt.«

Einen Augenblick ist es still, und ich denke schon, Sylvia kriegt den Dreh nicht.

»Wir wollen Silke helfen, doch dazu müssen wir mehr über sie erfahren. Zum Beispiel, wie sie auf dem Hof gelebt hat, als sie alle noch zusammen waren«, sage ich und bekomme einen strafenden Seitenblick von Sylvia.

»Ja, also, ganz normal, würde ich sagen.«

Da hast du deine Antwort, du Blödmann, sagt Sylvias Blick.

»Um ihr aus ihrer Isolation herauszuhelfen, interessiert uns Silkes Verhältnis zu allen anderen. Wie war das zu ihrem Vater?« Sylvia übernimmt wieder die Initiative.

»Ja, also, ganz normal.«

Ha, triumphiere ich innerlich. Doch dann beugt sich Ingrid Puck vor und fährt fort. »Er war ja kein Mann, der große Worte machte, eher schweigsam. Wissen Sie, der war genau wie Silke, ging allen Leuten aus dem Weg. Sogar der eigenen Familie. Das war nicht einfach. Die Leute mochten ihn nicht, natürlich weil er den größten Hof von allen hatte und wegen seiner Krankheit. Die dachten, sie könnten sich bei ihm infizieren. Und als Silke geboren wurde und sie es auch bekam, da dachten sie es erst recht. Es war ja auch so, daß selbst Werner, das war unser Gehilfe, es zeitweilig hatte. Was glauben Sie, was ich habe aushalten müssen im Dorf?«

»Silke sagte, ihr Halbbruder …«

»Siegfried, ach Gott, ja.« Sie schüttelt traurig den Kopf. »Es ist schon seltsam, wie einem alles genommen wird.«

»Haßten ihn die Dorfbewohner auch?« gebe ich ein Signal.

»Schon weil er bei uns wohnte. Er war eben auch einer vom Puck-Hof.«

»Könnte es sein, daß sein Selbstmord keiner war?«

Sie sieht mich lange an. »Sagt man so was?«

Ich antworte nicht. Sie schüttelt den Kopf.

»Nein, nein. Er hat manchmal davon gesprochen, sich umzubringen, aber man nimmt es ja nicht ernst. Später habe ich mir dann Vorwürfe gemacht. Ach, hättest du doch nur darauf gehört …« Sie legt die Hände vor das Gesicht und zieht tief die Luft ein.

»Ich kann mir gut vorstellen, daß die Leute sagen, mein Mann hätte ihn in den Tod getrieben. Diese ganze giftige, gierige Meute. Mein Gott, bin ich froh, nicht mehr dort leben zu müssen.« Sie nimmt die Hände vom Gesicht und stützt ihr Kinn auf. »Es ist verdammt schwer gewesen. Wenn wir wenigstens auf dem Hof alle zusammengehalten hätten – gegen die Leute. Aber Silke stritt sich mit ihrem Vater, Werner legte sich mit Siegfried an. Und beide wieder mit meinem Mann. Und ich, ich stand zwischen allen. Und zu alldem diese Krankheit, wie ein Fluch. Was hätte ich denn machen sollen? … Wenn mein Mann doch bloß Werner vom Hof gejagt hätte und nicht Siegfried. Vielleicht wäre alles anders gekommen. Aber so …«

»Gab es einen Grund, Werner vom Hof zu jagen?«

»Er ist geistig zurückgeblieben. Er hat den Verstand eines Zwölfjährigen, und von so einem kann man nicht verlangen, daß er die Dinge sieht, wie sie wirklich sind.«

Sie nimmt ihre Hände herunter, betrachtet sie und legt sie schlaff in den Schoß. »Werner hing abgöttisch an Silke und machte meinen Mann dafür verantwortlich, daß sie diese Krankheit hat. Er beschimpfte ihn und drohte ihm, er solle Silke nicht zu nahe kommen – das war manchmal wie ... wie so eine Endlosschleife in seinem Gehirn, die nur durch einen Schlag zu stoppen war. Sie glauben ja nicht, was ich durchmachen mußte. Es gab keine Sekunde Frieden auf dem Hof. Jeder ließ seine Launen an dem anderen aus.«

»Silke auch?« meldet sich Sylvia zurück.

»Die verkroch sich immer. Als sie noch klein war, mußten wir sie oft stundenlang suchen. Bis wir sie dann irgendwo im Heu fanden, wo sie sich eine Höhle gebaut hatte ... Und mein Mann ...« Sie reibt sich die Stirn und drückt danach die Hand gegen die Augen. »... mein Mann schlug sie dann, und schon ging Werner auf ihn los, und alles begann von vorn. O Gott, wissen Sie, daß ich mich auch oft verkrochen und geweint habe ... Aber warum erzähle ich Ihnen das? ... Ich wünsche nur, daß es meiner Tochter mal nicht genauso ergeht. Glauben Sie mir, ich würde alles tun ...«

Sie dreht den Kopf zum Fenster und sieht hinaus. Dann steht sie auf, zupft ein welkes Blatt von dem Alpenveilchen auf der Fensterbank. »Alles!« wiederholt sie, blickt auf die Straße. Ihre Schwester steht in der Tür, wahrscheinlich vom langen Schweigen angelockt. Sie reibt sich die Hände an der Schürze trocken, geht auf Ingrid Puck zu und nimmt sie in den Arm. »Inge. Es ist vorbei. Es ist alles vorbei.«

Wir stehen auf, sagen, daß wir wohl jetzt besser gehen, bedanken uns und gehen bedrückt zur Tür.

Ingrid Puck holt uns ein, greift nach Sylvias Hand.

»Sagen Sie Silke ... sagen Sie ihr, daß ich sie ...« Sie bekommt es nicht heraus.

Sylvia nickt, verspricht es.

Wir schleichen die Treppen hinunter.

33. *Affe*

Sylvia bleibt in der Haustür stehen. »Da!« sagt sie. Ich folge der Linie ihrer ausgestreckten Hand bis zu dem silbergrauen Mercedes.

»Warte.« Ich gehe über die Straße, an den geparkten Wagen entlang, bis ich zu dem Mercedes komme. Es sitzt niemand darin. Ich umrunde ihn. Er hat ein Kennzeichen aus Ostholstein. Hinten ist ein kleiner Aufkleber in Form eines Wappens. Ein Reh ist darauf abgebildet, darunter steht: Jäger schützen den deutschen Wald.

Boldhagen!

Ich gehe zu Sylvia zurück, zucke schon von weitem mit den Schultern. »Es ist nichts.«

Wir fahren los. »Ich weiß nicht, ob ich Gerd jetzt ertragen kann.« Sie sieht mich nicht an.

»Wie wäre es, wenn wir uns jetzt in einem Heuhaufen verkriechen und heulen.«

»Du bist ein gefühlloser Affe.«

»Sie hat ein Mordmotiv.«

»Wer?«

»Ingrid Puck, geborene Funke.«

»An wem?«

»An ihrem Mann.«

Sylvia runzelt die Stirn. »Bartzsch?«

»Ja.«

»Klapp deinen blöden Detektiv zusammen und schieb ihn in die unterste Schublade. Er taugt nichts.«

34. *Ja, ja*

Gerd stinkt, sieht ausgesprochen schlecht aus und nervt. Er giftet herum, und es ist offensichtlich, daß er auf Sylvia eifersüchtig ist und sauer, weil wir aus Hamburg weggezogen sind. Er fühlt sich alleingelassen. In Hamburg habe ich ihn jede Woche besucht.

Ich verzeihe ihm alles, denn es scheint wirklich schlecht um ihn zu stehen. Man hat ihn von seinem Sofa, das er kaum noch allein verlassen konnte, in sein Bett verfrachtet. Einer Einweisung ins Krankenhaus ist er gerade noch mal entkommen. Die alleinstehende Nachbarin vom selben Stockwerk kümmert sich rührend um ihn. Die Wohnungstüren werden schon gar nicht mehr geschlossen. Zum Dank beschimpft er sie.

Wir müssen ihm bis ins kleinste Detail von den Vorgängen in unserem Dorf berichten und von unserem Besuch bei Ingrid Funke. Es bringt ihn immerhin davon ab, seine entsetzlichen Schwulensprüche loszulassen. Schweigend hört er sich alles an, und wenn er etwas sagt, ist es eine präzise Frage.

Die Nachbarin kommt.

»Raus!« brüllt er. Sie läßt sich nicht beirren, bietet uns von ihrem selbstgebackenen Apfelkuchen an. Wir greifen zu. Natürlich darf ich keinen Kaffee dazu trinken. Wieder Apfelsaft.

Ist das nicht zuviel Säure?

Nein.

Gerd hat schon die Tabletten dagegen in der Hand. Sylvia nimmt sie ihm weg.

Wir sind am Ende unseres Berichts angekommen. Gerd versucht, sich im Bett etwas hochzuziehen. Sylvia hilft ihm und schiebt ihm ein Kissen in den Nacken.

»Vorsicht, zerbrechlich«, sagt er.

»Und du«, sage ich, »hast uns das alles eingebrockt mit deinem blöden Anruf.«

»Warte«, sagt er, hustet lange, wird rot im grindigen

Gesicht, fängt sich aber wieder. »Ich habe mich gefragt, warum dieser … dieser …«

»Boldhagen.«

»Genau. Warum der sich nicht gefragt hat, oder mich, wie ich denn seine Nummer herausbekommen habe. Wenn ich in der Lage bin, seine Nummer herauszubekommen, dann müßte ich doch auf dieselbe Weise auch deine Nummer herausbekommen. Begreifst du? Der hat sich das nicht gefragt, weil er meinen Anruf nicht als Auskunftsversuch ansah, sondern als Drohung. Verstehst du? Der ging davon aus, daß ich deine Nummer schon habe.«

»Bißchen kompliziert. Kann man auch einfacher ausdrücken.«

»Wenn du nun meine Meinung hören willst zu dem Ganzen: Auf dem Puck-Hof hatte jeder ein Motiv für einen Mord an jedem. Aber dafür gibt es zuwenig Leichen. Und keine ist anständig ermordet worden. Ich will dir was sagen, du denkst zu einfach. Und weil du durch deine Anwesenheit die Leute unter Druck setzt, wird irgendwann jemand einen Mord gestehen. Ich sage dir nur: Glaube dem nicht! Es wäre viel zu einfach. Es ist alles schrecklich kompliziert.«

»Ja, ja«, sage ich wie zu einem Kranken, dem man seinen Willen läßt.

»Arschloch«, sagt er.

Ich verzeihe ihm alles, denn es scheint wirklich schlecht um ihn zu stehen.

35. Als später verschollene Forschungsreisende …

Als später verschollene Forschungsreisende der Welt noch regelmäßig durch Briefe ihre Entdeckungen kundtaten, schrieben sie auch von der Vorsicht bei der Rückkehr in das Basislager inmitten des Schwarzen Kontinents: Sie suchten es sorgfältig nach Spuren oder Zeichen ab, die auf willkürliche Veränderungen hinwiesen, denn es bestand immer die Gefahr, von mörderischen oder gar kannibalischen Eingeborenen besucht worden zu sein, die jetzt in oder hinter den primitiven Hütten lauerten, um ihnen, den Zurückkehrenden, das Leben zu nehmen.

Ja, man kann sogar annehmen, daß ihr späteres mysteriöses Verschwinden auf einer winzigen Unachtsamkeit beruhte oder auf dem Unvermögen, ein Zeichen zu erkennen beziehungsweise rechtzeitig zu deuten. Wahrscheinlich wurden sie jedoch von der plötzlich offen ausbrechenden Feindschaft der Eingeborenen wehrlos, vielleicht sogar im Schlaf, überrascht. Kurzerhand vernähte man ihnen, wie es hier üblich ist, die Münder, um sie sodann von der Feuerwehr abtransportieren und in den umliegenden Urwäldern verscharren zu lassen.

Niemand außer einem bettlägerigen Kranken in einer entfernten Großstadt interessierte sich für ihren Verbleib. Seine hilflosen Versuche der Nachforschung blieben erfolglos.

Unsere Forschungsreisenden blieben verschollen, die Welt vergaß sie.

Doch, genauso fühlen wir uns, als wir in der Dunkelheit in unser Dorf zurückkehren.

36. *Auch du, Brutus*

Natürlich waren wir in Hamburg noch im Kino. Kein Krimi. Etwas mit Liebe. Auch gut. Und dann durfte ich sogar noch ein Glas Biowein in meiner alten Lieblingskneipe trinken. Wen habe ich da nicht alles getroffen! Freundliche, nette Leute, die einfach nur miteinander reden und trinken wollten. Ach, Hamburg.

Jetzt sitze ich wieder in dem Dorf, habe den Streifenhörnchen-Jogginganzug an und weiß, daß ich gleich auf meinem Weg niemand begegnen werde. Ich korrigiere: niemand, den ich wirklich sehen möchte.

Einen Augenblick zögere ich noch, ob ich überhaupt das Haus verlassen soll, denn schließlich gibt es keinen lebenswichtigen Grund dafür. Ganz im Gegenteil, hinauszugehen könnte lebensgefährlich sein. Ich kann mich hier drinnen gut verbarrikadieren. Sylvia bringt alle Nahrungsmittel mit, und seit heute morgen funktioniert sogar das Zeitungsabonnement. Doch die Lektüre fesselt mich nicht. Ich kann mich auf nichts konzentrieren, weder auf den heftig diskutierten Austausch der modernen Lichtmasten gegen Laternen des Modells »Lili Marleen« noch auf die Planung eines neuen Gemeindezentrums in Kombination mit der Erweiterung der Fahrzeughalle der Feuerwehr.

Nachdem ich weitere zehn Minuten in der Wohnküche damit verbracht habe, mir einzureden, daß auch Staubsaugen, betreibt man es wie ich notwendigerweise täglich, zur Körperertüchtigung beiträgt, es also auch aus diesem Grund nicht notwendig ist, hinauszugehen, fühle ich, was mich wirklich von meinem Indianerlauf abhält: Es ist der neue Jogginganzug.

Liebe Sylvia, sei mir nicht böse, aber ich sehe damit aus wie einer von den Dauercampern und Dauerbiertrinkern unten an den Imbißbuden des Lenster-Strandes, schlimmer noch, wie ein … wie ein …

Wenn schon sterben, dann in meinem alten grauen

Lieblings-T-Shirt und meinen abgeschabten Jeans. So gerüstet, verlasse ich das Haus, schlage den gewohnten Weg ein und achte bewußt auf nichts außer auf das Geräusch meiner Bronchien. Ich will den Boxer nicht sehen, der da irgendwo lauert, um mit einem toten Huhn auf mich einzuschlagen, aus welchem Grund auch immer. Auch Werner nicht, der wahrscheinlich gar nicht verschwunden ist, sondern sich nur in einem Gebüsch verbirgt, um mir einen Stock zwischen die Beine zu werfen aus Eifersucht, ich könnte seiner Prinzessin zu nahe kommen. Auch Boldhagen nicht, der mich von seinem Hochsitz aus die gesamte Zeit im Visier hat und der mich abknallen will, weil ich ein Agent von Ingrid Puck bin, einem wildernden Hund so ähnlich sehe und ihm einen Bauauftrag vermasseln könnte. Eigentlich will ich heute nur wissen, wie lange ich für meine zwei bis drei Kilometer lange Strecke brauche, wenn mich mal niemand aufhält. Seht, Leute, ich bin friedlich.

Natürlich habe ich keine Chance. Vorn, beim Baron Neumann, leuchtet ein weißes Kleid zwischen den Bäumen hervor. Ich hätte es mir denken können, daß sie Silke schicken, um mich in die Falle zu locken. Sie wissen, von allen möglichen Begegnungen ist mir diese noch die angenehmste. Silke fühle ich mich seelenverwandt. Ich weiß, was sie durchmacht, habe ich mich in ihrem Alter doch selbst verkrochen, war verzweifelt und ohne jedes Selbstwertgefühl. Ich fühlte mich von meiner Umwelt abgelehnt und badete im Mitleid meiner Eltern. Doch meine Neurodermitis war lange nicht so schlimm wie die von Silke, dafür war ich damals schon Asthmatiker. In der Schule vom Sport befreit – man wußte es vor dreißig Jahren nicht besser –, wurde ich zum Außenseiter.

Ach, Silke Brutus, ich weiß wohl, warum man dich schickt. Sie springt über den Graben auf den Weg, und ihrem Gesicht ist anzusehen, daß sie eine wichtige Nachricht hat. Natürlich, sie hat die Aufgabe, mich aus dem Dorf zu locken, weit weg in ein finsteres Waldstück. Ich könnte darauf wetten, wenn es mir etwas nützen würde.

Wahrscheinlich hat sie sofort erfahren, daß ich ihre Mutter besucht habe. Man hat es ihr als eine gegen sie gerichtete Handlung ausgelegt und sie damit überzeugt, die Rolle des Lockvogels zu übernehmen.

»Ich weiß, wo er ist«, ruft Silke schon von weitem.

»Wer?«

Sie ist außer Atem. »Der Werner.«

»Hast du ihn gesehen?«

»Nein, aber einmal, als er krank war und sich zwei Tage nicht meldete, habe ich ihn in der alten Gärtnerei hinter dem Staatsforst gefunden. Früher, wenn er Streit mit meinem Vater hatte, hat er manchmal dort übernachtet.«

»Du willst jetzt dorthin?«

Sie betrachtet ihre Schuhe. »Ich dachte, Sie kommen vielleicht mit.«

Wie konnte es anders sein? Durch einen dunklen Wald, weit weg vom Dorf. Ich habe genau gewußt, was geschehen wird, und trotzdem das Haus verlassen. Und alles nur, um einen detektivischen Triumph auszukosten: um zu erfahren, daß alles, was sich in meinen Gedanken abspielt, der Wahrheit entspricht. Ich werde ein Geständnis erhalten und anschließend umgebracht. Was für ein schäbiges Klischee: Der Detektiv begibt sich zur Lösung des Falles in äußerste Gefahr. Im Kino kommt er immer davon. In der Wirklichkeit? Wie groß sind meine Chancen?

»Na gut.« Ich nicke.

Sie springt voraus, wartet aber immer wieder, bis ich sie einhole. Auf dem Weg zum Wald bemerke ich, daß sie ständig die gesamte Umgebung im Auge hat, sich auch ab und zu umdreht, um zurückzusehen. Natürlich weiß sie, daß wir beobachtet werden.

»Fürchtest du, daß uns jemand folgt oder beobachtet?«

Sie lacht. »Nein, es ist nur eine alte Gewohnheit. Ich gehe den Leuten lieber aus dem Weg.«

»Gehen sie nicht dir aus dem Weg?«

»Das auch.«

Ich spüre, daß sie gern schneller ginge, sich aber zwingt, ihre Schritte meinen anzupassen.

»Ich soll dich von deiner Mutter grüßen.«

Ihr Kopf zuckt herum. Sie runzelt die Brauen. Sie ist eine gute Schauspielerin.

»Oh, ich habe sie am Sonntag in Hamburg getroffen. Natürlich haben wir über dich gesprochen. Ich habe den Eindruck, sie vermißt dich und liebt dich sehr.«

Das Mißtrauen bleibt in ihrem Gesicht.

»Warum ... warum waren Sie dort?«

Hat sie es wirklich nicht gewußt? Ich entschließe mich, ungefähr die Wahrheit zu sagen: »Ich hatte das Gefühl, daß viele Leute im Dorf glauben, deine Mutter hätte mich als Privatdetektiv engagiert. Aber das weißt du doch.«

»Warum sollte sie das tun?«

Hat man es ihr nicht erzählt?

»Es gibt mehrere Gründe. Einmal wegen des Streits mit der Gemeinde. Du weißt doch, wegen des Grundstücks für das Altenheim.«

Sie nickt.

»Vielleicht um Siegfrieds Tod aufzuklären. Jeder wußte, wie labil er war. Ein Mörder hätte es deshalb leicht gehabt, einen Selbstmord vorzutäuschen.«

Sie schüttelt den Kopf.

»Aber jetzt weiß ich, daß es um den Tod deines Vaters geht.«

Ihr Gesicht ist voll ungläubigen Staunens. Sie ist wohl doch nicht eingeweiht.

»Nein ... aber... wie ...« stammelt sie und faßt sich: »Sie glauben, er ist ... er ist ermordet worden?«

»Ich denke, wir werden bald ein Geständnis haben.«

Sie schweigt, sieht mich mehrmals an, will mich etwas fragen, aber sie unterläßt es. Wir haben den Waldrand erreicht und gehen jenen Weg, der auch zur Kräuterhexe führt.

Im Wald fragt sie: »Und meine Mutter hat Sie beauftragt ...«

»Nein.«

»Glaubt sie denn ...«

»Nein.«

»Aber dann ...« Die Verwirrung ist ihr anzusehen, und sie wagt nicht, die Frage zu stellen, auf die ich ihr auch noch keine Antwort geben kann.

»Ich denke«, sage ich, »mit jedem Schritt kommen wir der Lösung näher.«

Nach einer Weile bleibt sie stehen, zeigt in den Wald hinein. »Wir könnten hier abkürzen. Wir kommen dann von hinten an die Gärtnerei.«

Sie sieht mich fragend an, weiß nicht, ob ich in meinem Alter bereit bin, vom Wege ab quer durch den Wald zu gehen.

»O.k.«

Sie geht voraus, biegt Zweige zur Seite und wartet, bis ich vorbei bin, damit ich nicht davon getroffen werde, wenn sie zurückschnellen. Wir erreichen den Waldrand. Ein Drahtzaun versperrt uns den Weg, doch an mehreren Stellen ist er heruntergetreten. Das Gelände der ehemaligen Gärtnerei ist vollkommen verwildert. Von den beiden Gewächshäusern steht nur noch das Stahlgerüst, Bäume und Sträucher wachsen zwischen den Streben hinaus. Rechts daneben steht ein großer rechteckiger Holzstapel. Erst als wir direkt davorstehen, sehe ich, daß er eine Tür hat. Es ist kein aufgeschichtetes Holz, sondern eine geschickt getarnte Hütte.

»Da drin«, sagt sie.

»Werner?«

Sie zieht die schwere Tür auf. Auf der anderen Seite hat der Holzstapel ein kleines Fenster. Es schickt nur wenig Licht in den fast quadratischen Raum. Unter dem Fenster, zwischen morschen Gartenmöbeln und verrosteten Gerätschaften, steht ein eisernes Bettgestell. Jemand liegt darauf.

»Werner?«

Sie betritt vor mir den Raum, steigt über leere Blumentöpfe bis zum Bett und schlägt die Hände vor das Gesicht. »Oh, nein!«

Sie weint.

Vorsichtig nähere ich mich. Mitten in einem Berg alter Lumpen, halb von ihnen bedeckt, liegt er. Sein Gesicht ist geschwollen und mit Schrammen und Platzwunden bedeckt. Ein schmutziger, blutbeschmierter Arm hängt herab. Er rührt sich nicht.

37. Eigentlich nicht

Das hatte ich nicht erwartet. Das Blut ist echt. Mühsam, unter Stöhnen hebt er ein wenig den Kopf, öffnet das linke Auge. Das rechte ist blutunterlaufen und zugeschwollen. Auf der Stirn, an der Wange, am Ohr und unter der Nase sind krustige, zum Teil noch blutende Wunden. Auch auf seiner Unterlippe hat sich eine Kruste gebildet. »Was ist passiert?«

Er läßt den Kopf wieder sinken.

»Wir müssen einen Arzt holen.«

Silke reagiert nicht, starr vor Schreck kniet sie vor dem Bett und sieht durch das Gitterwerk ihrer Finger – falls sie wegen ihrer Tränen überhaupt etwas sieht.

Vorsichtig, mit zwei Fingern, hebe ich die Lumpen von Werners magerem Körper ab. Sein Hemd ist zerrissen, gibt den Blick auf verletzte Körperstellen und blaue Flecken frei. Ich sehe mich in dem Raum um, auf der Fensterbank steht eine schmutzige Tasse. Ich nehme sie, gehe hinaus und finde tatsächlich einen aus dem Boden herausragenden Wasserhahn. Er funktioniert. Ich wasche die Tasse aus und bringe sie gefüllt zurück. Er stöhnt, als ich seinen Kopf hebe und sie ihm an die Lippen halte. Ich weiß, daß er, solange nicht geklärt ist, ob er innere Verletzungen hat, nichts trinken darf. Andererseits liegt er hier schon ein, zwei Tage, und er kommt sicher zu sich, wenn ich ihm den Mund befeuchte. Er hebt seinen Arm, greift nach der Tasse – er ist immer noch stark – und trinkt.

»Nicht so viel!«

Silke ist aufgestanden, lehnt am Fenster und sieht mir hilflos zu.

»Er braucht einen Arzt. Vielleicht besser noch gleich einen Krankenwagen. Gibt es hier irgendwo ein Telefon?« frage ich.

Werner setzt die Tasse ab. »Nein, keinen Arzt«, sagt er undeutlich. Er will aufstehen.

»Bleib liegen.«

Er läßt sich nicht abhalten, schwenkt die Beine heraus, stützt sich – das Gesicht schmerzverzerrt – ab, sitzt schließlich auf dem Bettrand und sinkt stöhnend nach vorn.

»Wie ist das passiert?«

Er kreuzt die Arme vor der Brust, versucht mich anzusehen, aber sein linkes Auge öffnet sich nicht.

»Mal ... schewski.«

Der Boxer. Es kam mir gleich so vor, als sei Werner verprügelt worden.

»Warum?«

Er antwortet nicht. Die Wunde auf seiner Lippe ist wieder aufgerissen. Eine dünne Blutspur läuft über sein Kinn.

»Hör zu, du brauchst einen Arzt. Wir können dich unmöglich hier lassen.«

»Nein ... will keinen Arzt ... geht schon.«

Er kommt tatsächlich auf die Füße, obwohl er kaum stehen kann.

»Wir könnten ihn ...« Silke ist einen halben Schritt näher gekommen, will den Schwankenden abstützen, aber er läßt sich auf die Bettkante herabsinken.

»Was?«

»Wir könnten ihn erst einmal zu meinen Pflegeeltern, den Neumanns, bringen.«

Ich schüttele den Kopf. »Das schafft er nicht.«

Ich entschließe mich zu einer Erpressung: »Wenn wir keinen Arzt holen sollen, dann mußt du uns alles erzählen. Warum hat dich Malschewski so zugerichtet?«

Werner sieht zu Silke hinauf. »Ich habe ihn umgebracht.«

»Wen? Malschewski?«

Er wendet den Blick nicht von Silke. »Bitte, du mußt es verstehen.« Sein Gesicht verzieht sich. Aus seinem intakten Auge beginnen Tränen zu laufen. Wenn er so weiter macht, werden alle seine Wunden wieder aufbrechen. »Jemand mußte es doch tun.« Schluchzend zieht er die

Luft ein. »Damit einmal Ruhe ist. Bitte ...« Er will nach Silkes Händen greifen, aber sie zuckt zurück.

»Wen hast du umgebracht?« frage ich energisch.

Er wendet sich mir nicht zu, streckt seine zitternden Hände nach Silke aus. »Verstehst du ... konnte doch gar nicht anders ... Jemand mußte ... deinen Vater ... töten. Bitte ...«

Silke rührt sich nicht.

»Gut«, sage ich, »glaubst du, du schaffst den Weg bis zu Neumanns?«

»Ja, ja.« Er läßt den Kopf auf die Brust fallen und schluchzt und wimmert wie ein Baby.

Silke läuft wortlos hinaus. Ich gehe ihr nach. Sie lehnt draußen neben der Tür an den Holzbalken. »Es ist nicht wahr«, sagt sie.

»Nein?«

»Er konnte nicht mal ... Wenn wir auf dem Hof ... Wenn der Schlachter kam, ist er immer weggegangen. Er konnte es nicht sehen.«

»Was machen wir mit ihm?«

Sie läuft in eines der Gewächshäuser hinein. Ich höre sie hantieren, dann kommt sie mit einer verrotteten Schubkarre zurück.

»Wir können ihn zu uns bringen. Ich meine, so geht es doch?«

»Möglich.«

»Wir haben ein Gästezimmer.«

Ich prüfe den Luftdruck des Reifens. Es könnte gehen. »Sylvia wird mit mir schimpfen, wenn sie es erfährt.«

Der Boden der Karre ist an einer Stelle durchgerostet. Silke ist schon wieder in der Hütte verschwunden. Sie kommt mit einigen Lumpen zurück und beginnt, die Schubkarre auszupolstern.

»Sie glauben doch nicht, daß er es gemacht hat?«

»Ich weiß es nicht.«

Werner steht gekrümmt in der Tür, hält sich am Rahmen fest.

»Du setzt dich da rein«, sagt sie. »Wir schieben dich.

Du kommst mit zu uns.« Sie greift ihm unter den Arm und hilft ihm, sich vorsichtig in die Karre sinken zu lassen. »Geht es?«

»Ja.«

Ich probiere, die Karre anzuheben.

»Eines verstehe ich nicht«, sage ich. »Warum hat Malschewski dich verprügelt?«

»Er ... er wollte nicht, daß ich es sage.«

»Was?«

»Wie es passiert ist mit dem Trecker.«

Es ist nicht einfach, ihn durch das unebene Gelände der Gärtnerei zu schieben. Wir bleiben mehrmals mit dem Rad hängen. Einmal muß er sogar aussteigen. Doch dann, auf der geteerten Straße, geht es leicht. Silke und ich, wir lösen einander ab. Schließlich biegen wir in den Waldweg ein. Er ist trocken und fest. Wir sind uns wortlos einig, das Dorf zu umrunden, auch wenn wir deswegen den Feldweg in Kauf nehmen müssen.

Wer uns von weitem sieht, könnte denken, wir transportieren eine Leiche.

38. Alle nicken

»Das war vollkommen verantwortungslos von dir.«

So einen oder einen ähnlichen Satz hatte ich von Sylvia erwartet. Und genau den bekomme ich auch zu hören, als ich sie zu Beginn ihrer Mittagspause schon an der Tür abfange, um mit ihr zum Apfelbaron zu fahren.

»Wie kannst du jemanden, der schwer verletzt ist, überhaupt noch anrühren? Der kann doch innere Verletzungen haben, so daß er dir unter den Händen stirbt. Und dann noch nicht mal einen Arzt rufen. Was glaubst du, was ich tun werde?« So geht es während der Fahrt noch ein bißchen weiter.

»Wir hatten so eine Art Abmachung«, versuche ich mich zu entschuldigen. Ich weiß ja, daß sie recht hat.

»Außerdem«, sagt sie und biegt in den Hof der Neumanns ein, »müssen wir die Polizei informieren.«

»Müssen wir das?«

»Wenn er einen Mord gestanden hat.«

»Wer weiß, ob es stimmt?«

»Ich kenne ihn nicht.«

»Dann sieh ihn dir an.«

Wir steigen aus. Der Apfelbaron erwartet uns an der Tür.

Noch ein »Außerdem« kommt von Sylvia. »Ein gewissenhafter Arzt würde bei den Verletzungen, die du beschrieben hast, auf jeden Fall die Polizei informieren.«

»Sieh ihn dir an.«

Der Baron führt uns in das Krankenzimmer. Seine Frau sitzt an Werners Bett. Sie hat ihn vorsichtig gewaschen und kühlt sein Auge mit einem nassen Lappen. Auch Silke kommt in das Zimmer.

»Mal raus hier«, befiehlt Sylvia resolut. »Ich muß ihn mir ganz ansehen.« Wir folgen gehorsam. Nach fünf Minuten kommt sie ins Jagdzimmer, wo wir uns schweigend versammelt haben.

»Es führt kein Weg daran vorbei. Ich werde den Arzt

anrufen. Es sieht zwar nicht so aus, als ob er ins Krankenhaus müßte, aber ich möchte das nicht entscheiden.«

Der Apfelbaron nickt, seine Frau bietet eine schnell aufgewärmte Gemüsesuppe an. Es sei schließlich Mittagszeit. Silke führt Sylvia zum Telefon, das in der Küche an der Wand hängt. Ich merke, daß sie Sylvia bewundernd ansieht. Wir hören die beiden in der Küche miteinander sprechen. Und ich denke, jeder im Jägerzimmer versucht mitzubekommen, was sie reden. Aber es ist nicht zu verstehen. Der Baron lehnt sich zurück. Er ist wahrscheinlich etwas schwerhörig. Seine Frau steht auf, lacht und hat einen anständigen Vorwand, in die Küche zu gehen: »Dann will ich mal die Suppe wärmen.«

Jetzt höre ich abwechselnd drei Stimmen aus der Küche. Was haben die da zu bereden?

Schließlich kommt Sylvia zurück. »Der Arzt saß auch gerade beim Mittagessen, aber er kommt sofort.«

Frau Neumann deckt in der Veranda die Teller auf. Motto: Das Leben geht weiter, und man muß ja essen.

Ich schleiche mich in Werners Zimmer.

»Hör zu, es ist vielleicht besser, du sagst niemandem etwas von dem Mord.«

Er sieht mich an, als sei ich der Boxer.

»Noch nicht«, ergänze ich.

»Aber … aber alle wissen es, alle im Dorf, daß ich es war.«

»Und jeder hat dir gesagt, du sollst es niemandem sagen?«

»Sie haben gesagt, wenn ich nichts sage, sagen sie auch nichts.«

»Sie haben dich erpreßt, nicht wahr?«

»Ich weiß nicht.«

»Ich meine, du mußtest bei ihnen arbeiten, sonst hätten sie dich verraten?«

Er nickt. Tränen quellen ihm jetzt auch aus dem geschlossenen Auge. »Ich habe es … doch für Silke getan. Er hat sie …«, das heftige Schluchzen läßt seinen

Körper unter der dünnen Decke zucken, »... alle angesteckt.«

Bei der Suppe bekomme ich ein paar warnende Blicke von Sylvia, ja nicht zuviel davon zu essen, denn sie ist kräftig gesalzen und gewürzt. Der Arzt kommt genau zum richtigen Zeitpunkt. Wir stellen gerade die Teller zusammen. Ich habe ihn noch nie gesehen, und als ich mich vorstelle, zieht er die Augenbrauen hoch. Ich bin überrascht, er macht einen sympathischen Eindruck. Schade, nach Sylvias Erzählungen hatte ich erwartet, daß er so gemein aussieht wie die Bösewichte in zweitklassigen Filmen. Schnell verschwindet er mit Sylvia im Krankenzimmer.

Nach zehn Minuten präsentiert er uns seinen Entschluß: Das Krankenhaus sei zur Zeit nicht nötig. (Klar, er gibt nicht gern Patienten ab.) Der Patient bliebe ja unter seiner Beobachtung. (Sicher hat er schon händereibend alle Wunden gezählt und klassifiziert. Sagen wir: sieben sehr große sowie elf große. Kleine? Kleine gibt es nicht, alles, was größer ist als ein Zehnpfennigstück, zählt zu den großen. Soviel zur Abrechnung.) Außerdem wohne Sylvia am Ort und könne morgens und abends vorbeischauen. (Ehrlich gesagt, traue ich ihm zu, daß er das als eigenen Besuch abrechnet.)

Ach ja, fügt er, fast schon in der Tür, fragend hinzu, wie denn die Verletzungen entstanden seien.

Eine Prügelei, gebe ich schnell Auskunft, wie manchmal auf dem Dorf üblich, aber die Kontrahenten hätten sich bereits ausgesöhnt. Sylvia sieht mich mißbilligend an. Aber ich vertrete die Meinung der Mehrheit. Alle nicken.

39. Hühner auf dem Gatter

Da führt kein Weg daran vorbei, ich muß unserem Nachbarn einen Besuch abstatten. Das »Monster« Malschewski kniet auf einem Dach der Hühnerställe, hat eine Rolle Teerpappe ausgebreitet und nagelt die Bahnen in ständig wechselndem Rhythmus fest.

Als ich sein Gartentor öffne, erkenne ich die Bedeutung seines Hammerschlags: Es sind Morsezeichen für die anderen Dorfbewohner.

Er – kommt – in – meinen – Garten, signalisiert er. Und weiter: Was – soll – ich – tun?

Ich lausche. Doch kein entferntes Hämmern antwortet ihm.

Bei dem Schuppen angekommen, sehe ich mit einem »Hallo« zu ihm hinauf. Er hebt den Kopf, zwischen seinen Lippen klemmen drei Nägel, und brummt etwas. Er nimmt den ersten Nagel und schlägt ihn ein: Helft – mir! – Ich – fürchte – er – weiß – alles!

Er nimmt den nächsten Nagel: Warum – antwor – tet – mir – kei – ner? Mit dem letzten Nagel morst er: Ihr – habt – es – so – ge – wollt!

Er setzt sich auf das Dach, legt den Hammer beiseite und streicht mit der Hand über die Teerpappe. Dann schwenkt er die Beine von der Dachkante, läßt sie baumeln und streift seine heruntergerutschten Ärmel hoch. Er stützt seine Hände auf und läßt seine wohlgeformten Armmuskeln spielen. Eine der üblichen Drohgebärden, um lästige Detektive zu beeindrucken. »Was ist?« sagt er und klassifiziert mein Kampfgewicht.

»Was hast du mit Werner gemacht?«

»Nix – was dich was angeht.«

Wenn er springt, bin ich platt.

»Ach, nee? Vielleicht aber die Polizei?«

Seine Augen formen sich zu schmalen Schlitzen. »Der war es, der meine Hühner kaputtgemacht hat. Du hast es ja nicht herausgekriegt, aber ich!«

»Und dafür hast du ihn halbtot geprügelt?«

»Meine Hühner sind ganz tot.«

»Und warum hat er das gemacht?«

»Weiß ich es?«

»Und wie kommst du darauf, daß er es war?«

»Hab's aus ihm rausgeprügelt. Und dann hab ich ihm zur Strafe noch ein paar hinter die Ohren gegeben. Die einzige Sprache, die der versteht.« Er dreht sich um, angelt mit den Füßen nach der Leiter und steigt herab. »So regeln wir das hier auf dem Dorf.« Dann baut er sich vor mir auf. »Was dagegen?«

»Werner behauptet etwas anderes.«

»Der hat doch ein Gehirn so groß wie eine Walnuß, deshalb hat der auch meine Hühner umgebracht.«

»Erzähl mir nichts. Ich habe selbst gesehen, wie du nachts deine Hühner köpfst!«

Ich überlege, mit welcher Lüge ich ihn so provozieren kann, daß er zwar aus der Reserve gelockt wird, aber doch nicht gleich zuschlägt. »Werner sagt, die Feuerwehr hat den alten Puck umgebracht.«

»Der tickt doch nicht richtig.«

Na gut, dann setze ich noch einen drauf: »Er sagt, du bist dabei gewesen.«

Er zieht die Mundwinkel herab, dreht den Kopf ein wenig zur Seite und spuckt aus.

»Ich sag dir, wie es wirklich war. Wir kamen von einer Übung mit dem neuen Löschwagen zurück. Und da fahren wir an dem Feld vom Puck vorbei und hören den Trecker. Na, denken wir, halten wir mal und gucken mal. Da liegt der Puck schon im Schlamm. Der Trecker ist über ihn weg noch bis zum Knick. Erst da geht der Motor aus. Und wen sehen wir da vor dem Trecker auf dem Knick sitzen: den Werner! So, nun sag ich dir: Ist doch wohl klar, wer wen umgebracht hat!«

Er verschränkt die Arme und grinst mich an.

»Und warum sollte Werner das getan haben?«

»Na, ist doch logisch. Der Werner und der Puck, die waren doch so!« Er ballt die Hände und stößt die Fäuste gegeneinander. »Weiß doch jeder. Gab immer Stunk zwischen denen.«

»Und warum habt ihr das nicht der Polizei gemeldet?«

»Was willst du? Wir haben doch nichts gesehen. Wir haben bloß wie die Hühner auf dem Gatter gesessen und uns gefragt: Was ist denn hier los? Der Rest war Kombination. Hiermit!« Er klopft sich mit dem Finger gegen die Schläfe. »Mit dem, was der Werner nicht hat. Der ist doch geistig gar nicht da. Das ist doch ein Behinderter. Der gehört in eine Anstalt. Der weiß überhaupt nicht, was er redet. Und wenn wir nicht wären und ihn durchfütterten, wäre der gar nicht lebensfähig. Früher hätten sie den …«

»Schon gut. Ich verstehe.« Ich will keine Bewegung machen, die ihn reizen könnte, drehe mich langsam, fast im Zeitlupentempo, zum Gartentor um. Ich gehe einen Schritt, dann halte ich noch einmal an:

»Wer kann denn das bezeugen?«

»Was?«

»Wer war denn von der Feuerwehr noch dabei?«

Er kratzt sich das Kinn. »Kann ich mich jetzt gar nicht mehr so genau erinnern …«

Ich probiere es mit einem Bluff: »Na ja, es gibt ja ein Einsatzbuch bei der Feuerwehr. Da stehen ja wohl alle drin.«

»Ja, ich glaube, der Boldhagen ist gefahren«, sagt er. »Und wer war das denn noch? Der Langarm und ich. Eben die Kerntruppe.«

40. Die Auflösung der Detektei bei laufendem Fall

Wir lösen einander ab. Sylvia übernimmt es jetzt, laut zu denken. Das geht am besten mit einem Bleistiftende zwischen den Zähnen. Leise kracht und splittert das Holz. Ich bin sicher, daß die starke Lobby der Bleistiftkauer bis heute den Siegeszug des Plastikstiftes verhindert hat. Der gute alte Bleistift ist nur zwischen den Zähnen totzukriegen.

Ich pflege derweil meine Neurodermitis. Sie ist zwar sehr gut zurückgegangen, aber Sylvia hat eine neue Salbe mitgebracht. Ich darf sie nur in der linken Armbeuge probieren. Die rechte bleibt unbehandelt, damit wir einen Vergleich haben.

»Wir sind an allem schuld«, sagt Sylvia und spuckt einen Holzsplitter aus. »Wären wir nicht in das Dorf gekommen, wäre Werner nichts passiert. Jetzt muß die Sache vor Gericht, und es wird herauskommen, daß alle ihn gedeckt haben. Ist das strafbar?«

»Nichts muß herauskommen.«

»Aber dann geht es so weiter. Sie erpressen ihn, verprügeln ihn. Und wir, wir gehören dann dazu. Aber die werden uns nicht trauen. Bartzsch, dann können wir nicht hier bleiben.«

»Nein, bleiben können wir nicht.«

»Wird Werner überhaupt verurteilt? Er gilt doch bestimmt als nicht zurechnungsfähig und kommt in ein Heim.«

»Ein geschickter Anwalt – ich kenne da einen –, der sorgt für einen Freispruch ohne Wenn und Aber. Alles beruht schließlich nur auf seinem Geständnis.«

»Und dann? Dann lebt er hier weiter? Was meinst du, was die mit dem machen? Die schneiden den, als hätte er eine ansteckende Krankheit. Der verhungert hier.«

Sie schweigt, und ich habe plötzlich das Bild vor mir, wie der Puck versucht, seinen Anhänger einzukuppeln.

»Nehmen wir mal an, Werner hat nicht die Wahrheit

gesagt. Ich meine, er fühlt sich bloß schuldig am Tod von Puck.«

»Und dann?«

»Weg müssen wir auf jeden Fall.«

Sie nimmt einen neuen Bleistift, betrachtet ihn, leckt das Ende mit der Zungenspitze an. Der Geschmack fällt zu ihrer Zufriedenheit aus, und sie steckt ihn zwischen die Lippen.

»Wir müßten doch nur …« sagt sie und betrachtet den Bleistift noch einmal. »… wir müßten doch nur die Sache herumdrehen. Den Leuten hier beibringen, daß Werner sie, weil sie seine Tat gedeckt haben, genausogut erpressen kann wie sie ihn. Dann hätten wir doch so eine Art Nullpunkt erreicht. Keiner kann dem anderen was tun.«

»Herumdrehen!« Ich springe auf. »Das ist es!«

»Wir könnten beide Seiten erpressen, wir wissen schließlich alles.«

Ich schüttle den Kopf. »Und genau das glaube ich nicht.«

»Was?«

»Daß wir schon alles wissen.« Ich gehe zur Tür. »Komm mit. Wir besuchen Werner.«

»Da war ich vorhin. Es geht ihm ganz gut.«

»Nein, ich will die ganze Wahrheit.«

Sie sieht mich irritiert an, folgt mir aber. »Nur eines machen wir auf jeden Fall: unsere Zelte so schnell wie möglich abbrechen.«

Schade, mit Sylvia in dem Schlafzelt unter dem Dach zu liegen hatte immer etwas sehr Romantisches.

41. *Er hat nicht auf mich gehört*

Auch die beiden Neumanns wußten von Anfang an von dem Gerücht, daß Werner am Tod von Friedrich Puck auf irgendeine Weise beteiligt gewesen sei. Nur Silke hatte man ahnungslos gelassen.

Als ich ihnen mitteile, noch einmal mit Werner sprechen zu wollen, und sie alle bitte, als Zeugen dabeizusein, sieht Silke mich hoffnungsvoll an.

»Er war es nicht, nicht wahr?«

»So einfach wird es wohl nicht sein.« Ich habe jetzt eine ziemlich präzise Vorstellung davon, was sich auf dem Feld abgespielt haben könnte, und ich werde mich hüten müssen, diese mögliche Wahrheit nicht Werner mit meinen Fragen zu suggerieren. Im Grunde habe ich alles durch den Boxer erfahren, aber erst im Gespräch mit Sylvia entstand ein konkretes Bild in meinem Kopf.

Wir versammeln uns in der kleinen Kammer vor Werners Krankenbett. Er sieht uns mit großen Augen an.

»Ich möchte weiter nichts«, sage ich, »als daß du uns noch einmal ganz genau erzählst, was damals auf dem Feld passiert ist. Mach am besten die Augen zu und stell es dir noch einmal vor.«

Gehorsam schließt er die Augen.

»Wo bist du jetzt?«

»Ich sitze am Knick.«

»Was macht Puck?«

»Er fährt mit dem Trecker an den Anhänger heran.«

»Rückwärts?«

»Ja.«

»Und dann?«

»Er springt ab und hebt die Deichsel vom Anhänger. Er versucht, den Wagen an den Trecker zu ziehen.« Er lacht. »Der ist zu schwer. Das geht nicht.«

»Was macht er jetzt?«

»Er steigt wieder auf den Trecker und legt den Rückwärtsgang ein.«

»Weiter!«

»Er springt vom fahrenden Trecker runter.«

»Und?«

»Er stemmt die Deichsel hoch und rutscht weg.«

»Hast du deinen Platz verlassen?«

»Nein, ich helfe nicht.« Werner grinst mit geschlossenen Augen. »Voll in den Matsch.«

Dann schlägt er die Hände vor das Gesicht. »Der Trecker ... der Trecker ... er fährt über ... ich hätte doch hin müssen ... hätte ich doch ... hab ihn umgebracht.«

»Werner, stell dir noch einmal vor, wie Puck wegrutscht. Und jetzt sieh dich um. Ist da noch jemand?«

»Ich hab ihn umgebracht. Sie haben es doch gesehen. Sie haben es alle gesehen. Ich habe nichts getan, und sie haben es gesehen.«

»Wer hat gesehen, daß du nichts getan hast?«

»Die von der Feuerwehr. Die waren auf dem Gatter.«

»Die haben auch nichts getan?«

»Die saßen da, haben mich doch gesehen, und die haben gelacht; weil ich doch nicht geholfen habe, haben die gelacht.«

Er öffnet die Augen, sucht Silkes Blick. »Bitte.«

»Warum hast du meinem Vater nicht geholfen?« fragt Silke.

»Aber ich habe ihm doch gesagt, er soll dich nicht anfassen.« Werner sieht mich bittend an. »Er soll Silke nicht anfassen. Wenn er es tut, geht die Krankheit zu ihr. Er soll sie nicht mehr anfassen. Ich habe es ihm immer wieder gesagt.« Er sucht erneut Silkes Augen. »Verstehst du, er hat nicht auf mich gehört.«

42. Strafe muß sein?

Wir überqueren den Hof des Apfelbarons.

»Unterlassene Hilfeleistung«, sagt Sylvia. »Heißt das so? Und was bringt das in so einem Fall?«

»Für Werner wahrscheinlich nichts. Die drei von der Feuerwehr kann es ins Gefängnis bringen.«

Sylvia bleibt stehen. »Du weißt, wer die drei waren?«

»Boldhagen, Malschewski der Boxer und unser lieber Langarm.«

»Unser Vermieter auch?«

»Die Kerntruppe.«

Sie schüttelt den Kopf. »Aber niemand wird Werner glauben.«

Ich zucke mit den Schultern.

»Bartzsch, was machen wir?« Sie hat Angst. Zu Recht. An der Einfahrt zum Hof der Neumanns steht ein Jäger mit einem Gewehr. Jetzt kommt ein zweiter Mann dazu. Er hat einen dicken Verband an seiner Hand. Es hat sich wohl herumgesprochen, wer beim Apfelbaron im Bett liegt und mir Geschichten erzählt.

Sylvia sucht eine Fluchtmöglichkeit. Wir könnten hinten über die Felder. Wie weit kämen wir?

»Laß uns die Polizei rufen«, flüstert sie. Sie will zurück ins Haus der Neumanns.

»Der Nullpunkt«, sage ich, »den zu erreichen, das war doch deine Idee. Jener Zustand, bei dem keiner keinem was tun kann. Das geht nur ohne Polizei!«

Sie zittert ein bißchen, dann nickt sie. »Für Werner. Keine Polizei.«

Sie hakt sich bei mir unter, und wir marschieren auf Boldhagen und Langarm zu. Entweder sind wir gleich tot, oder wir erreichen den absoluten Nullpunkt.

An der Straße stehen wir den beiden gegenüber. Keiner sagt was. Die Blicke verraten, Boldhagen und Langarm wissen, daß wir es wissen.

»Werner ist da drin?« sagt schließlich unser Vermieter

mit einer halben Geste in Richtung des Hauses des Apfelbarons.

»Ja«, bestätige ich, »und er hat die Behandlung Malschewskis überlebt.«

Boldhagen räuspert sich. »In Anbetracht der widersprechenden Aussagen möchte ich hiermit auch als Amtsperson eindeutig klarstellen, daß von meiner Person zu keiner Zeit ...«

Den widersprüchlichen Aussagen vorauseilend diktiert er eine eidesstattliche Versicherung.

»Schon gut«, unterbreche ich ihn und wechsle das Thema: »Das Altersheim steht ja noch auf einem wackligen Fuß. Wenn Ingrid Puck nun doch nicht verkauft ...«

Boldhagens Kopf geht langsam in die Höhe, sein Mund öffnet sich leicht. Er ist nicht überrascht. Er hat mich schon immer für einen Agenten von Ingrid Puck gehalten. »Ja?«

»Ein Altersheim«, sage ich langsam, »braucht Hilfskräfte, Hausmeister. Werner, zum Beispiel, wäre ein guter Hausmeister. Davon bin ich überzeugt.«

»Wie? Was ist das? Was soll das?« beginnt Langarm, bis er den Ellbogen Boldhagens kräftig in der Seite spürt. Boldhagen nickt lächelnd, und unser Vermieter begreift allmählich, daß hier um seine Freiheit verhandelt wird.

»Ist in Ordnung.« Für Boldhagen eine erstaunlich kurze und unumwundene Antwort. Er reicht mir die Hand. Ich nehme sie nicht. Strafe muß sein.

»Ich komme kontrollieren«, sage ich und schiebe Sylvia die Straße entlang. Wir drehen uns nicht um. Nach einer Weile beißt sie die Zähne zusammen und knurrt heftig.

43. Bloß weg!

»Dies ist«, sagt Sylvia, »der absolute Nullpunkt.«

Dann steht sie vom Küchentisch auf und holt zwei Koffer aus der Abseite. Sie prüft die Schlösser und sieht wieder zu mir. Ich habe die Ellbogen auf den Tisch gestützt und den Kopf zwischen die Hände genommen. Ich beobachte, wie die kranke Haut meines Unterarms die Haut meines Oberarms berührt. Jetzt könnte sich die gesunde Haut anstecken. Ach, wenn das doch bloß so einfach wäre!

Sylvia geht mit den Koffern hinauf ins Schlafzimmer. Nach Hamburg, hat sie gefragt. Nach Hamburg, habe ich gesagt. Ende des Monats kann sie ihren Arbeitsvertrag auflösen. Sie ist ja zum Glück noch in der Probezeit. Also erst einmal in die kleine Pension nach Grömitz, die damit wirbt, geeignete Zimmer für Menschen mit Heuschnupfen und allergischem Asthma zu haben. Die Wirtin ist selbst betroffen. Na prima.

Bloß weg hier!

Bloß weg, auch wenn wir das Gefühl haben, daß Langarm auf irgendeine Weise Aktien im Altersheim hat, daß Silke uns später Vorwürfe machen wird, daß wir Ingrid Puck nicht wieder unter die Augen kommen dürfen und daß der Selbstmord Siegfried Funkes vielleicht doch keiner war.

Bloß weg hier!

Inhalt

Die Deutsche Bibliothek – CIP-Einheitsaufnahme

Ein Titeldatensatz für diese Publikation ist bei Der Deutschen Bibliothek erhältlich

Die Krimi-Reihe wird von Gabriele Dietze herausgegeben
Umschlagillustrationen: Detlef Beck
Herstellung: Das Herstellungsbüro, Hamburg
Satz: Druckerei Wagner, Nördlingen
Druck und Bindung: Druckerei Himmer, Augsburg
Printed in Germany

ISBN 3-434-54025-3

Informationen über das Verlagsprogramm finden Sie im Internet unter www.rotbuch.de